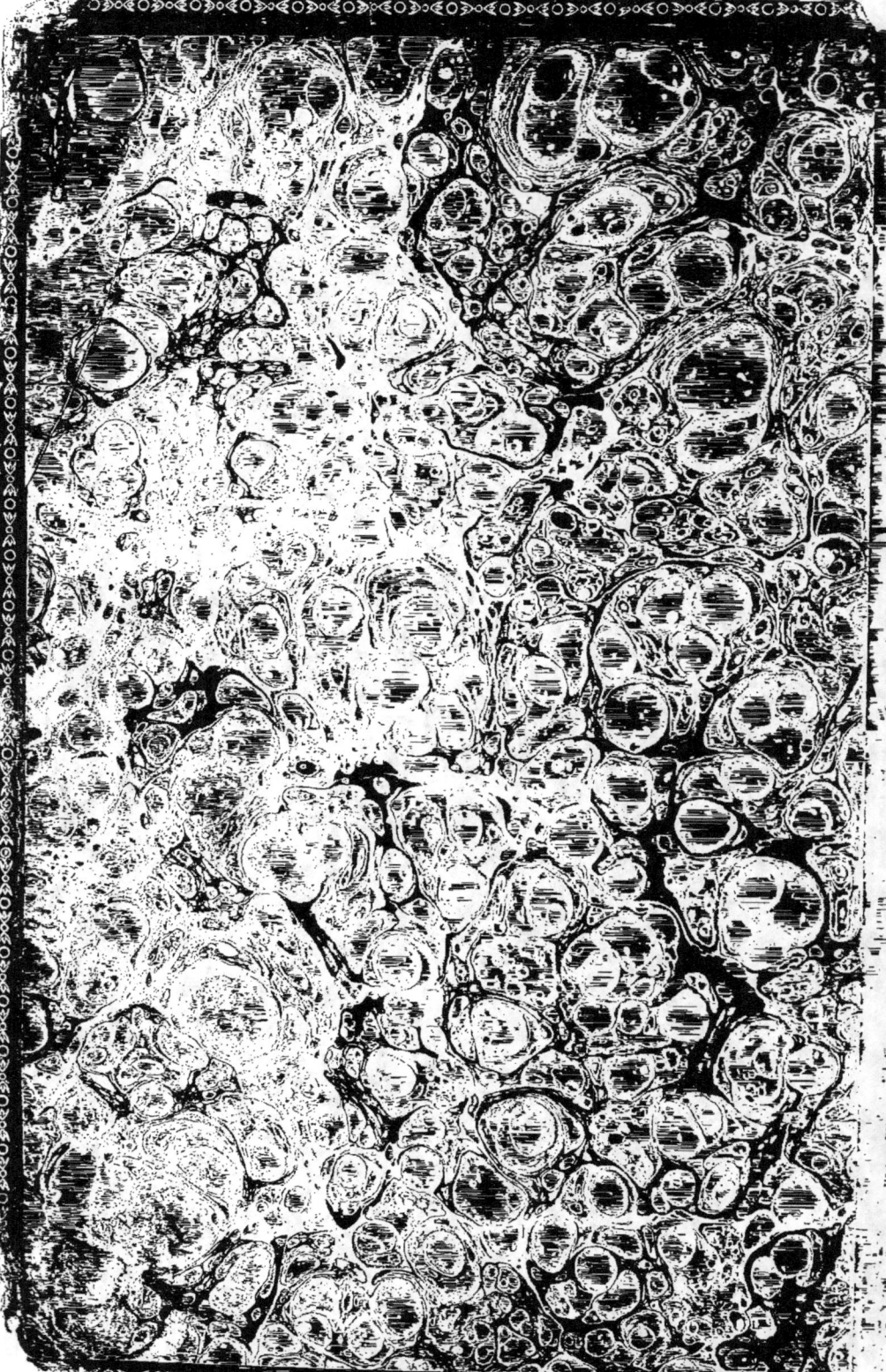

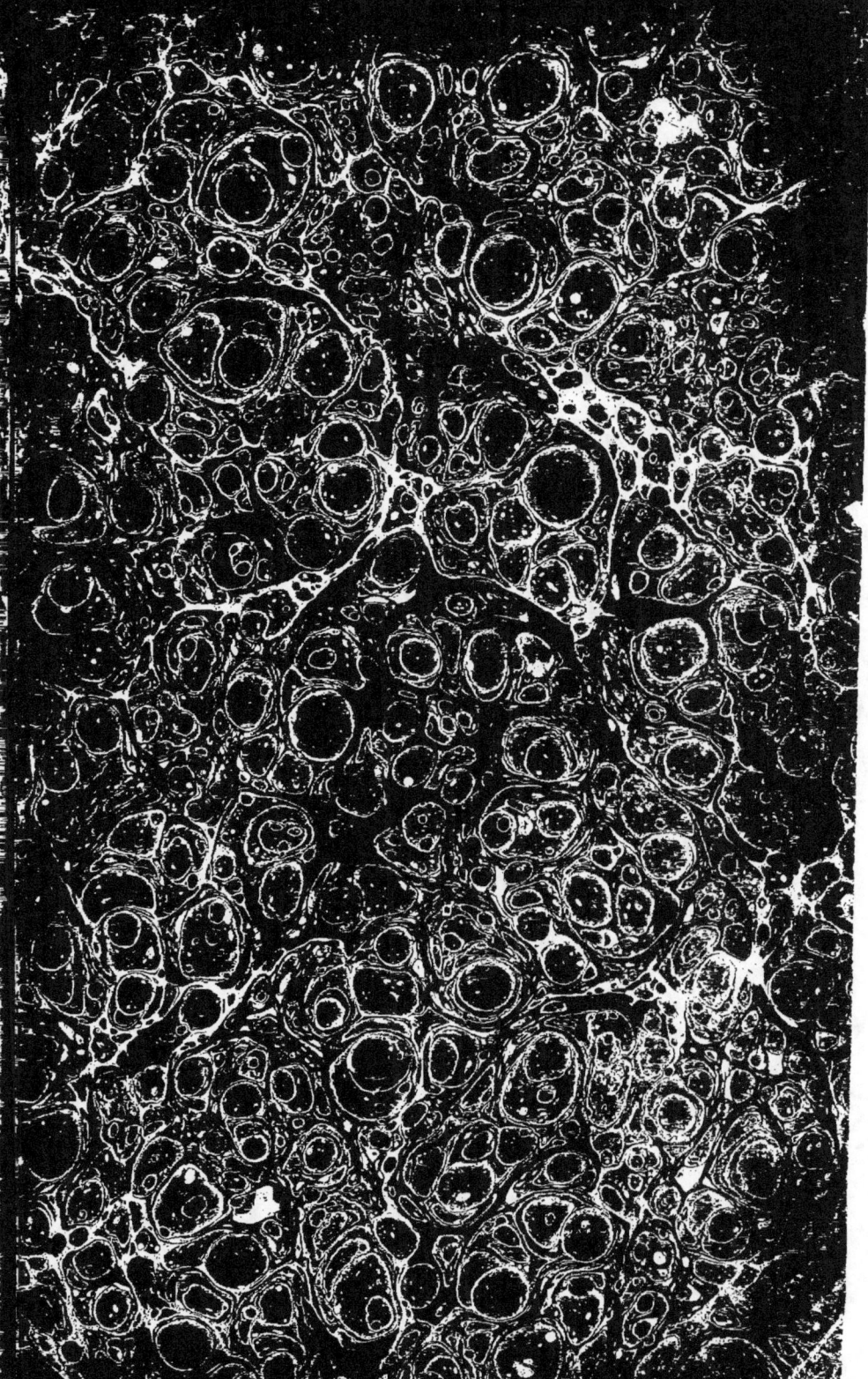

Te 159/36

PRÉCIS HISTORIQUE

SUR

LES EAUX MINÉRALES

LES PLUS USITÉES.

A PARIS,
DE L'IMPRIMERIE DE CRAPELET,
RUE DE VAUGIRARD, N° 9.

PRÉCIS HISTORIQUE

SUR

LES EAUX MINÉRALES

LES PLUS USITÉES EN MÉDECINE,

SUIVI

DE QUELQUES RENSEIGNEMENS SUR LES EAUX MINÉRALES EXOTIQUES.

PAR J.-L. ALIBERT,

Premier Médecin ordinaire du Roi, Professeur à l'École de Médecine de Paris, premier Médecin de l'Hôpital Saint-Louis, membre de l'Académie royale de Médecine, Inspecteur en chef des eaux d'Enghien-les-Bains, etc.

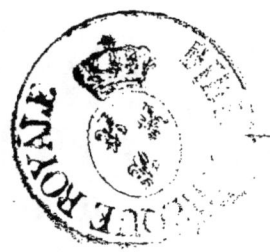

A PARIS,

CHEZ BÉCHET JEUNE,
LIBRAIRE DE L'ACADÉMIE ROYALE DE MÉDECINE,
Place de l'École de Médecine, n° 4.

1826.

A M. LE COMTE CHAPTAL,

PAIR DE FRANCE,

ANCIEN PRÉSIDENT DE LA COMMISSION
DES EAUX MINÉRALES.

J'ai dédié cet ouvrage au savant illustre qui n'a pas seulement agrandi le champ des sciences chimiques, mais qui lui a fait porter les plus heureux fruits; au philanthrope par excellence, qui a appliqué ses importantes découvertes au bonheur et à la prospérité de ses semblables.

ALIBERT.

PROLÉGOMÈNES APHORISTIQUES

SUR

L'EMPLOI ET L'UTILITÉ DES EAUX MINÉRALES.

I.

L'eau, qui se convertit en une séve vivifiante pour nourrir le corps, devient un médicament pour le guérir de ses maux. Cet élément, comme le racontait Plutarque, est encore plus nécessaire que le feu relativement à notre conservation.

II.

Ce n'est donc point pour un stérile usage que la nature a donné à l'eau la faculté de se combiner avec des substances si nombreuses et si variées. Nous retrouvons dans ce phénomène les témoignages d'une Providence qui semble se mettre en sollicitude pour nous procurer un grand avantage. Ainsi l'homme ici-bas marche à chaque instant appuyé sur les bontés de son Créateur.

III.

Partout on admire la nature; mais c'est ici une nature bienfaisante qu'il faut adorer; car c'est dans l'enceinte de ces fontaines sacrées que la bonté de Dieu rivalise surtout avec sa puissance.

IV.

Les eaux minérales figurent en première ligne parmi les découvertes de la médecine. Tous les peuples ont cru à leurs vertus, comme le prouvent les pierres, les médailles et les inscriptions votives que le temps a fait découvrir; de là vient que chaque pays cherche constamment à mettre en honneur les eaux dont il est dépositaire.

V.

Hippocrate avait dirigé son beau génie vers les courans des sources; les réflexions se multiplient quand on a médité ses ouvrages avec attention. Tout ce qu'il avance à ce sujet peut s'appliquer aux eaux minérales. Il dit que les meilleures sources sont au Midi, mais que celles du Nord ont moins de vertu. Un médecin doit donc constamment étudier les eaux dans leurs rapports avec les hommes et avec les climats.

VI.

Les animaux fréquentent les eaux minérales par instinct; mais c'est par la raison et par des voies expérimentales que l'homme surprend les secrets de la nature. Dieu, qui est le maître de ce que nous appelons ici-bas le *hasard*, le fait souvent servir à nos découvertes. C'est ce qui est arrivé jadis pour le quinquina, devenu depuis si salutaire; c'est ce qui arrive encore pour les eaux minérales. (1)

---

(1) Des Indiens fiévreux s'étaient par hasard baignés dans un lac où un grand arbre de quinquina était depuis long-temps en macération; ils avaient bu de cette eau, et ils avaient été guéris. Voilà comment les propriétés de cette écorce furent d'abord reconnues. Quant aux eaux minérales, un chien de la meute de Charles IV, poursuivant un cerf, tomba dans une mare d'eau bouillante; il poussa des hurlemens qui attirèrent vers ce lieu tous les chasseurs, et les bains de Carlsbad furent découverts. Il y a mille faits analogues qu'on pourrait rapporter, et qui trouveront mieux leur place dans l'histoire particulière des eaux minérales.

VII.

Quand on songe aux divers phénomènes qui s'opèrent dans l'intérieur de notre planète, on ne peut s'empêcher de convenir que tous les genres de recherches doivent marcher ensemble et s'éclairer de concert. Nous devons demander des idées positives à la géologie; les médecins ont en quelque sorte besoin de toutes les sciences.

VIII.

Il est certain que les conditions des eaux s'altèrent à travers la durée des siècles, qu'elles ne sont plus les mêmes; les sources qui existaient il y a un temps immémorial, ont dû éprouver des modifications dans leurs qualités et leur abondance. S'il est vrai, comme le prétend l'illustre M. Cuvier, que le globe terrestre a subi plusieurs changemens physiques, si d'ailleurs des volcans se sont refroidis, les eaux minérales ont dû se ressentir de ces révolutions. On a vu le cours de certaines rivières se détourner. Les fleuves navigables d'Homère ne sont aujourd'hui que des ruisseaux.

IX.

Une étude approfondie de ce qui nous environne est absolument indispensable pour l'intelligence des théories qui se rapportent aux eaux minérales ; ces eaux, qui serpentent en longs filets dans le sein de la terre pour se charger des principes minéralisateurs, ont des connexions constantes et nécessaires avec tous les phénomènes de la nature, avec les tremblemens de terre, avec les éruptions des volcans, etc. Notre globe même exerce à chaque instant son pouvoir absorbant sur les vapeurs aquatiques de l'atmosphère. Les eaux sont à leur tour admirablement modifiées par les rayons du soleil, par une foule de météores. (1)

---

(1) J'ai donné des soins à un paralytique qui se trouvait mieux quand il prenait les eaux dans un temps d'orage. Il accourait toujours au bain aussitôt qu'il entendait le tonnerre. Nul doute que l'électricité n'agisse sur les eaux minérales, puisqu'il est certain que la nature les modifie par l'action de l'air. Hippocrate n'ignorait pas qu'il pouvait s'établir des communications entre les nuages et les eaux terrestres.

X.

Je ne saurais expliquer l'origine des eaux minérales ; je me contente de répéter à cette occasion ce que dit l'Ecclésiaste relativement aux fleuves et aux rivières : *Intrant in mare et mare non redundat; ad locum unde exeunt revertuntur, ut iterum fluant;* peignant ainsi cette sorte de trajet circulatoire des eaux de toute espèce.

XI.

Quoi de plus problématique que la thermalité ? Que d'énigmes se présentent pour mettre notre esprit à la torture ! Certes, il est impossible d'offrir un tableau fidèle du mécanisme que la nature emploie pour faire jaillir du sein de la terre les eaux les plus chaudes et les plus abondantes. Ne dirait-on pas avec Galien que Vulcain et tous les cyclopes qui forment son cortége, sont sans cesse occupés à attiser le feu de leurs fourneaux souterrains pour entretenir une température si égale et si constante !

XII.

La chimie est pour les eaux minérales ce que l'anatomie est pour le corps humain ; mais elle ne saurait tout nous révéler. C'est la physiologie des eaux qu'il faut particulièrement approfondir : il faut les étudier dans leur état de vie et d'action. Chaque fontaine est le centre d'un travail dont on ne connaît pas bien tous les phénomènes. Nul physicien ne saurait nier qu'elles ne soient mises en jeu par des agens invisibles et sur-humains.

XIII.

Les malades qui se rendent aux eaux minérales fixent néanmoins leur choix d'après la considération des principes matériels que ces mêmes eaux paraissent contenir. Ils savent en effet que c'est moins à ces eaux qu'il faut attribuer quelque efficacité qu'aux substances diverses que le liquide tient en dissolution. Rien n'est donc plus important qu'une telle étude. Connaître la composition chimique d'une eau minérale, dit le célèbre Bergmann, c'est, pour ainsi dire, devancer l'expérience.

XIV.

D'ailleurs les médecins cliniques ont eu occasion de constater que les vertus des eaux dans le traitement des maladies ont un rapport direct avec les élémens qui les constituent. Les eaux sulfureuses agissent spécialement sur le système lymphatique et sur le système tégumentaire; de là vient qu'elles excellent pour la cure des affections cutanées; les eaux gazeuses stimulent les nerfs et l'organe encéphalique; les eaux ferrugineuses plus pénétrantes provoquent les oscillations de l'appareil vasculaire; les eaux salines brillent surtout par une action antiseptique. Cependant, il faut l'avouer, toutes ces propriétés différentes se confondent entre elles dans beaucoup de circonstances. Les observateurs ont eu raison d'avancer que les eaux minérales ne pouvaient convenablement être jugées que d'après les nombreux résultats de l'expérience clinique.

XV.

On voit des eaux minérales avec des principes différens opérer les mêmes guérisons, et agir d'une manière identique dans les mêmes maladies. Pour les eaux minérales, l'art de l'expérience est donc encore à créer; et si l'on veut perfectionner cette expérience, les malades qui s'y rendent doivent préalablement faire retracer par un homme de l'art l'histoire exacte et détaillée de la maladie qui les tourmente; ils doivent surtout après leur arrivée faire tenir un registre fidèle des changemens qui s'opèrent dans les symptômes. C'est assurément l'unique moyen d'enrichir cette partie si essentielle de notre doctrine médicinale; car il ne faut point abuser les malades par des promesses vaines et inconsidérées.

XVI.

S'il est difficile de déterminer dans un ouvrage toutes les maladies et toutes les circonstances qui réclament l'emploi des eaux minérales, il ne l'est pas moins de donner ici tous les conseils qui peuvent en rendre l'administration avantageuse et salutaire.

XVII.

Il importe que les malades fassent usage des eaux minérales avec beaucoup de discernement et de précaution : ils ont à se mettre en garde contre certains individus mercenaires, qui, préposés à la garde des sources, prétendent avec exagération qu'elles peuvent remplacer tous les remèdes, s'appliquer à tous les maux. Ces individus ne suivent ordinairement qu'une aveugle routine et qu'un sordide intérêt. Les grands médecins reconnaissent toutefois qu'il est beaucoup d'occasions où ils ne sauraient mieux faire que de diminuer l'action des eaux minérales, et qu'ils doivent même dans plusieurs cas rejeter leur emploi pour adopter d'autres modes de curation.

XVIII.

L'art de guérir n'est point un métier, c'est un sacerdoce, disait notre incomparable Bordeu. Le médecin est le prêtre du temple; il est là pour éclairer les malades sur la pratique des eaux, pour les diriger par une bonne méthode, pour rectifier leurs idées, pour chasser leurs préjugés.

XIX.

Quand vous arrivez aux eaux minérales,

faites comme si vous entriez dans le temple d'Esculape; laissez à la porte toutes les passions qui ont agité votre âme, toutes les affaires qui ont si long-temps tourmenté votre esprit.

XX.

Lorsque les malades se trouvent rendus aux eaux qui leur ont été indiquées par un médecin instruit, ils ne doivent point en commencer l'usage avec trop de précipitation; ils doivent se livrer durant quelques jours au repos, et se délasser préalablement d'une route qui a été trop fatigante pour leurs organes. D'ailleurs n'y a-t-il pas quelquefois des remèdes préparatoires dont on ne saurait s'affranchir sans inconvénient?

XXI.

Les plaisirs bruyans et tumultueux que l'on rencontre fréquemment aux eaux minérales ne conviennent point à tous les malades. Celui qui veut qu'elles soient utiles à sa santé, doit en conséquence s'en priver. Toutes les personnes souffrantes ne sauraient supporter, sans un préjudice notable pour leur susceptibilité nerveuse, le tourbillon et la gêne des assemblées nombreuses. Il en est dont l'âme a besoin de calme et de tranquillité, tandis qu'il en est d'autres auxquels la plus grande dissipation et des distractions continuelles sont infiniment salutaires.

XXII.

Lorsqu'on prend toutes les précautions convenables, les eaux minérales deviennent une ressource très-précieuse pour l'art de guérir, et c'est à tort que certaines personnes voudraient en discréditer l'emploi; car si elles ne sont point un remède infaillible dans tous les cas, elles consolent du moins ceux qui en usent, et arrêtent pour quelque temps la marche des maladies chroniques.

XXIII.

Mais il importe de considérer les eaux minérales sous un autre point de vue : ces établissemens sanitaires ne sont pas uniquement destinés à relever une nature souffrante; ils procurent une distraction salutaire presque toujours favorable à l'existence; ils augmentent l'attrait de nos relations. Ici les malades consolent les malades; les conversations qui s'y tiennent, s'entremêlent souvent d'une multitude de sentimens agréables. On y contracte des liens qui influent quelquefois sur la destinée humaine. Les eaux minérales ont surtout pour avantage de rapprocher toutes les conditions. Dans un lieu où l'on se rend pour guérir ou soulager des misères communes, la vanité ne calcule plus; l'orgueil s'adoucit, les opinions même se réconcilient.

XXIV.

Les eaux minérales sont particulièrement utiles à ceux qui ont l'habitude des travaux intellectuels; car elles impriment une certaine énergie à l'âme en guérissant les maux du corps. Montaigne, Voltaire, Alfiéri, se plaisaient à les fréquenter, et semblaient y puiser des inspirations. L'action des sources thermales développe un état fébrile d'ailleurs très-favorable aux conceptions de l'esprit (1).

---

(1) Ainsi pensait Le Sage, romancier profond, qui

C'est ainsi qu'à Pyrmont, c'est ainsi qu'à Carlsbad les hommes qui pensent et qui font autorité dans les connaissances diplomatiques viennent souvent se rencontrer pour agrandir certaines vues ou échanger des communications.

XXV.

Ainsi les eaux minérales doivent appeler l'attention publique sous le rapport de leur importance ; de là vient que notre excellent roi Henri IV envoyait ses médecins pour les

---

avait une maison à Boulogne. Il aimait surtout les bains de mer, parce que le spectacle de cet élément lui donnait, disait-il, le sentiment de l'infini. Ainsi pensait aussi feu mon excellent ami Bernardin de Saint-Pierre, dont le cœur fit en quelque sorte le génie. Madame de Sévigné, pendant qu'elle était à Vichy, écrivait des lettres charmantes à sa fille. On ne lisait pas avec moins d'intérêt celles que madame de Genlis adressait à ses amis, lorsqu'elle se trouvait à Spa ; celles de madame de Staël, datées de Bade ; celles de madame Henri de Chastenay et de la spirituelle madame de Pisieux, quand, d'après mes ordonnances, elles furent passer quelque temps, l'une aux eaux de Forges, l'autre aux eaux de Bagnoles en Normandie.

visiter. L'histoire rapporte que c'est l'existence des eaux thermales qui détermina Charlemagne à établir son séjour à Aix-la-Chapelle. On assure qu'il fit creuser lui-même de vastes bassins où plus de cent individus pouvaient se baigner à la fois sans s'imposer aucune gêne, et sans même se rencontrer. Cette natation publique était, à ce qu'on ajoute, un des spectacles de sa cour. Ce souverain magnifique autant que populaire excellait dans cet exercice, qu'il prenait lui-même avec les officiers, avec les soldats de son armée.

XXVI.

Les eaux minérales sont des propriétés qui restent souvent stériles entre les mains des possesseurs inhabiles et inexpérimentés. Elles pourraient verser dans nos départemens des produits considérables, si elles étaient convenablement exploitées. Ainsi les sources de la santé pourraient devenir celles de la richesse. (1).

---

(1) L'un de mes anciens élèves, dont je chéris à la fois les talens et le beau caractère, M. le docteur Doin,

XXVII.

Les eaux minérales sont donc une branche de prospérité vers laquelle doivent se diriger toutes les forces actives des industries natio-

s'occupe d'une manière spéciale de cette branche d'économie politique. Il fait des recherches sur l'état actuel des établissemens thermaux, sur le produit annuel de leurs sources, sur la quantité des eaux qui s'exportent, sur les ressources des lieux pour le logement et la nourriture, sur les moyens de transport, sur les objets de distraction, sur les hospices et les moyens de secours qu'on peut offrir aux pauvres, sur l'état des routes, sur le nombre des individus qui voyagent pour se rendre aux eaux, sur le numéraire laissé pendant chaque saison, etc. M. Doin prouve véritablement que les eaux minérales sont une partie de la richesse publique. M. le marquis de Saint-Aubin, père de madame la comtesse de Genlis, envisageait autrefois les eaux minérales sous ce point de vue. C'est lui qui fit apporter à Saint-Domingue un baril tout plein d'eau thermale de Bourbon-Lancy, laquelle arriva sans être en aucune manière altérée. Ceci ne doit pas surprendre, quand on songe que madame la baronne Milius, épouse du gouverneur de Cayenne, personne d'un rare mérite, apporta pareillement en France de l'eau de la fontaine de *Baduel* puisée à la source, qui avait conservé toute sa fraîcheur et toute sa pureté.

nales. Cette branche offre une carrière aux spéculations utiles. Gardons-nous, dans ces temps modernes, de paralyser une influence que les anciens regardaient comme si salutaire.

XXVIII.

J'ai formé des vœux pour qu'il y eût des chimistes voyageurs qui pussent aller chez tous les peuples, et interroger la nature dans tous les lieux. C'est ainsi qu'il faut agir pour fonder une théorie générale des eaux minérales. C'est en visitant tous les points du globe que l'homme peut agrandir et diversifier ses conceptions. (1)

---

(1) On verra dans cet ouvrage les heureux résultats des premières incursions de MM. Longchamp, D'Arcet, Berzélius; mais des voyages dans des pays plus éloignés seraient surtout avantageux pour déterminer d'une manière stable l'ordre des eaux iodurées que j'ai provisoirement établi. Déjà les recherches à cet égard sont d'un intérêt extrême. J'ai parlé de celles de M. Boussingault en Amérique; j'ai fait aussi mention de celles qui ont été entreprises en Italie. Nous lisons dans les *Annales de Chimie* une communication faite à un de nos plus illustres académiciens, M. Gay-Lussac, par M. Lié-

XXIX.

C'est le moment plus que jamais de considérer les eaux minérales dans leurs rapports avec la société. L'État doit s'en servir comme d'un nouveau moyen pour généraliser ses ressources. Les administrateurs doivent se convaincre que la science de l'économie animale est inséparable de l'économie politique, et nul d'entre eux ne peut méconnaître l'influence de la santé sur les affaires humaines. Partout où il y a des lumières, l'hygiène doit voir ses institutions.

---

big, au sujet de l'iode trouvé à l'état d'acide hydriodique dans les eaux salines de son pays (Darmstadt). C'est par l'eau régale, étendue de soixante fois son poids d'eau et d'amidon, qu'il est parvenu à découvrir jusqu'à la plus petite trace de ce corps dans les eaux-mères de ces eaux. Il a trouvé que l'eau de la saline de *Kreutznach* (*Theodorshalle*) était remarquable par la grande quantité d'iode qu'elle contient à l'état d'acide hydriodique.

FIN DES PROLÉGOMÈNES APHORISTIQUES.

PRÉCIS

SUR

LES EAUX MINÉRALES

LES PLUS USITÉES.

PREMIÈRE PARTIE.

CONSIDÉRATIONS PRÉLIMINAIRES SUR L'EMPLOI MÉDICINAL DES EAUX MINÉRALES.

On désigne sous le nom d'*eaux minérales*, des sources naturelles qui sortent du sein de la terre chargées de quelques principes dont l'expérience a fait reconnaître les vertus médicinales. Il paraît que c'est le hasard qui d'abord révéla leurs effets énergiques sur les propriétés vitales du corps humain; dans la suite, des observations plus exactes prouvèrent que certaines eaux convenaient mieux que d'autres dans certaines maladies. (1)

---

(1) Quand le hasard, quand l'expérience même n'auraient fourni aucune lumière à l'homme sur l'efficacité des eaux

Mais comme la plupart des choses qui sont destinées à notre usage réclament des préceptes pour en diriger utilement l'emploi, une prudence louable a fait établir dans les lieux célèbres par les eaux minérales, des médecins capables de décider les cas où elles conviennent. Cependant, par un abus qu'il est difficile d'éviter, ces eaux produisent quelquefois des effets nuisibles, parce que les malades s'y rendent sur la foi d'un praticien éloigné, et souvent peu instruit de leur manière d'agir.

---

minérales, l'instinct des animaux aurait suffi pour l'en avertir. Personne n'ignore qu'ils savent se les approprier pour le complément de leur conservation, et qu'ils sont portés à en faire usage. C'est, par exemple, un fait connu, qu'à Vichy, au mois d'avril, époque de la fonte des neiges sur les montagnes, lorsqu'un certain vent passe du Puy-de-Dôme sur les fontaines, et en chasse la vapeur à des distances plus ou moins considérables, les animaux ruminans qui se trouvent sur la rive gauche de l'Allier, traversent à la nage la rivière, quelque débordée qu'elle soit, pour venir boire avidement aux sources salutaires de l'établissement. C'est alors que les eaux sont bonnes; c'est alors que les habitans du pays disent : *La saison est ouverte; les bêtes ont passé.* Dans ces mêmes lieux, il y eut une épizootie, en 1818 : tous les animaux qui purent venir boire à la fontaine chaude de l'hôpital en furent préservés. Des observations analogues ont été faites aux environs de plusieurs autres sources salines. A Bourbonne, on s'apercevait que les pigeons qui venaient boire aux eaux des fontaines minérales étaient plus gras et plus forts que ceux qui se désaltéraient avec l'eau commune.

Rien sans doute n'est plus nécessaire que de chercher à éclaircir le mode d'action des eaux minérales, et de rassembler les connaissances qui sont éparses sur cet objet important de thérapeutique. La superstition et l'ignorance en ont peut-être trop consacré l'usage. Les anciens, dit Pline, croyaient qu'une divinité tutélaire et amie des hommes présidait à la garde de chaque source d'eau minérale; mais pourtant celles que l'on vante le plus sont souvent bien au-dessous de leur réputation; les médecins qui les conseillent aiment mieux croire à leurs vertus que d'en constater l'utilité par des expériences positives.

Aussi les eaux minérales sont-elles en quelque sorte le dernier refuge des malades et des médecins; ceux-ci, comme l'observe Stahl, y trouvent la justification de leur ignorance; lorsque ces eaux ne produisent pas tout le bien que l'on souhaite, ils ont alors le droit de supposer que le mal est incurable.

Ce n'est pourtant pas ainsi qu'il faut se conduire; car il est une multitude d'affections morbifiques qui pourraient être efficacement combattues par l'administration des eaux minérales, aussitôt après le développement des premiers symptômes; et c'est perdre tout le fruit qu'on peut retirer de leur usage que de ne les employer que lorsque les malades ont été épuisés par les autres remèdes, ou lorsque la maladie est profondément invétérée.

Cette manière d'agir est celle des empiriques; ils ne considèrent que les faits isolés, et n'ont jamais fait une étude des circonstances qui rendent l'usage des eaux avantageux ou nuisible. Cependant personne n'ignore que les eaux minérales, alors même qu'elles se ressemblent par leurs caractères extérieurs, ne sauraient être employées indistinctement. Il est même utile d'observer que ces eaux ne conviennent point à toutes les maladies ni à tous les degrés de ces mêmes maladies. Il n'est pas moins utile de remarquer qu'elles ne sauraient être administrées à tous les sujets, ni devenir salutaires dans tous les temps.

Ce qui a introduit tant d'erreurs dans l'administration des eaux minérales, c'est qu'on a négligé de retracer l'histoire des maladies qu'on a cherché à combattre par ce moyen. Sans cette méthode, il est impossible de diriger leur application d'après des principes clairs et justes; on flotte dans le vague des hypothèses; on les envisage alors comme un remède unique et universel, qu'on peut opposer à tous les cas de maladie, comme si la nature n'était affectée que d'une seule manière, et comme si l'efficacité des remèdes ne dépendait point de leur rapport avec la disposition physique du corps vivant.

Pour bien juger du pouvoir médicinal des eaux minérales, il serait nécessaire que ceux qui sont à même d'en observer les effets, marquassent d'une manière exacte l'âge, le sexe, le tempérament, les habitudes de chaque sujet qui les emploie; ses maladies antérieures, la durée et l'époque de l'affection actuelle, les remèdes qui l'ont palliée; le régime qui a été observé, l'exercice qu'on a fait pendant l'usage de ces eaux; enfin, le médecin doit examiner si l'agitation d'un long voyage n'aurait pas eu quelque part aux résultats favorables qu'on leur attribue.

Lorsque les médecins prescrivent les eaux minérales, ils doivent aussi faire attention à leurs résultats secondaires sur le corps humain; ils doivent examiner si elles passent facilement par les voies digestives; si les excrétions qu'elles excitent sont salutaires; si, lorsqu'on en prend une certaine quantité, elles s'évacuent proportionnellement par les couloirs des urines et par les voies de la transpiration. De là vient que les eaux minérales exigent souvent des remèdes préparatoires. Les précautions relatives au chaud et au froid ne sont pas à dédaigner, parce qu'elles peuvent favoriser plus ou moins l'exercice des sécrétions et des excrétions habituelles, qui doivent pareillement être dans des dispositions convenables, pour que les eaux minérales produisent l'effet qu'on en attend.

Quand toutes ces règles sont suivies, c'est le cas de redire avec Frédérik Hoffmann, qu'il n'est pas de remède plus positif, plus étendu que les eaux minérales, qu'elles sont le plus sûr véhicule de l'élément curatif; que ce sont des agens certains, propres à défendre nos corps contre toute corruption ennemie; qu'elles se diversifient pour s'adapter à tous les systèmes, et pour en réparer les altérations. Hippocrate a prononcé lui-même que c'est peu de connaître l'air, les lieux et les saisons; qu'il faut se mettre en sollicitude pour apprécier les facultés des eaux; que sous le point de vue de la thérapeutique, comme sous celui de l'hygiène, elles sont un don véritable de notre Créateur.

ARTICLE PREMIER.

Du mode d'action des eaux minérales sur l'économie du corps vivant.

Du plus au moins, dit M. le docteur Léon Marchant, les eaux minérales naturelles, qu'elles soient chaudes ou froides, qu'elles soient salines, acidules, ferrugineuses ou sulfureuses, sont excitantes; les maladies chroniques qui en réclament l'usage, après avoir résisté à nos méthodes classiques de traitement, ne guérissent qu'en passant par l'épreuve d'une excitation dont l'activité varie selon la température des eaux, selon la nature des principes minéralisateurs qui les constituent, et selon la susceptibilité vitale de chaque individu. Leur caractère thérapeutique sera donc l'excitation.

Cette propriété, que M. Léon Marchant regarde comme unique, et que les observateurs ont constatée depuis long-temps, se comporte à l'égard de toutes les affections à peu près de la même manière; d'où il suit que presque tous les cas morbides sont heureusement modifiés par le même agent. Ils doivent avoir une façon d'être analogue. Ils sont tous caractérisés par une congestion inflammatoire plus ou moins manifeste, selon le tissu qui en est le siége, et plus ou moins active selon leur ancienneté. Si cette congestion est isolée, c'est-à-dire si elle n'exerce pas hors de sa sphère d'activité des effets pathologiques trop animés, et qu'elle ait résisté aux moyens ordinaires, on peut la regarder comme curable par les eaux minérales.

Cette excitation n'est encore, selon la manière de voir de M. Léon Marchant, qu'une excitation purement révulsive. En effet, si on analyse tous les mouvemens sollicités, et qui se succèdent dans les maladies chroniques traitées par les eaux minérales, on ne peut se refuser à y reconnaître la puissance manifeste de la révulsion. Les cas pratiques recueillis avec soin aux sources thermales par divers observateurs, en ont présenté les résultats les plus incontestables; dans tel individu, elle a lieu par la peau; dans l'autre, par les urines; chez celui-ci, par les évacuations alvines; chez celui-là, par une expectoration très-abondante; d'autres fois, elle s'opère par les organes locomoteurs, dont les mouvemens étaient énervés par un repos trop prolongé.

Les passions elles-mêmes favorisent un effort salutaire; presque toujours l'action révulsive est générale, et se manifeste par tous les organes sécréteurs. Comment, en effet, un agent qui est chargé de molécules excitantes, que la circulation plus animée met en contact avec toutes ses surfaces, ne redoublerait-il pas l'activité de toutes les fonctions? pourquoi cette activité continuelle de l'organisme ne serait-elle pas regardée comme dans un véritable état de révulsion, à l'égard d'un seul point pathologique, lorsque l'irritation par le vésicatoire est regardée comme telle ? Cette excitation générale n'est que la fièvre médicatrice des anciens mise en jeu ; elle pénètre, anime et détruit les formes congestionnelles ; elle rétablit ce mouvement vital que nos maîtres désignaient sous le nom de *forces centrifuges*. Ce balancement des forces était enchaîné par la maladie, qui concentre toujours la vie, et qui rassemble toute son irritation sur ce point de congestion inflammatoire. Qu'y a-t-il de plus propre à rétablir ce désaccord des forces, qu'une puissance qui, en déterminant dans toute l'organisation des excitations soutenues pendant long-temps, exerce une action révulsive d'autant plus efficace qu'elle est plus étendue ?

C'est d'après ces considérations qu'on peut ramener le traitement des maladies chroniques à la méthode révulsive par les eaux minérales. Ainsi donc les affections abdominales, les flux atoniques, les états nerveux, les paralysies, les rhumatismes, etc., qui, selon les vues ordinaires des auteurs, exigent des agens thérapeutiques si variés, si dissemblables dans leurs propriétés, peuvent avoir une terminaison favorable par la pratique d'une seule médication.

ARTICLE DEUXIÈME.

De la différence des eaux minérales naturelles.

Les eaux minérales offrent une variété infinie relativement aux élémens qui les constituent. On a beau comparer leurs analyses; on n'en trouve qu'un très-petit nombre qui soient rigoureusement analogues par leurs principes. Ce qui étonne même l'observateur, c'est qu'elles diffèrent souvent sur les terrains qui présentent les mêmes caractères géologiques. Pour les classer méthodiquement, les auteurs ont établi plusieurs divisions générales. Celle que nous adoptons est en rapport avec l'état actuel de la chimie moderne.

Toute eau naturelle qu'on peut prendre impunément à l'intérieur à haute dose, et qui par cette raison sert aux besoins domestiques d'une population quelconque, est appelée *eau potable*. Lorsqu'au contraire elle exerce une impression plus ou moins marquée sur nos organes, et que son usage peut produire quelque changement favorable ou défavorable dans l'économie du corps humain, elle rentre dans la classe des eaux minérales. Ainsi donc on donne en général le nom d'eaux minérales à celles qui, traversant les entrailles de la terre, se chargent de matériaux hétérogènes; en sorte que leur qualité reste sensiblement altérée par leur odeur, par leur saveur, par leur couleur, on peut ajouter par leur pesanteur. Pour que les eaux soient véritablement minérales, il faut que la plupart de ces caractères dont nous parlons y soient très-sensibles et très-apercevables.

Toutes les eaux minérales ne sont pas usitées en médecine, parce que la nature de certaines d'entre elles (celles, par exemple, qui avoisinent les mines de cuivre) les rendrait très-dangereuses. Cependant, comme le nombre de celles qui peuvent servir à la thérapeutique est très-élevé, on les a plus particulièrement désignées sous le nom générique d'*eaux médicinales*, parce qu'en effet elles sont susceptibles d'exercer une action avantageuse sur l'homme malade. Il y a toutefois ceci de bien surprenant, comme le remarque avec tant de justesse le grand Frédérik Hoffmann; c'est que de tant de substances qu'elles rencontrent dans le sein de la terre, les eaux ne dissolvent guère que les principes les plus salutaires au corps humain; tant il est vrai que la nature procède toujours d'après des intentions bienfaisantes.

La difficulté qu'il y a de pouvoir se procurer en certains lieux les eaux minérales naturelles, soit par l'impossibilité du transport, soit à cause de l'altération qu'elles éprouvent dans le trajet, altération qui détruit en partie leurs propriétés, a suggéré à quelques personnes l'idée de les imiter, en les composant avec les matériaux convenables, à l'aide d'appareils particuliers susceptibles d'associer convenablement leurs élémens, découverts par l'analyse chimique; c'est ce qui a donné lieu à la distinction particulière de cette nouvelle classe, connue sous le nom générique d'*eaux médicinales artificielles*, afin de les distinguer des naturelles, qui sortent du sein de la terre. On ne peut se dissimuler que cette imitation, plus ou moins parfaite, n'ait rendu et ne puisse rendre encore de grands services à l'art de guérir; mais nous prouverons bientôt, dans un paragraphe additionnel à cet article, combien l'art reste encore loin de la nature, et comme il est impossible de jamais l'atteindre et de rivaliser avec elle dans ses opérations.

Les eaux minérales naturelles ont été dans tous les temps distinguées par leur propriété la plus saillante de l'un ou l'autre de leurs élémens le plus sensible, soit au goût, soit à l'odorat. Ainsi on les a divisées en quatre classes, auxquelles on peut en ajouter une cinquième, d'après les découvertes modernes, et particulièrement d'après les recherches de M. Caventou, qui est celui de nos chimistes dont les travaux se dirigent plus particulièrement vers les progrès de l'art de guérir :

1°. Les eaux salines.
2°. Les eaux gazeuses.
3°. Les eaux ferrugineuses.
4°. Les eaux sulfureuses.
5°. Les eaux iodurées.

Cette classification ne doit pas être regardée comme rigoureuse et absolue, parce que telle eau minérale peut se montrer à la fois saline et acidule, ferrugineuse et sulfureuse, etc.; mais elle n'en présente pas moins une sorte d'exactitude, et de grandes facilités aux élèves pour l'étude chimique et médicale de ces moyens de thérapeutique; c'est ce qui nous détermine à l'adopter. Nous pensons d'ailleurs que, dans l'état actuel de nos connaissances, il serait difficile d'en trouver une qui remplît mieux le but que nous nous proposons.

Les eaux minérales n'ont pas été uniquement envisagées sous le rapport de leur composition; on a aussi tenu compte de leur température, laquelle, dans certains cas, présente au médecin un moyen de thérapeutique si puissant. Aussi les eaux dont la température n'excède pas celle de l'air ambiant ont été désignées sous le nom d'*eaux froides* ou *tempérées;* celles au contraire qui sont à une température plus élevée ont été appelées *eaux thermales* ou *chaudes*.

ARTICLE TROISIÈME.

Conjectures sur la formation des eaux minérales.

La formation des eaux minérales est, sans contredit, un des phénomènes les plus mystérieux de notre planète. Ce sujet a occupé et occupe encore tous les physiciens, qui cherchent toujours à l'expliquer par une seule cause : c'est ainsi que plusieurs d'entre eux l'attribuent particulièrement à l'électricité ; c'est ainsi que d'autres le rapportent au voisinage des volcans. Que d'hypothèses vieillies ont été ressuscitées dans nos écoles ! Nous voulons tout accommoder à la simplicité de notre esprit; nous voulons tout mettre à notre portée. Quand l'homme ne peut voir, il suppose. Malheureusement, nous n'avons aujourd'hui que des conjectures à offrir sur cet objet.

Je ne saurais assez recommander à mes élèves l'étude des affinités qui expliquent en grande partie la formation des eaux minérales. Cette force, si bien décrite par Galilée, introduite d'abord dans la physique, ensuite dans la chimie, donne la clef d'une multitude de problèmes antérieurement inexpliqués. Les preuves les plus convaincantes que nous puissions emprunter à ces deux sciences sont, sans contredit, celles qui se déduisent de la décomposition et de la recomposition des corps en leurs élémens.

Les diverses lois d'après lesquelles les diverses solutions des corps s'opèrent dans le sein des eaux minérales doivent être particulièrement examinées. Une des lois les plus impérieuses de l'affinité est que ces solutions s'exercent avec d'autant plus de force que les substances sont plus homogènes. Toutes les fois que les corps perdent leur homogénéité, l'affinité qui les unissait diminue en raison de l'hétérogénéité qu'ils ont nouvellement acquise.

Il est d'observation journalière que l'eau est le corps de la nature qui a le plus d'affinité pour les substances salines; elle est par conséquent le meilleur dissolvant que ces substances puissent rencontrer : mais leur affinité diffère selon la diversité de leur composition ; voilà ce qui se remarque. Par conséquent, toutes les substances salines ne peuvent pas être également dissoutes dans l'eau. Il faut d'ailleurs distinguer dans une eau minérale les principes qui s'y trouvent en dissolution de ceux qui s'y trouvent en simple état de suspension.

Les eaux qui filtrent dans les entrailles de la terre dissolvent généralement tous les sels qui se rencontrent sur leur passage. Les substances salines sont par conséquent les matériaux qui concourent le plus souvent à leur minéralisation ; et cette minéralisation est d'autant plus forte et plus complète, que les corps dont elles s'emparent ont le plus de cette affinité dont nous venons de faire mention, et que nous mettons en première ligne dans le phénomène intéressant qui nous occupe. Mais, comme tous les chimistes le remarquent, il peut arriver que deux corps qui n'ont pu d'abord s'unir ensemble, s'unissent néanmoins à l'aide d'un troisième corps qui a de l'affinité avec l'un et avec l'autre ; et, par ce nouveau corps, la nature arrive toujours au même résultat.

En général, les acides ont une affinité reconnue avec l'eau, avec les alcalis et avec les métaux, auxquels ils communiquent une forme saline. Ils oxydent diversement ces derniers; ce qui les rend plus ou moins miscibles à l'eau. Il est d'autres substances, telles que le soufre, qui, en s'attachant aux alcalis, auxquels elles se trouvent liées par une affinité puissante, forment une sorte de composition saponacée, que l'on désigne communément sous le nom de *foie de soufre*. Ce nouveau corps se dissout parfaitement dans l'eau; la même chose arrive aux substances bitumineuses. Au surplus, la chimie de nos jours procède d'une manière trop exacte et trop rigoureuse pour ne pas avoir apprécié le degré de solubilité de presque tous les corps; et c'est ainsi qu'elle surprend quelquefois le secret de la nature.

Le phénomène le plus remarquable que présente la solution parfaite des substances minéralisantes, est que les corps les plus opaques, et d'une gravité spécifique très-considérable, s'y trouvent tellement atténués que rien ne trouble la transparence et la diaphanéité des eaux. La force qui agit ici pour opérer ce merveilleux résultat n'est absolument que la loi d'affinité dont nous avons déjà établi la puissance.

Indépendamment de l'affinité, il est d'autres causes actives qui concourent plus ou moins énergiquement à la dissolution des corps dans les eaux qui pénètrent le sein de la terre; c'est la vitesse avec laquelle elles parcourent l'espace souterrain. Si leur mouvement se trouve ralenti par une cause quelconque, la dissolution des matières devient moins abondante. Qu'on ne s'étonne donc plus de la prodigieuse diversité des eaux minérales.

Toutes les fois que le mouvement cesse, ou qu'il devient moins impétueux, il est des substances minérales qui se précipitent par la seule impulsion de leur gravité, et qui vont s'attacher aux récipiens qui les contiennent; on les voit se rassembler et se concréter à leur superficie; d'autres vont se déposer sur les bords des ruisseaux pour y former des accumulations plus ou moins considérables. C'est surtout l'illustre Andria, de Naples, qui s'était livré aux études les plus profondes sur le phénomène de la minéralisation des eaux. Ce savant observateur remarque que l'eau en courant au travers des entrailles de la terre avec un mouvement plus ou moins précipité, transporte avec elle, outre les minéraux qu'elle dissout parfaitement, d'autres minéraux insolubles, lesquels vont se déposer aux parois des vaisseaux qui les contiennent.

On trouve beaucoup de ces eaux minérales, particulièrement de celles qui contiennent un principe terreux. Le pétrole et les autres matières bitumineuses s'arrêtent souvent sur des pierres et dans un état d'isolement. L'eau sulfureuse est de la même nature, ainsi que l'observe très-bien Andria, surtout celle qu'on trouve dans la Calabre. Les campagnes du Vésuve recèlent des eaux qui sont très-propres à la production des stalactites; on en voit dans la grotte d'Antiparos, dans celle d'Islande; on en rencontre pareillement dans les Pyrénées et dans les Alpes; c'est là qu'on a occasion d'admirer des concrétions qui présentent les formes les plus variées et les plus surprenantes.

L'action du calorique dans les eaux minérales

est très-remarquable. Ce phénomène semble ne devoir être attribué qu'à l'effervescence souterraine; il est suscité par le mélange de ces eaux avec certaines substances en ignition. L'augmentation et la diminution du calorique correspondent aux diverses conditions de l'effervescence excitée. Toutes les fois que les particules des corps se rencontrent et se heurtent avec violence, il doit en résulter une chaleur très-considérable. Il arrive de même que les substances végétales, animales, bitumineuses, s'allument quelquefois jusqu'à l'incandescence.

Ceci rappelle les idées ingénieuses du perspicace Bordeu sur la cause des feux souterrains, à propos des eaux minérales : il attribuait à notre planète une sorte de vitalité semblable à celle qui régit les autres corps de l'univers. « Les animaux,
« dit-il, sont sujets à des transports d'humeurs, à
« des feux intérieurs, à des fièvres qui viennent
« toutes les fois que les humeurs, gênées à la cir-
« conférence, sont obligées de se concentrer, pour
« ainsi dire, et de porter leur fougue dans l'inté-
« rieur. De même, supposant dans la terre des ma-
« tières de toutes sortes, agitées continuellement,
« et transportées dans tous les sens, comme en cir-
« culant, ce qui n'est pas difficile à concevoir, et
« qui sera facilement accordé par les physiciens;
« on conçoit aussi que ces matières se dissipent

« plus ou moins vers la surface de la terre, qu'on
« pourrait regarder comme un animal qui tran-
« spire. Si ces sucs sont retenus, ils forment dans
« l'intérieur des amas, des dépôts de foyers qui
« viennent à s'enflammer par des attritions re-
« doublées, et qui se distribuent mal. Il se forme,
« comme un tonnerre, un orage intérieur; et
« voilà les feux souterrains accidentels qui sont
« fréquens et constans dans certains endroits,
« comme les orages le sont dans d'autres. »

Mais rien n'est plus ingénieux que l'hypothèse de M. Witting, qui, pour expliquer le phénomène de la minéralisation des eaux thermales, accorde à la terre un pouvoir absorbant qu'il prétend s'étendre jusqu'à environ vingt milles géographiques au-dessous de sa surface; profondeur à laquelle les fluides élastiques doivent nécessairement être convertis en liquides par la pression qu'ils éprouvent. La chaleur qui se dégage par cette compression sert à échauffer l'eau, et facilite la dissolution des substances salines qui s'y rencontrent.

La calorification des eaux dans le sein de la terre doit donc s'expliquer par la profondeur; une eau est d'autant plus thermale, qu'elle est travaillée plus avant dans les entrailles de la terre. Ajoutons que plus elle est comprimée, plus elle trouve de substances qu'elle est à même de dissoudre; ainsi donc, concluons que plus une eau est chaude et comprimée, plus elle est dissolvante : dans la machine à Papin, on irait jusqu'à dissoudre de la silice.

M. D'Arcet a trouvé que le gaz qui se développe à la surface des eaux de Vichy, n'était pas, comme on l'avait dit, de l'acide carbonique contenant de l'azote; il y a trouvé au contraire un air contenant plus d'oxygène que l'air atmosphérique ordinaire, comme est celui des pluies et des neiges. Ceci donne du moins le soupçon que les eaux minérales peuvent tirer leur origine des eaux pluviales. Ces eaux sont portées à de grandes profondeurs dans le sein de la terre, où elles éprouvent de la compression, de la chaleur, et deviennent dissolvantes des principes qui les minéralisent; elles sont ensuite repoussées à la surface, pour obéir à la loi du niveau, ou bien à la compression des gaz. Berzélius a émis une hypothèse non moins ingénieuse, en considérant l'ascension de l'eau chaude à la surface de la terre comme le résultat de son remplacement par les eaux froides, qui sont d'une pesanteur spécifique bien plus considérable.

Tous les physiciens ont expliqué par cet accroissement de la chaleur, à mesure qu'on avance vers le centre de la terre, les plus intéressans phénomènes géologiques, mais particulièrement celui de la formation des eaux thermales. « Si l'on con- « çoit que les eaux pluviales, dit M. de Laplace, « en pénétrant dans l'intérieur d'un plateau élevé, « rencontrent dans leur mouvement une cavité « de trois mille mètres de profondeur, elles la « rempliront d'abord; ensuite, acquérant dans « cette profondeur une chaleur de cent degrés « au moins, redevenues par là plus légères, elles « s'éleveront et seront remplacées par les eaux « supérieures; en sorte qu'il s'établira deux cou- « rans d'eau, l'un montant, l'autre descendant, « perpétuellement entretenus par la chaleur inté- « rieure de la terre. Ces eaux, en sortant de la « partie inférieure du plateau, auront évidem- « ment une chaleur bien supérieure à celle de « l'air, au point de leur sortie. »

M. Dubuisson, dans son excellent Traité de géognosie, donne un grand nombre d'observations de température des mines, qui prouvent que plus on s'enfonce dans l'intérieur du globe, plus la chaleur devient intense. Il rapporte que les eaux qui filtrent dans ces profondeurs ont la même température que le sol environnant. Si ces eaux, pour remonter à la surface du globe, traversaient des couches mauvaises conductrices du calorique, elles y arriveraient certainement à un degré supérieur à celui de l'air ambiant, et seraient regardées comme des eaux thermales. Il est bien probable, d'après cette remarque, que celles de ces eaux qui portent 50, 60, et jusqu'à 70 et 80 degrés de température, proviennent de profondeurs considérables. Ces observations ont été recueillies tant en Europe par différens géologues, qu'en Amérique par M. de Humboldt.

Il est des phénomènes qui se manifestent sur les eaux à leur sortie du sein de la terre. On a remarqué généralement que les eaux gazeuses, par exemple, bouillonnent davantage à l'approche des orages, sans qu'on ait jamais donné de solution bien satisfaisante de ce fait. Voici celle qui est certainement la plus exacte, d'après le beau travail de M. Longchamp, auquel la chimie est si redevable. Les eaux de Vichy, par exemple, contiennent dans le sein de la terre une quantité de gaz qui ne saurait être dissoute qu'à la faveur d'une grande pression. A mesure que ces eaux arrivent à la surface de la terre, la pression diminue; et, lorsqu'enfin elles sont parvenues à la surface du sol, elles ne sont plus soumises qu'à celle de l'atmosphère; elles laissent donc dégager le gaz qu'elles ne retenaient que par une pression qui a cessé; mais cependant, comme le remarque très-bien M. Longchamp, elles ne sont pas libres de toute pression, puisqu'elles supportent encore celle de l'atmosphère; elles retiennent plus ou moins de gaz, ou, ce qui est la même chose, elles en dégagent plus ou moins, selon que la température est plus ou moins pesante. Or, à l'approche des orages, le baromètre descend; l'atmosphère pèse donc moins; et, d'après ce qui précède, les eaux doivent retenir moins de gaz, et par conséquent en laisser dégager davantage qu'elles ne le font dans le beau temps, où le poids de la colonne atmosphérique est le plus fort.

Outre les conditions intérieures déjà examinées, pour que les eaux puissent se minéraliser dans l'intérieur de la terre, il en est d'extérieures qui doivent être soumises à un examen non moins réfléchi, pour ne pas s'exposer à des erreurs graves dans l'appréciation des eaux minérales. Tout ne vient pas du sein de la terre. Combien de substances dans les eaux thermales qui ne s'y engendrent que par le secours des agens environnans! S'il était vrai, par exemple, que la matière végéto-animale, dont nous aurons souvent occasion de parler, ne fût que le résultat de la décomposition des trémelles ou autres plantes microscopiques, qui s'engendrent tantôt au fond, tantôt à la surface des eaux, nul doute que la nature ne travaille encore les principes minéralisateurs par l'action extérieure de l'atmosphère.

Il serait maintenant curieux de remarquer les

changemens qu'ont pu subir les sources thermales depuis un temps très-reculé. Les révolutions physiques du globe ont dû nécessairement influer sur quelques-uns de leurs phénomènes. Si, comme le dit M. Cuvier, la terre a subi plusieurs changemens physiques, il est très-certain que la température et le volume des eaux ont eu aussi leurs variations. Il est des sources qui doivent s'être totalement perdues. Combien n'y avait-il pas jadis de fleuves navigables, lesquels ne sont plus aujourd'hui que des ruisseaux !

Ne sait-on pas, d'ailleurs, que les grandes catastrophes du globe, et particulièrement les tremblemens de terre, ont modifié dans quelques occasions les qualités physiques des eaux thermales ? Le célèbre minéralogiste M. Brogniart, et d'autres observateurs, ont très-bien tenu compte de ce phénomène géologique, qui, en 1660, fit perdre momentanément leur chaleur aux sources de Bagnères-Adour, et la même chose est survenue naguère à l'une des sources de Carlsbad. Quelquefois c'est par un phénomène contraire, une augmentation de température, comme on le rapporte de la source de la Reine à Bagnères-de-Luchon. On connaît les changemens opérés par la même cause à la source de Pisciarelli, près de Naples ; et on en observa de très-extraordinaires dans les sources principales de Tœplitz, à l'époque sinistre du tremblement de terre de Lisbonne. Ces divers événemens sont constatés et authentiques.

Il serait sans doute intéressant de mettre les eaux minérales en parallèle avec leurs positions géographiques ; d'examiner quels peuvent être leurs rapports avec les terrains d'où elles sourdent ; de s'assurer si, dans quelques occasions, le sol qui leur donne issue ne diffère pas de celui où elles prennent leur développement primitif, etc. ; mais tous ces faits sont manifestement du ressort de la science minéralogique. M. Brogniart les a exposés de la manière la plus intéressante ; il a même écrit sur ces points obscurs avec une réserve prudente, que les vrais savans doivent admirer. Quant à nous, bornons-nous à ces considérations ; imitons Hippocrate et Galien, qui se sont attachés à étudier les phénomènes du corps, sans trop s'inquiéter des rapports qu'ils peuvent avoir avec les causes premières qui les produisent.

ARTICLE QUATRIÈME.

Tableau général des substances découvertes dans les eaux minérales naturelles.

Avant d'examiner chaque ordre d'eaux minérales et chacune de celles-ci en particulier, on ne trouvera pas sans intérêt que nous donnions ici le tableau de toutes les substances qui y ont été découvertes jusqu'ici par le secours de la chimie. Sans doute ce tableau est loin d'être complet; car toutes les eaux minérales n'ont point été analysées, et il est bien probable que leur nature doit toujours dépendre de celles des couches de terre d'où elles sourdent. Il est probable aussi que des causes innombrables doivent faire varier à l'infini la nature, le nombre et la forme de leurs élémens, soit simples, soit combinés.

Les gaz . . . . { L'oxygène,
L'azote.

Les acides . . . . . { Carbonique,
Sulfureux,
Sulfurique,
Hydro-sulfurique (hydrogène sulfuré),
Nitrique,
Borique,
Silicique (silice).

L'alcali libre . | La soude.

Les chlorures . { De sodium (muriate de soude),
De potassium (muriate de potasse).

Les sels...
- *Borates* ...... de soude;
- *Carbonates*.... de soude,
  de potasse,
  de chaux,
  de magnésie,
  d'alumine,
  de protoxyde de fer,
  de protoxyde de manganèse,
  d'ammoniaque,
  de strontiane;
- *Sulfates*...... de soude,
  de chaux,
  de magnésie,
  d'alumine,
  de fer,
  de cuivre,
  de manganèse;
- *Nitrates*...... de potasse,
  de chaux,
  de magnésie;
- *Hydro-chlorates* de baryte,
  de chaux,
  de magnésie,
  d'alumine,
  de manganèse,
  d'ammoniaque;
- *Hydro-sulfates* de soude,
  de chaux.

On y rencontre encore le sur-phosphate d'alumine, l'hydriodate de potasse, et, selon M. Berzélius, le phosphate de chaux et le carbonate de strontiane; enfin des matières végétales et animales. M. Vogel même vient d'annoncer l'existence de l'acétate de potasse dans une eau minérale de Bavière.

L'oxygène et l'azote se rencontrent dans toutes les eaux dont la température n'est pas très-élevée.

Toutefois, lorsque ces eaux sont sulfureuses, l'oxygène ne peut y exister que momentanément, parce qu'il acidifie le soufre avec promptitude.

Depuis le milieu du siècle dernier, on avait observé que certaines eaux minérales ou thermales dégagent de l'air à leur source, et cet air avait été reconnu pour être de l'acide carbonique. Plusieurs chimistes, dans le commencement de ce siècle, avaient reconnu que certaines sources laissent dégager de l'azote; mais ce fait n'avait point été constaté en France; il paraissait même ignoré, lorsque MM. Anglada et Longchamp le signalèrent dans plusieurs eaux minérales des Pyrénées. Depuis, M. Longchamp l'a rencontré, soit pur, soit mélangé, se dégageant d'un grand nombre de sources thermales, et particulièrement de celles de Bourbon-l'Archambault, de Néris, de Bourbonne-les-Bains, de Luxeuil, de Plombières, etc.

L'on avait cru que certaines eaux sulfureuses (Aix-la-Chapelle, Baréges, etc.) laissaient dégager de l'hydrogène sulfuré; mais c'était une erreur : il ne se dégage de ces sources que de l'azote pur. Jusqu'à présent l'on n'a recueilli sur les sources les plus connues que de l'acide carbonique, de l'azote et de l'air atmosphérique vicié, c'est-à-dire contenant moins d'oxygène que celui que nous respirons.

L'acide carbonique pur, ou du moins ne contenant pas un quarantième de gaz non absorbable par les alcalis, se dégage des sources simplement minérales (Spa, Bussang, Saint-Pardoux, etc.), ou des sources minérales et thermales (Vichy, Mont-d'Or).

L'acide carbonique mêlé d'azote se dégage de quelques sources thermales (Bourbon-l'Archambault). (Longchamp.) L'azote pur n'a encore été recueilli que sur les sources thermales (Baréges, Cauterets, Saint-Sauveur, Néris, Bourbonne-les-Bains, Luxeuil). (Longchamp.)

L'air atmosphérique ne contenant que huit à dix pour cent d'oxygène, n'a encore été recueilli qu'à Plombières. (Longchamp.)

Lorsque l'on voyait un gaz se dégager à gros bouillons d'une source, sans l'examiner, on prononçait que c'était de l'acide carbonique; aujourd'hui il faut plus de réserve, et l'on fera bien d'examiner soigneusement les gaz avant que de prononcer sur leur nature. Toutefois, l'on peut déjà donner comme règles générales que les bulles d'acide carbonique sont plus grosses que celles de l'azote, et, sur la seule forme de ces bulles, on a été plusieurs fois dans le cas de prononcer *à priori* sur la nature du gaz, sans craindre de se tromper.

L'hydrogène sulfuré fait partie de toutes les eaux sulfureuses dont l'odeur d'œufs pourris est le signe caractéristique.

L'acide borique se rencontre dans certains lacs de l'Italie; l'acide sulfureux, dans les eaux qui environnent les volcans; la silice existe en petite quantité dans beaucoup d'eaux naturelles; mais les fontaines bouillantes de l'Islande en contiennent une grande quantité qui y est unie à la soude.

La plupart des sulfates désignés, tels que ceux à base de soude, de chaux, de magnésie, le chlorure de sodium ou sel marin, les carbonates de soude, de chaux, de magnésie, de fer, etc., sont des sels que l'on rencontre le plus communément dans les eaux minérales.

L'hydro-chlorate d'ammoniaque, le sulfate de la même base, le sulfate de fer, l'alun, le sulfate de cuivre, les nitrates de potasse, de chaux et le borate de soude ne s'y trouvent que rarement. Les deux premiers sels se rencontrent avec l'acide sulfureux, dans les eaux qui avoisinent les volcans. Le sulfate de fer, l'alun, le sulfate de cuivre, sont dissous par les eaux qui traversent des couches de terre chargée de pyrites ferrugineuses et cuivreuses; enfin le borax se trouve particulièrement dans quelques lacs de l'Italie et de l'Inde.

Les carbonates de potasse, d'ammoniaque, le nitrate de magnésie, l'hydro-chlorate de potasse ou chlorure de potassium sont des sels plus rares que les précédens dans les eaux minérales; il est même probable que le muriate de baryte ou chlorure de barium peut s'y rencontrer, ainsi que Bergman l'a avancé; il en est de même des hydro-chlorates ou muriates de magnésie et d'alumine.

Enfin les phosphates de chaux et d'alumine, le fluate de chaux, le carbonate de strontiane et le carbonate de manganèse ont été découverts en dernier lieu par M. Berzélius dans les eaux de Carlsbad, mais en quantité si minime, qu'il n'a fallu rien moins que toute l'habileté de ce chimiste pour en constater la présence. (1)

Quant à l'hydriodate de potasse, il ne s'est

---

(1) M. Witting indique deux moyens de reconnaître la présence du sous-carbonate de manganèse dans les eaux minérales. Le premier consiste à séparer, par une dissolution d'acide gallique, tout le fer de l'eau essayée, et à précipiter ensuite le manganèse à l'état de protoxyde blanc par le sous-carbonate d'ammoniaque. La seconde manière de constater la présence du manganèse est de traiter le carbonate de fer séparé de l'eau minérale par l'acide sulfurique, à faire rougir le produit, et à traiter le résidu brun par l'eau. Ce liquide dissout les sulfates de manganèse, et produit un précipité blanc avec l'hydro-cyanate ferruré de potasse.

rencontré jusqu'ici que dans quelques sources du Piémont, et en dernier lieu M. Boussingault nous a fait connaître l'existence de ce sel dans un lac de l'Amérique méridionale.

En donnant ici la nomenclature et la série des différens corps qui entrent dans la composition des eaux minérales, nous n'avons pas prétendu dire qu'ils entrent tous comme parties constituantes de la même eau; car, ainsi qu'il est facile d'en juger, cela est d'autant plus impossible, que la présence d'un de ces sels détruirait celle de l'autre, et réciproquement. Tel est, par exemple, le sous-carbonate de soude, par rapport aux nitrates, sulfates et muriates à base de chaux, de magnésie, etc., qui, par leur action mutuelle, produiraient des nitrates, sulfates et muriates ou hydro-chlorates de soude et des sous-carbonates de chaux, de magnésie, etc.; nous avons eu seulement pour but de faire connaître les différens corps simples ou composés que la chimie a pu découvrir jusqu'ici dans ces eaux; ces corps s'y trouvent le plus souvent au nombre de deux, au nombre de quatre, et rarement au-delà de dix à douze dans une même espèce d'eau.

ARTICLE CINQUIÈME.

Des principaux caractères chimiques à l'aide desquels on peut déterminer la nature des eaux minérales.

Pour compléter les considérations préliminaires sur les eaux minérales, il nous reste à décrire les principaux caractères chimiques à l'aide desquels on peut déterminer leur nature, soit saline, soit gazeuze, soit sulfureuse, soit ferrugineuse, etc. M. Caventou a fait sur cet objet des recherches intéressantes; ces simples essais, qu'on ne doit envisager que comme préliminaires, suffiront cependant pour se former une opinion sur la propriété médicinale de telle eau dont l'usage serait proposé pour combattre une maladie.

On reconnaît qu'elles contiennent :

1°. De l'acide hydro-sulfurique (hydrogène sulfuré) et des hydro-sulfures ou hydro-sulfates, lorsqu'elles ont une odeur d'œufs pourris, et qu'elles précipitent en noir, par les dissolutions salines à base de plomb.

2°. Du gaz acide carbonique, lorsqu'elles sont aigrelettes, qu'elles rougissent faiblement le papier de Tournesol, qu'elles moussent par l'agitation, et que, chauffées dans des vaisseaux fermés qui communiquent dans de l'eau de chaux, elles laissent dégager un gaz qui trouble cette dernière en produisant du sous-carbonate de chaux.

3°. Des sulfates, lorsqu'en y versant une dissolution de sel de baryte, soit nitrate ou hydro-chlorate de cette base, il se forme un précipité blanc, qui reste indissous dans l'acide nitrique concentré.

4°. Des hydro-chlorates et des chlorures, lorsque le nitrate d'argent qu'on y mêle produit à l'instant un dépôt blanc, caillebotté, qui ne tarde pas à brunir à la lumière, dans le vase même où il est produit, et qui ne se redissout pas dans un grand excès d'acide nitrique, tandis qu'il suffit d'un peu d'ammoniaque caustique pour le faire disparaître immédiatement.

5°. Des carbonates insolubles, tels que ceux de chaux, de magnésie, etc., lorsqu'en les faisant chauffer, afin de chasser l'acide carbonique qui les tenait en dissolution, on voit se former des pellicules, et, par le refroidissement de la liqueur, un dépôt, lequel, mis en contact avec l'acide sulfurique, fait une vive effervescence.

6°. Du carbonate de fer, du sous-sulfate de ce métal, lorsqu'elles précipitent en bleu le prussiate de potasse ferrugineux (hydro-cyanate de potasse ferruré), et qu'elles perdent cette propriété après avoir été chauffées et filtrées, le carbonate de fer s'étant alors précipité sous forme de flocons jaunâtres, et ayant été retenu sur le filtre.

7°. Du sulfate de fer, si elles conservent la propriété, après avoir bouilli, de précipiter le prussiate de potasse en bleu et la teinture de noix de galle en noir.

8°. Des carbonates de soude ou de potasse, si elles verdissent le sirop de violette après l'ébullition, et si alors on les filtre, et qu'en y versant de l'acide sulfurique, elles font effervescence.

9°. Des sels calcaires, lorsqu'en y versant de l'acide oxalique ou de l'oxalate d'ammoniaque, il se produit un précipité blanc insoluble dans l'acide acétique; les sels calcaires sont autres que le carbonate de chaux, si le précipité a lieu en versant le réactif, après l'ébullition et la filtration de l'eau.

10°. Des sels magnésiens autres que les carbonates, si, après les avoir fait bouillir, filtrer et laissé refroidir, elles ne se troublent pas sensiblement par l'addition d'une solution de carbonate de soude acide, et qu'elles se troublent fortement, au contraire, si on fait chauffer de nouveau la liqueur; il se dépose alors du sous-carbonate de magnésie, sous forme de flocons blancs et légers.

11°. Des sels de cuivre, si l'ammoniaque y développe une belle couleur bleue, et si, en y trempant une lame de fer décapée, elle se couvre d'une couche de cuivre rouge.

12°. Des sels ammoniacaux autres que le carbonate, lorsqu'en faisant évaporer lentement à siccité, et mêlant le résidu salin avec la chaux vive, il se développe une odeur ammoniacale très-vive et très-pénétrante.

13°. Du carbonate d'ammoniaque, lorsqu'en les soumettant à la distillation, elles donnent une eau alcaline.

14°. Enfin, on reconnaît la présence des nitrates, si, en y versant de la potasse jusqu'à cessation de précipité, filtrant la liqueur et faisant évaporer à siccité, on obtient un résidu salin, qui, jeté sur des charbons ardens, fuse et active la combustion.

Nous aurions pu étendre beaucoup encore la série de ces essais chimiques; mais, indépendamment de ce qu'une semblable digression nous eût trop éloigné de notre sujet, dans un ouvrage uniquement destiné à la thérapeutique, cela n'eût point dispensé ceux qui veulent analyser exactement une eau minérale, de recourir aux documens spéciaux que nous possédons sur cet objet.

ARTICLE SIXIÈME.

Du calorique considéré dans les eaux minérales naturelles.

Au sujet de la chaleur des eaux minérales naturelles, il existe une opinion généralement admise, que ces eaux conservent plus long-temps le calorique qu'une eau de rivière élevée à la même température par le feu de nos foyers. Cette opinion est établie de la manière la plus affirmative dans plusieurs ouvrages. Dans le Recueil des Mémoires de médecine et de pharmacie militaires, on trouve même une analyse des eaux de Bourbonne, où l'on rapporte l'observation de faits d'après lesquels l'eau minérale aurait été treize heures pour abandonner vingt-cinq degrés de chaleur qu'elle avait au-dessus de celle ambiante, tandis qu'une égale quantité d'eau ordinaire, chauffée au même degré, n'aurait mis que neuf heures seulement pour éprouver la même perte.

Un tel fait, s'il était vrai, se trouverait en opposition avec les premières règles de la physique, et de tout ce que nous savons sur le mode de rayonnement et de transmission du calorique; c'est une raison de plus pour s'assurer si aucune cause d'erreur n'est intervenue dans ces expériences. C'est à M. Longchamp, chargé par le gouvernement de l'examen chimique des eaux minérales du royaume, que nous emprunterons les faits et argumens propres à éclairer les esprits sur un point aussi important de l'histoire des eaux minérales, et qu'il est si essentiel au médecin de bien approfondir.

Voici les expériences que ce savant chimiste a faites, et sur lesquelles il s'est appuyé pour combattre l'opinion généralement reçue.

J'ai pris, dit M. Longchamp, trois bouteilles à goulot renversé et bouchant parfaitement avec des bouchons de liége : je les désignerai par A, B, C. La première contenait deux kilogrammes cent quatre-vingt-douze grammes d'eau pure; la seconde, deux kilogrammes; et la troisième, deux kilogrammes deux cent quatre-vingt-deux grammes du même liquide.

J'ai rempli la bouteille A d'eau ordinaire, et j'y ai ajouté environ treize grammes de chlorure de sodium, ce qui est à peu près l'équivalent de ce que l'eau de Bourbonne contient de ce sel (1); les bouteilles B et C ont été remplies d'eau miné-

---

(1) Il est bon d'observer que c'est à Bourbonne-les-Bains, où l'opinion que nous combattons est surtout accréditée, que M. Longchamp a fait ses expériences.

rale, prise dans le grand puisard qui est dans l'établissement thermal. Voici le résultat de la marche du thermomètre plongé dans le liquide des trois bouteilles, après avoir agité fortement chaque fois, *pour bien mêler les différentes couches*, qui se forment assez promptement dans un liquide échauffé, ou qui est abandonné au repos.

	Midi ¼.	1 heure 45 m.	3 heures 30 m.	7 heures.	10 heures.
	Centigrade.	Centigr.	Centigr.	Centigr.	Centigr.
A.	48°,10.	36°,75.	30°,20.	24°,40.	22°,00.
B.	46°,50.	36°,10.	30°,00.	24°,40.	22°,00.
C.	46°,75.	36°,00.	30°,00.	24°,40.	22°,00.

La température de la chambre, qui, au commencement de l'expérience (midi quinze minutes) était à 21° centigrades, n'était plus qu'à 19°,10 à la fin, c'est-à-dire à dix heures du soir.

Le flacon A, qui contenait l'eau ordinaire, a perdu plus de calorique entre midi quinze minutes et une heure quarante-cinq minutes, que les flacons B et C, remplis d'eau minérale : ce résultat est conforme à la loi connue du calorique rayonnant; mais à partir de trois heures trente minutes que la température était sensiblement égale dans les trois flacons, la quantité de calorique perdue dans un temps donné, a été rigoureusement la même que celle qui a été abandonnée par l'eau ordinaire.

Dans la crainte d'erreur de sa part, M. Longchamp a recommencé plusieurs fois ces expériences, afin d'être bien convaincu qu'aucune circonstance inobservée ne lui en ait pas imposé. Ce chimiste y était d'ailleurs engagé, ainsi qu'il le dit lui-même, par son désir de bien convaincre certains médecins, d'ailleurs très-instruits, de l'erreur dans laquelle ils sont sur la nature de la chaleur des eaux thermales. Il prit donc les trois flacons A, B et C; mais au lieu de mettre dans le flacon A une dissolution de chlorure de sodium, il y mit de l'eau distillée; les flacons B et C furent remplis d'eau minérale de la fontaine de la place, qui est celle usitée en boisson. Voici les résultats :

	Midi 30 m.	3 heures.	5 heures.	8 h. 30 m.	10 h. 15 m.
	Centigr.	Centigr.	Centigr.	Centigr.	Centigr.
A. Eau distillée.	49°,50.	34°,90.	29°,75.	24°,60.	23°,30.
B. Eau minérale.	49°,50.	35°,10.	29°,80.	24°,60.	23°,30.
C. *Idem*.	50°,40.	35°,15.	29°,80.	24°,60.	23°,30.

La température atmosphérique qui, au commencement de l'expérience, était à 24° centigrades, n'était plus à la fin que de 21°,75.

Ainsi, la conformité frappante de ces résultats ne laisse donc plus aucun doute que l'opinion sur la nature particulière du calorique des eaux thermales, et sur leur faculté de conserver leur chaleur plus long-temps que l'eau ordinaire, est véritablement une erreur.

M. Longchamp présume que le peu de conformité des vases, la nature différente des liquides, et leur évaporation spontanée plus ou moins grande, suivant l'étendue de leur surface à l'air, et surtout l'oubli de brasser la masse aqueuse avant d'y plonger le thermomètre, afin de bien mêler la couche d'eau inférieure plus pesante et plus froide, avec la couche supérieure plus légère et plus chaude, sont des causes bien capables d'avoir induit en erreur les expérimentateurs qui l'ont précédé dans ces sortes de recherches.

Il est à remarquer que dans le même temps M. le docteur Biett, mon ancien élève, MM. Gendrin et Jacquot (1), procédaient à des expériences analogues, et qu'ils en obtenaient les mêmes ré-

---

(1) MM. Gendrin et Jacquot ont tenté plusieurs expériences pour établir les différences qui se remarquent entre les eaux minérales et les eaux communes réchauffées.

Une égale quantité d'eau ordinaire, préalablement chauffée à 50 degrés, et d'eau thermale au même degré, a été placée successivement dans le même vase de fer-blanc exposé à l'action d'une lampe alimentée par le même esprit de vin et la même mèche dans les mêmes circonstances accessoires; un thermomètre plongé dans l'eau a indiqué la progession de l'échauffement. L'eau est arrivée dans l'un et l'autre cas à l'ébullition par une progression exactement la même; chaque degré de chaleur a été acquis dans un temps pareil, et il n'y a eu de différence qu'en cela, que l'eau thermale n'a bouilli

sultats. Il est donc constaté que la chaleur des eaux thermales ne résiste pas plus long-temps à l'action de l'atmosphère que celle des eaux ordinaires réchauffées. Il l'est également que les unes et les autres, soumises à l'ébullition, mettent pour y arriver un temps égal, proportionnellement.

Toutefois, il est des phénomènes extraordinaires auxquels donne lieu la présence du calorique dans les eaux thermales, et qu'on est loin de pouvoir expliquer encore. C'est ainsi, par exemple, qu'à Bourbon-l'Archambault, et autres lieux, une température de 60 degrés au thermomètre centigrade ne s'oppose point à la boisson des eaux, et n'altère en aucune manière les substances végétales les plus délicates; en sorte qu'on peut impunément

---

qu'à 79 degrés de Réaumur, tandis que l'ébullition de l'eau ordinaire a eu lieu à 70 degrés et demi, ce qui tient ordinairement à la différence des liquides sous le rapport de leur composition chimique.

Quatre onces deux gros de glace ont été soumis à l'action de treize onces six gros d'eau thermale à 48 degrés dans un double cylindre de fer, le tout isolé de tous côtés sur une couche de charbon; le temps était couvert et pluvieux; la température de l'appartement était de 12 degrés; au bout de cinq minutes la glace était fondue, et l'eau qu'elle avait fournie élevée à 11 degrés. L'eau thermale était réduite à 32 degrés; par conséquent elle avait perdu 16 degrés de chaleur, et elle en avait communiqué 12; cinq minutes plus

y tremper une rose, ou toute autre fleur, sans lui faire perdre de sa fraîcheur, etc. C'est ainsi que de nombreux baigneurs supportent cette même température, lorsqu'elle est excessive; ce qu'ils ne pourraient faire dans les bains artificiels de nos grandes villes, etc. Il y a donc ici des singularités dont il est difficile de se rendre compte. Les eaux

---

tard, la température de l'eau de la glace était égale à celle de l'eau thermale; elles étaient l'une et l'autre à 30 degrés.

La même expérience a été ensuite répétée dans le même appareil, avec la même quantité de glace et la même quantité d'eau commune, chauffée artificiellement à 48 degrés; après cinq minutes, l'eau chauffée était descendue à 32 degrés, et l'eau de glace avait 11 degrés et demi; cinq autres minutes étant écoulées, la température de l'eau de glace était égale à celle de l'eau thermale. Il n'y a donc pas eu de différence sensible entre les progrès du refroidissement de l'eau thermale et ceux de l'eau chauffée; elle fondait dans le même temps la même quantité de glace.

Deux vases de même capacité, et de même matière (de verre), ont été remplis chacun d'une proportion égale, l'un d'eau thermale et l'autre d'eau chauffée à 46 degrés; ces deux vases, placés dans les mêmes conditions, ont été abandonnés à eux-mêmes. Le refroidissement a été complétement parallèle dans les deux eaux, sans différence sensible. Ces expériences démontrent, du moins pour les eaux de Plombières, que l'eau thermale acquiert et retient le calorique en même quantité et de la même manière que l'eau ordinaire chauffée.

minérales sous l'empire de la nature, jouissent, n'en doutons pas, d'une sorte de vitalité qui est commune à tous les corps du globe terrestre; elles sont animées d'une multitude de principes qui échapperont long-temps, et peut-être toujours, à nos plus fines recherches. Les analyses de nos chimistes à cet égard ne donnent donc pas tous les secrets; elles ressemblent, comme l'a dit le grand chimiste Chaptal, à des dissections anatomiques opérées sur des cadavres. Il y a dans ces phénomènes, comme dans beaucoup d'autres, quelque chose de divin qu'on n'explique pas. (1)

---

(1) M. le docteur Grassal, inspecteur des eaux de Chaudes-Aigues, s'étonne lui-même de ce phénomène, en parlant de la fontaine du Parc, qui est presque bouillante, qui s'élance avec bruit et répand au loin une épaisse fumée. « En effet, dit-il, il est certain que la chaleur que cette source emprunte des entrailles de la terre n'est pas identique avec celle que nous développons par les combustibles; il y a différence de chaleur sans doute; la chaleur animale, ajoute-t-il, est très-différente de celle de nos foyers, et celle des eaux thermales diffère beaucoup de celle des eaux communes chauffées à la même température. » Cette chaleur est d'ailleurs plus douce, plus agréable, plus en rapport avec notre nature. Il conviendrait néanmoins de vérifier si, comme l'avance M. Grassal, elles se refroidissent plus lentement; car les essais de M. Lonchamp et ceux de MM. Biett, Gendrin, Jacquot, etc., n'ont été faits que sur les eaux de Bourbonne et sur celles de Plombières. Or, toutes les substances ne sauraient

avoir la même capacité pour le calorique. Comme le refroidissement de toute eau minérale ne peut s'opérer d'ailleurs que par le mouvement des molécules, s'il se trouve dans cette eau quelque principe qui gêne ce mouvement en l'épaississant, il est évident que ce principe doit s'opposer à son refroidissement. Les substances gluantes, et particulièrement la matière végéto-animale qui abonde dans plusieurs eaux thermales, peuvent donner lieu à ce phénomène; ceci est une simple assertion que de nouveaux faits pourront détruire ou constater.

SECONDE PARTIE.

ORDRE PREMIER.

Eaux salines.

Les eaux salines doivent cette dénomination et leurs vertus à la quantité de matières salines qu'elles tiennent en dissolution ; il en est cependant qui peuvent contenir quelquefois de l'acide hydrosulfurique, de l'oxyde de fer et de l'acide carbonique, mais en quantité très-peu considérable relativement à ces dernières.

Les eaux dont il s'agit se chargent d'une multitude de sels si différens, que leur saveur est très-variable. Cette saveur est tantôt amère, tantôt fraîche, et tantôt piquante. Il est rare que ces eaux soient odorantes, à moins qu'elles ne contiennent du gaz hydrogène sulfuré. Lorsqu'on traite chimiquement les eaux salines, on obtient aisément des précipités par la soude, par la potasse, par la chaux, par l'ammoniaque, etc.

L'évaporation des eaux salines fait obtenir, avec plus ou moins d'abondance, du sulfate de magnésie, qui, après l'hydro-chlorate de soude, est le sel le plus abondamment répandu dans la nature, ou du sulfate de chaux; des hydro-chlorates et des carbonates de magnésie, de soude ou de chaux, quelquefois du sulfate d'alumine, etc. Dans quelques cas, on y rencontre des substances terreuses ou bitumineuses. Certaines de ces eaux ne tiennent en dissolution qu'une seule espèce de sel; d'autres en contiennent un grand nombre d'espèces. En général, les eaux salines sont plus pesantes que les autres eaux; elles sont susceptibles de contracter un plus grand degré de chaleur, et de la conserver aussi beaucoup plus long-temps.

Quelques-unes de ces eaux sont thermales; d'autres sont froides; c'est la division la plus communément établie. Fourcroy en distingue cinq sortes, et il les avait particulièrement étudiées.

1°. Il est de ces eaux saturées de sulfate de chaux; elles sont fades, cuisent mal et durcissent même les légumes, décomposent le savon; telles sont les eaux de puits de Paris; on les désigne principalement par le nom d'*eaux dures*, d'*eaux crues*, etc.

2°. Il y a des eaux dont le sulfate de magnésie est le principe dominant; elles sont amères et purgatives; telles sont les eaux de Selditz, etc.

3°. Des eaux dans lesquelles domine le chlorure de sodium (muriate de sodium), les eaux de la mer, etc. On les nomme *eaux salées*.

4°. Les eaux qui contiennent beaucoup de sous-carbonate de soude ; les eaux *alcalines*.

5°. Enfin, les eaux dans lesquelles il y a beaucoup de carbonate de chaux ; les eaux *terreuses, incrustantes*, etc.

ARTICLE PREMIER.

Eaux salines thermales.

PLOMBIÈRES.

PLOMBIÈRES est une très-petite ville située dans le département des Vosges, à vingt-quatre lieues de Nanci, à six lieues d'Épinal, et à quatre de Remiremont; elle est située dans une vallée profonde, très-resserrée, entre des montagnes, dont il serait superflu de donner ici la description. MM. Jacquot et Gendrin en ont fait néanmoins une étude particulière; et leurs recherches seraient fort utiles pour ceux qui voudraient entreprendre la topographie d'un pays aussi intéressant; elle est traversée par un torrent qu'on nomme l'*eau-gronne;* alimenté par les sources des montagnes, et aussi par le ruisseau Saint-Antoine.

L'étymologie du nom de *Plombières* paraît venir de ce qu'on croyait jadis que ses eaux minérales contenaient du plomb. *Plumbi nomine quos solent vocari.* C'est là du moins ce que dit Joachim Camérarius, qui autrefois a composé un très-beau poëme sur les vertus de ces bains (1). Plusieurs savans les ont fréquentées, et en ont fait le plus

---

(1) D'autres prétendent que ce nom vient du mot *plumaria* ou *plomaria,* parce que les femmes de la ville ont l'habitude

grand éloge. Il y a peu d'années qu'un homme de lettres reconnaissant a pareillement célébré leurs effets salutaires, avec un style agréable, digne de Chapelle et de Bachaumont (1). Cet établissement est très-ancien, et date du temps des Romains, si on en juge par les restes de fondations qu'on a observés quand on a nouvellement construit le bain royal.

Les sources chaudes de Plombières sont :

1°. Le Bain des Dames, à 42 degrés du thermomètre de Réaumur, qu'on nomme ainsi, parce qu'il appartenait aux dames de Remiremont.

2°. La source du Chêne ou du Crucifix ; c'est la seule où on ne se baigne pas ; mais où on boit.

3°. Les sources du Grand-Bain ou du milieu ; deux principales, l'une à 44 degrés, et l'autre à 49 de Réaumur. Le Grand-Bain est aussi appelé le *Bain des pauvres*. Les trois départemens de l'ancienne Lorraine ont le droit d'envoyer un certain nombre de malades à l'hôpital de Plombières, à l'effet de prendre les eaux de l'établissement et de profiter des douches et des bains d'étuves.

---

d'aller plumer la volaille aux sources chaudes de l'établissement depuis un temps immémorial.

(1) Voyez le *Voyage à Plombières*, par M. P. D. C.

4°. Le Bain tempéré, alimenté par deux sources, dont l'une a 26 et l'autre 36 degrés de Réaumur.

5°. Le Petit-Bain qui y est attenant, dit des *Capucins*, et qui a 36 degrés de Réaumur. Son bassin est divisé en deux cases ; l'eau y est de 28 à 29 et à 34 degrés.

6°. Le Bain-Neuf ou Royal, achevé en 1819, a un bassin carré dans lequel on a fait arriver une source des étuves ; avant d'avoir détourné cette source, qu'on appelait *l'Enfer*, elle avait à son origine 54 degrés ; elle est la plus chaude de toutes. Un des grands avantages du Bain-Royal est la communication des étuves avec les salles et les cabinets des bains et des douches, en sorte que les malades peuvent user de ces divers modes d'administration dans le même local.

7°. Il y a une autre source qui sert à une étuve dans le haut de la ville, presqu'en face du Bain des Dames, et qui se nomme *la source de Bassompierre*.

Les bains de Plombières sont dans un véritable état de barbarie, tant ils sont mal organisés. Les malades y sont continuellement plongés dans un air humide et chaud, qui détermine quelquefois chez la plupart d'entre eux un gonflement des gencives ou une phlegmasie habituelle des conjonctives. Les douches, administrées sans soin et sans précaution, tombent dans des cabinets obscurs, par des trous pratiqués au plafond. Les malades se placent dessous; mais, pour qu'elles frappent d'une manière convenable sur les parties affectées, il serait important de les diriger avec un piston. Les bains de vapeur sont construits sur un plan si défectueux, qu'il est presque impossible d'en faire usage sans danger, et qu'on en retire jamais le moindre avantage. Les eaux minérales sont une richesse dont on doit compte à l'humanité. Il est bien à désirer que les médecins qui président aux eaux de Plombières s'unissent aux administrateurs pour imprimer à l'établissement une direction plus utile et plus salutaire. M. le docteur Grosjean a présenté d'excellentes vues sur cet objet.

On connaît les différens désastres éprouvés par la cité de Plombières, et particulièrement l'inondation qui lui fut si funeste en 1771. Les habitans de ces lieux conservent une grande vénération pour la mémoire de Stanislas, roi de Pologne, dont la rare munificence fut si prompte à réparer les malheurs de leurs pères.

Si la petite ville dont nous parlons est triste par elle-même, ses environs sont aussi agréables que pittoresques. « A trois quarts de lieue de Plombières, dit M. Vaïsse, est une éminence nommée *la Feuillée*, où la plupart des étrangers dirigent leurs promenades, au moins une fois durant leur séjour aux eaux, pour jouir de la vue du beau vallon appelé *Val-d'Ajol* ou *Val-d'Ajou*. Il offre une perspective vraiment intéressante qu'animent à la fois une riche culture et une multitude d'habitations éparses, tant dans le vallon même que sur le penchant et sur le haut des montagnes qui le bordent (1). Mais une chose plus intéressante encore que ce vallon, ajoute M. Vaïsse, c'est la respectable famille d'agriculteurs qui l'a peuplé et fertilisé (2). Elle en porte le nom, sous lequel elle est encore plus connue que sous son nom véritable, qui est celui de *Fleuron*. De père en fils, les Val-d'Ajous se sont consacrés au soulagement des malheureux, en se livrant à la partie de la chirurgie qui consiste dans l'art de réduire les luxations des os et de réparer leurs fractures. » (3)

---

(1) Quelques-uns l'ont appelé *Val-de-la-Joye*, à cause de la gaîté qu'inspire sa belle perspective.

(2) Consultez, pour avoir une connaissance plus complète des localités, un ouvrage qui a pour titre : *Itinéraire descriptif, ou Description routière, géographique, historique et pittoresque de la France, etc.*, par M. Vaïsse de Villiers, inspecteur des postes.

(3) « Leurs succès nombreux, dit M. le comte de Tressan, leur ont mérité la réputation d'habileté dans cette importante partie de l'art. Une grande piété, une charité immense

Propriétés physiques. Les eaux de Plombières ne sont pas colorées; leur saveur est à peu près nulle, et, sous ce point d'examen, toutes les sources sont identiques. Soit qu'elles demeurent dans leurs réservoirs naturels, soit qu'on les recueille à part dans un vase, elles conservent toujours la même odeur, qui est un peu fade et se rapprochant, comme le dit M. Gendrin, de celle de la glu du gui. On leur trouve le poids de l'eau ordinaire; ce qui n'est pas étonnant, puisque, d'après les remarques réitérées de Martinet, elles ne contiennent pas quatre grains de sel par pinte. Elles ont un aspect onctueux qui doit être principalement attribué, selon la juste observation de M. Vauquelin, à la présence de la gélatine animale qu'elles renferment, comme nous le verrons plus bas. Les anciens chimistes regardaient cette matière comme un bitume. C'est en général un phénomène très-remarquable, que la présence des substances animales

---

leur ont bien justement acquis l'estime de tous les gens vertueux. Une modestie singulière, une tendresse vraiment fraternelle règnent dans cette heureuse famille, qui est maintenant assez nombreuse, assez éloignée de sa souche commune pour ne plus contracter d'alliances étrangères. Le duc Léopold voulut les anoblir; les familles s'assemblèrent; les chefs refusèrent unanimement, dans une réponse aussi sage que soumise, les lettres de noblesse qu'on leur offrait; mais celle de leur âme n'a jamais dégénéré. »

dans des eaux qui filtrent au travers des montagnes. Ces eaux s'imprègnent sans doute de ce principe en passant sur des débris qui ont appartenu à des êtres vivans. Au surplus, M. Castiglioni a récemment confirmé par beaucoup d'expériences cette première idée de M. Vauquelin. Son opinion est que la plupart des eaux minérales dites *savonneuses* doivent être attribuées à l'action d'une substance animalisée qui se combine et se dissout par l'action d'un alcali fixe, et qui a un grand rapport par ses propriétés avec le blanc d'œuf. La température des eaux de Plombières varie depuis 56 jusqu'à 74 + 0 du thermomètre centigrade.

Propriétés chimiques. Feu Nicolas, célèbre chimiste de Nanci, publia jadis une très-exacte analyse des eaux de Plombières. Il reconnut très-bien dans ces eaux cette matière animale dont nous avons déjà fait mention, et qui leur imprime cette qualité douce et onctueuse qu'on a tant remarquée. Long-temps après, M. Vauquelin a confirmé, pour ainsi dire, le beau travail de son prédécesseur. Il les a d'abord soumises aux réactifs; il a eu ensuite recours à l'évaporation. Le résidu a été successivement traité par l'alcool, l'eau froide, l'acide muriatique. Il résulte de ces recherches que les eaux dont il s'agit renferment, dans des proportions différentes, du sous-carbonate de soude cristallisé, du sulfate de soude, du chlorure de sodium, du sous-carbonate de chaux, de la silice, et enfin une matière animale qui paraît avoir un grand rapport avec la gélatine, et jouer même un très-grand rôle dans leur action sur l'économie animale. C'est à cette matière qu'il faut attribuer l'odeur fétide qu'elles exhalent dans quelques circonstances. Le même chimiste pense que cette matière n'est tenue en dissolution dans ces mêmes eaux qu'à la faveur d'un peu de soude caustique; car il suffit d'y verser quelques gouttes d'acide pour la précipiter en flocons rougeâtres.

Propriétés médicinales. Les eaux de Plombières sont stimulantes; elles donnent plus d'activité à la circulation. On les a louées, avec raison, comme jouissant d'une vertu éminente dans le traitement de la chlorose, des entérites chroniques, dans les tumeurs graisseuses, dans les rhumatismes froids, dans les engorgemens des articulations, dans les scrophules, etc. Quoiqu'on les indique rarement contre les maladies de la peau, leur qualité onctueuse les rend néanmoins très-convenables pour assouplir les tégumens et apaiser les irritations superficielles dont ils peuvent être atteints.

Mode d'administration. On boit de l'eau de la fontaine du Crucifix à 42 degrés, et à la dose de trois ou quatre verres; on va successivement plus loin. On peut la couper avec du lait pour la rendre moins stimulante. M. Gendrin conseille de boire par préférence l'eau du bain des Dames ; elle est plus légère et passe mieux. On fait pareillement usage de l'eau savonneuse froide dont la source est dans le jardin de la préfecture ; celle-ci passe plus difficilement que l'eau chaude. On peut boire aux repas de l'eau ferrugineuse de la fontaine du Serpent. C'est à tort qu'on voudrait la regarder comme insignifiante et sans vertu ; employée comme nous l'indiquons, elle peut avoir de grands avantages. Les eaux de Plombières peuvent également être administrées à l'extérieur, sous forme de bains, de douches, de vapeur. Mais, sous ce point de vue, comme je l'ai déjà dit, tout n'y est pas bien organisé ; les malades y sont constamment plongés dans un air humide qui leur est nuisible. Les douches sont toujours mal dirigées. L'étuve de Bassompierre est mal faite et peu commode ; on pourrait en tirer un meilleur parti en concentrant avec plus d'intelligence le calorique. L'étuve du Bain Royal est préférable.

BAINS.

C'est un bourg du département des Vosges, qui est à deux lieues sud-ouest du joli village de Xertigny ; il est à trois lieues de Plombières, près la rivière de Cosné. Il ne faut pas confondre ces eaux avec celles d'un lieu de ce nom qui se trouve dans le département des Pyrénées orientales. Le bourg dont il s'agit renferme un grand nombre de sources :

1°. La source du Château ;

2°. La Grande-Source ;

3°. La source Romaine ;

4°. La fontaine des Vaches ;

5°. La source de Saint-Colomban ;

6°. Il y a une source qui n'a pas de nom particulier, et qu'on administre intérieurement.

Nul doute que ces sources n'aient été très-fréquentées des Romains ; il y a des médailles qui l'indiquent d'une manière manifeste. De nos jours, elles ne sont appréciées que par les gens du pays.

Propriétés physiques. Elles ressemblent beaucoup à celles de Plombières ; leur température varie entre 23 et 66 + 0 du thermomètre centigrade.

Propriétés chimiques. Ces eaux méritent l'attention des médecins qui pratiquent l'art dans leur voisinage. Il faudrait refaire leur analyse chimique, et la comparer avec celle qui a déjà été faite des eaux de Plombières. On assure qu'elles contiennent de l'hydro-chlorate de soude, de la magnésie, une terre calcaire.

Propriétés médicinales. Elles sont moins actives que celles de Plombières ; elles sont toniques, et conviennent dans beaucoup de maladies anciennes.

Mode d'administration. On administre ces eaux en bains ; on boit celle de la source que j'ai déjà indiquée.

LUXEUIL.

Luxeuil est une petite ville du département de la Haute-Saône, très-agréablement située dans une plaine, à environ douze lieues de Besançon ; elle est traversée par une très-longue rue, que l'on nomme la *rue des Romains*. La cité de Luxeuil a été rendue célèbre par le séjour qu'y fit saint Colomban, prélat irlandais, l'un des plus fameux cénobites du sixième siècle, lorsqu'il vint en France pour opérer une réforme par ses prédications. On sait que l'école qu'il y fonda fut la plus féconde et la plus renommée du temps dont nous parlons.

L'établissement thermal est un des plus beaux que l'on puisse citer. On y admire une colonnade magnifique sur la façade du bâtiment, lequel est entouré d'un très-beau jardin. Il y a des piscines graduées ; avantage qu'on n'a pas à Plombières ; des conduits déférens et afférens dans des baignoires de grès. Il est conçu sur le plan le plus vaste et le plus imposant (1). Sa distribution intérieure mérite les plus grands éloges. On sait, du reste, que les eaux de Luxeuil sont aussi anciennement accréditées que celles de Plombières. On y lit une inscription qui porte que Labiénus répara les constructions de ces bains par ordre de Caïus-Julius César :

LIXOVII. THERM.
REPAR. LABIENVS.
IVSS. C. IVL. CAES.

Luxeuil possède un savant très-recommandable qui mériterait une distinction ; c'est M. le docteur Leclerc. Ceux qui ont visité ces thermes disent qu'il est impossible de rencontrer un homme plus

---

(1) « Une vaste grille, longeant un chemin vicinal, isole le grand parterre qu'il faut traverser pour y arriver ; une architecture noble et sévère annonce au baigneur souffrant qu'il est devant le sanctuaire d'Hygie ; et lorsqu'il en a franchi le seuil, de beaux bassins, sous des voûtes hardies, des baignoires en granit, où coule sans cesse la source précieuse, attestent qu'il est du moins des établissemens thermaux où l'on a daigné s'occuper des voyageurs. » (*Voyage à Plombières*, par M. P. D. C.)

érudit en toutes choses, plus habile à rassembler des faits intéressans. Nul ne cultive la science avec une ardeur plus soutenue. L'historiographe de Luxeuil serait digne d'un autre théâtre; nous nous sommes empressés de le consulter, et nous ne pouvons résister au plaisir de reproduire ici quelques-unes de ses découvertes. On aime à récréer ses loisirs, quand on va chercher la santé dans des lieux aussi salutaires.

Près des thermes existe un aquéduc sur lequel passe la route de Bains; il est en maçonnerie romaine, et a encore aujourd'hui deux cent trente et un pieds de longueur sur deux pieds huit pouces de largeur, et six pieds huit pouces d'élévation; il est très-entier, et a dû avoir autrefois sept cent cinquante pieds. Un second aquéduc, plus large, plus élevé, vient s'y terminer après avoir passé sous les ruines d'un ganicule qui était à peu de distance. Enfin un troisième suit la direction du premier, et n'en est éloigné que de douze pieds. Il est à observer que les Romains, pour empêcher le mélange des eaux thermales avec des eaux étrangères, entourèrent l'espace qui les renferme par ces deux derniers aquéducs, et que celui du milieu servait, comme il sert encore, à l'écoulement des eaux minérales.

On trouve à Luxeuil des médailles gauloises

en or, en argent et en bronze, mais en bien moindre quantité que de romaines; toutes les fouilles procurent quelques-unes de ces dernières. Les lieux où l'on en trouve davantage sont ceux qui entourent les bains, les voies romaines, le champ du *Cuveau*, les places, les rues, les jardins. Les médailles romaines consulaires n'y sont point rares; les impériales, surtout en argent et en bronze de diverses grandeurs, y sont communes.

Au milieu du siècle dernier, lors de la reconstruction des bains, plusieurs amateurs formèrent des collections nombreuses; toutes ont été vendues ou dispersées. A l'époque de la révolution, on remarquait à l'Hôtel-de-Ville une statue équestre trouvée derrière les bains en 1755; le docteur Fabert en a donné la description (*Essai historique sur les Eaux de Luxeuil*). En 1703, on trouva aussi à Luxeuil, dans les décombres d'une ancienne tour, un Jupiter Olympien en bronze. On conserve le torse d'un Mercure gaulois, de pierre commune, large d'un pied et haut de dix-sept pouces; il sort des décombres d'un autre édifice qui probablement lui avait été consacré, à une des extrémités de la ville, au midi. Plusieurs monumens de ce genre, qu'il serait trop long de décrire, se rencontrent dans différens quartiers de la ville, et plusieurs personnes possèdent des statues, des reliefs en pierre et des bronzes assez beaux, tous trouvés à **Luxeuil** et dans les environs.

Les pierres tumulaires chargées d'inscriptions ou de reliefs; les sarcophages, aussi en pierre, que chaque jour on exhume dans la ville et dans la campagne, prouveraient seuls sa grandeur dans les temps reculés.

On lit sur l'une :

D. M.
LAGVS
SA ET LVPV
LA FIL.

et l'on voit deux figures de femmes dans une niche.

Sur une autre :

D. M.
IVNIANVS
CARROTA
LVS FILIVS
P. C.

Sur une troisième :

D. M.
M. ELEDDIVS.

On pourrait en rapporter un plus grand nombre.

Nous pouvons, d'après M. Leclerc, citer la description d'un sarcophage : « L'endroit d'où fut tirée cette tombe, en 1792 (*Petit-Album Franc-Comtois*, 6 juin 1824, article de M. Monnier), dépendait d'un Polyandre situé entre les deux portes de Luxeuil, du côté du sud. Il renfermait non-seulement une petite fiole en verre blanc, mais encore le squelette d'un homme qui avait été de belle taille. L'intérieur du sépulcre avait six pieds huit pouces de longueur, un pied neuf pouces de large vers le milieu, et dix pouces à l'extrémité; du côté de la tête, la pierre était creusée en rond pour recevoir et supporter le chef du défunt. » Beaucoup de sarcophages semblables servent d'auges et d'abreuvoirs auprès des puits, à Luxeuil et dans les villages voisins.

A l'extrémité opposée de la ville, sur une petite élévation (le Champ-du-Cuveau), on exhuma, en 1822, une caisse de plomb, au deux tiers remplie d'une terre fine formant une masse dure et semblable à la pierre de grès de ce canton.

C'était un cercueil de trois pieds cinq pouces de longueur, un pied de largeur, et onze pouces de profondeur; au milieu de cette terre, on ne trouva point d'ossemens, mais seulement une petite fiole en verre blanc (vase lacrymatoire), que conserve M. le docteur Leclerc. L'emplacement du premier Luxovium est une source intarissable d'autres antiques en tout genre. On y a découvert quantité de colonnes et de chapiteaux, une multitude innombrable de tuiles antiques, de vases, de coupes, de patères, de boucles romaines, quelques aiguilles discriminales, des urnes cinéraires, des lampes sépulcrales, des pierres fines gravées, etc.

Ces monumens si dignes de la magnificence romaine, tombèrent au milieu du cinquième siècle sous les armes d'Attila. Les auteurs qui ont publié les premiers cet événement donnent à Luxeuil le titre de cité, et ils la mettent au nombre des mieux fortifiées et des plus riches. Le premier, *Attila..... pœnè omni Germaniá vastatá..... Argentinam cepit ac diruit; deindè exercitum in Luxovium, Bisantium, Cabilonem, Masticones, Lingones, Lugdunenses ducens, civitates omnes et munitissimas dirupit, vastat et humo tenùs destruere facit.* Le second (*Attila*), *multas Sequanorum et Galliæ munitas urbes, opibus viribusque præstantes, inter quas Lixovium, Bisontionem, Masticonem,*

Lugdunum, Cabilionem et Lingonum urbem memorant, funditùs evertit.

Saint Colomban ne trouva donc sur la fin du sixième siècle que les ruines de l'ancien Luxeuil, perdues dans une immensité de forêts; ce n'était plus, au dire de Jonas et de saint Colomban lui-même, qu'un désert affreux et un repaire de bêtes féroces (*Histoire de saint Colomban*, par Jonas; et Lettre de saint Colomban au pape Boniface iv). Les bains éprouvèrent le sort des autres monumens; ils furent détruits de fond en comble. Les restes de leur ancienne structure attestent leur magnificence sous l'empire romain.

Il y a cinq bains aujourd'hui dans l'établissement de Luxeuil :

1°. Le bain des Femmes;
2°. Le bain des Hommes;
3°. Le bain Neuf;
4°. Le Grand-Bain;
5°. Le Petit-Bain, qu'on appelle aussi le *bain des Cuvettes*.

On y remarque encore trois autres sources, dont la plus remarquable est celle qui est désignée sous le nom d'*Eau des yeux;* elle est thermale.

Propriétés physiques. Les eaux de Luxeuil sont insipides. Elles ont le plus grand rapport avec celles de Plombières. Leur température est de 23 à 42 + 0 du thermomètre centigrade.

Propriétés chimiques. L'analyse des eaux de Luxeuil est encore bien incomplète. Ceux qui s'en sont occupés assurent qu'on y trouve de l'hydro-chlorate de soude, une terre de nature calcaire, du sulfate de potasse, un principe ferrugineux principalement retiré d'une source martiale froide, etc. Les eaux de Luxeuil ne contiennent, selon d'autres, aucun gaz, ni aucun principe sulfureux, soit fixe, soit volatil; en général, elles sont plus chargées de base que celles de Plombières et de Bains. On dit dans le pays qu'elles contiennent du manganèse. Ce qu'il y a de positif, c'est qu'elles colorent en noir très-foncé le fond des bassins, ce que ne font pas les eaux que nous venons de nommer, et qu'elles produisent par leur filtration dans les canaux des concrétions siliceuses stalactiformes très-considérables; ce qui prouve qu'elles charrient une plus grande quantité de silice.

Propriétés médicinales. On administre les eaux de Luxeuil dans les rhumatismes chroniques, dans les paralysies, les longs catarrhes, dans les altérations des viscères abdominaux, dans quelques maladies nerveuses, etc. Comme elles sont moins excitantes que celles de Plombières, elles conviennent aux personnes qui sont d'une constitution frêle et délicate. Ces eaux devraient être plus fréquentées ; elles ont opéré des cures très-remarquables sous la direction de M. Leclerc.

Mode d'administration. Les eaux de Luxeuil sont administrées comme les eaux de Plombières, puisqu'elles ont à peu près les mêmes vertus. Il y a des bains que l'on prend dans un bassin commun et circulaire ; les personnes des deux sexes, couvertes d'une ample chemise de toile grise, s'y rencontrent à la fois ; ce qu'il faudrait éviter, en assignant des heures différentes aux baigneurs.

BOURBON-LANCY.

Les eaux de Bourbon-Lancy se trouvent dans le département de Saône-et-Loire, à douze lieues d'Autun, et à quatre-vingts lieues de Paris ; elles méritent toute la sollicitude du gouvernement. Elles sont dirigées par M. de Verchère, médecin savant autant que philanthrope, qui s'est rendu recommandable par des cures importantes dans cet établissement jadis célèbre et très-fréquenté. Nos rois l'ont souvent honoré de leurs dons. Henri III, qui s'y rendit, en 1580, avec Louise de Lorraine, ordonna à son premier médecin de faire des recherches sur l'origine et la distribution des sources; et il y laissa des témoignages de sa reconnaissance pour les effets salutaires qu'il en avait obtenus. Henri IV, dont la mémoire est si chère parce qu'elle rappelle toujours un bienfait, y institua un bailliage royal, pour récompenser les habitans de leur fidélité pendant les guerres de la ligue.

Depuis cette époque, on vit affluer à Bourbon-Lancy, pour y faire usage des eaux, tout ce que la province de Bourgogne et celles environnantes avaient de plus distingué. Les vestiges de cette splendeur éteinte existent encore et attirent l'attention du voyageur, qui contemple avec respect les ruines d'un vieux château, situé sur la croupe d'une colline escarpée, entouré de fossés profonds creusés dans le roc. Sortant de ces décombres, et attristé par les réflexions qu'ils suggèrent, il a besoin d'être distrait par la vue d'une belle et vaste plaine que couronnent les montagnes d'Auvergne, et par le tableau agréable qui se déroule à ses pieds. C'est à la terre de Saint-Aubin, à deux lieues de Bourbon-Lancy, que la femme la plus illustre de notre époque, madame la comtesse de Genlis, a passé les premières années de sa vie. Ce souvenir sera toujours d'un vif intérêt pour les personnes qui se rendent dans ces contrées.

La ville de Bourbon-Lancy est placée à mi-côte

dans un paysage riant et une température douce. Il faut bien que l'air y soit salubre, puisqu'on y rencontre une multitude de vieillards sans infirmité, et puisqu'on n'y remarque presque jamais des épidémies. Ajoutons qu'on y trouve tout ce qui est nécessaire à l'aisance et à l'agrément de la vie. La qualité du pain y est surtout en grande renommée; on l'attribue à l'eau minérale, dont on use pour le pétrir. La Loire fournit d'excellent poisson de toute espèce, etc. Mais un des grands avantages de cet établissement thermal, c'est que les étrangers peuvent s'y loger d'une manière commode, et tout près des bains salutaires qu'ils viennent y chercher.

Les eaux de Bourbon-Lancy, provenant sans doute de la même source, sont reçues dans sept fontaines différentes, apparemment pour satisfaire aux besoins des malades nombreux qui s'y rendaient autrefois. Quatre d'entre elles conservent encore les noms différens qu'on leur a attribués.

1°. La première est appelée *le Lymbe*, sans doute à cause de sa grande chaleur, puisqu'elle est de 46 degrés au thermomètre de Réaumur.

2°. La seconde est la fontaine de Saint-Léger, qui est de 35 degrés au même thermomètre.

3°. La troisième est nommée *Fontaine de la*

Reine, à cause de la restauration qu'en fit faire Louise de Lorraine, en 1580. Elle est de 34 degrés.

4°. La dernière est dite des *Écures*, du nom de celui qui l'a découverte en 1600; elle élève, dit-on, le thermomètre à 48 degrés.

5°. Le Bain-Royal à 32 degrés.

Les eaux de Bourbon-Lancy appartenaient autrefois à la province de Bourgogne; à l'époque de la révolution, elles devinrent propriétés de l'état; en 1805, elles furent accordées, par le gouvernement, à l'hôpital civil; et en 1807, lorsque l'administration de cet hôpital fit nettoyer le grand canal qui assure l'écoulement des eaux, on trouva plus de cinquante conduits qui aboutissaient à ce même canal. A cette époque, dit M. de Verchère, il se passa un fait très-remarquable, puisqu'il indique le parti que l'on pourrait tirer de l'usage des boues minérales. Un maçon qui avait mal aux jambes depuis l'enfance, fut employé à nettoyer les conduits : il y travailla pendant six semaines; ses plaies se cicatrisèrent complétement; et, depuis ce temps, il a toujours joui d'une bonne santé. Ce n'est pas la seule fois que le hasard a révélé des propriétés importantes.

Propriétés physiques. Ces eaux ont les propriétés physiques des eaux salines et gazeuses; elles sont claires et limpides; elles paraissent verdâtres dans leurs réservoirs; elles n'ont presque pas d'odeur près des sources, mais elles développent, dans les conduits où elles s'écoulent, celle du gaz hydrogène sulfuré; puisées et bues aux sources, elles n'ont pas de saveur déterminée; lorsqu'elles sont refroidies, elles contractent un goût désagréable. Les eaux de Bourbon-Lancy sont au 48e degré dans la source principale; elles varient de 45 à 40 degrés dans les autres fontaines. La pesanteur spécifique des eaux de Bourbon-Lancy est à peu près celle de l'eau distillée. On entend près des souterrains un pétillement continuel, et on remarque dans les sources ou fontaines un bouillonnement qui se renouvelle toujours. Ces deux phénomènes sont l'effet des différens gaz que ces eaux renferment. Dans les temps humides, on aperçoit sur les fontaines une vapeur épaisse qui n'a pas lieu dans les temps secs.

Propriétés chimiques. Les analyses les plus récentes qu'on a pu faire des eaux de Bourbon-Lancy, et particulièrement celle de M. Jaquemont, y démontrent la présence de l'acide carbonique et de l'hydro-chlorate de soude en grande proportion. On y trouve aussi du sulfate de soude, du carbonate de chaux, du sulfate de chaux, de l'oxyde de fer et de la silice. Il faudra certainement reprendre quelque jour en sous-œuvre l'analyse des eaux minérales de Bourbon-Lancy; car le bouillonnement continuel de ces eaux, dont nous avons fait mention plus haut, les efflorescences salines qui se forment sur le trajet de leurs conduits, ne permettent pas de douter qu'elles ne contiennent plusieurs principes fixes et volatils, dont les qualités et les proportions ne sont pas encore convenablement démontrées.

Propriétés médicinales. Il est des eaux minérales dont l'oubli ne peut se concevoir. Il ne manque rien à celles de Bourbon-Lancy; elles abondent en principes minéralisateurs; leur température est des plus louables; on y arrive par trois grandes routes; on y trouve des logemens commodes, et des provisions suffisantes pour les voyageurs; des aubergistes affables, honnêtes et hospitaliers; on y reçoit des soins de toute espèce, et pourtant on les abandonne. Les habitans de Bourbon-Lancy ne se doutent donc pas qu'ils ont si près d'eux un moyen inépuisable de prospérité et de richesse. Ils dorment sur d'inutiles trésors; s'ils savaient en user, de grands bénéfices leur seraient promis; ils ne peuvent pourtant ignorer le cas qu'on en faisait du temps de Henri IV. Pourquoi ces eaux sont-elles administrées aujourd'hui sous la direction de l'hôpital civil, qui n'a point assez de fonds pour les faire prospérer? Depuis ce temps on remarque avec juste raison que cette disposition est nuisible à l'établissement. La nature a prodigué ses bienfaits dans les souterrains de Bourbon-Lancy. Qu'un entrepreneur opulent se présente ; qu'il s'empresse de rétablir ces thermes dans tout leur éclat primitif; qu'il élève magiquement de nouveaux bâtimens ; qu'il construise de nouveaux cabinets, de nouvelles salles ; qu'il agrandisse les réservoirs ; qu'il perfectionne et multiplie les douches, etc.; il sera bientôt payé de ses peines ; ces eaux pourront rivaliser avec les plus renommées de l'Europe.

Les eaux de Bourbon-Lancy sont très-puissantes. Il y a environ soixante ans qu'un malade imprudent se laissa choir dans le bassin de la fontaine la plus élevée en température. Cette brusque immersion faillit à devenir funeste pour le malade ; mais la fièvre et la rougeur érysipélateuse qui suivirent un tel événement commencèrent, en quelque sorte, la cure d'une affection paralytique pour laquelle il était venu solliciter le bienfait des eaux. La chaleur qu'on trouve dans de pareilles sources paraît spécialement adaptée à la guérison des rhumatismes opiniâtres, à celle des maladies lymphatiques, de la chlorose, des dégénérescences qui tendent à se former dans les viscères digestifs abdominaux, etc. Bordeu dit, avec autant de génie que de vérité, que toute maladie chronique est une affection qui n'a pu ou qui ne peut devenir aiguë, et qui ne tend pas facilement à l'excrétion.

Mais les eaux de Bourbon-Lancy peuvent opérer un tel prodige; elles sont stimulantes, et, sous ce point de vue, apéritives. Ces eaux ont été favorables aux vieilles plaies d'armes à feu; elles répondent à une multitude d'indications analogues. C'est donc vers ces thermes qu'il faudrait diriger nos militaires.

Mode d'administration. Nous devons suivre, sur ce point, les documens de M. de Verchère. Les eaux de Bourbon-Lancy sont prises en boissons et à différentes doses, suivant la disposition des malades et la nature de leurs maladies. On les prend le matin, à jeun, en plusieurs verres, à un quart d'heure de distance; on peut les couper, si le cas le requiert, avec d'autres substances médicamenteuses. Mais les eaux s'administrent surtout à l'extérieur; on les emploie sous forme de bains, de douches et d'étuves. On peut varier la température des bains, et aller jusqu'à 40 degrés et au-delà du thermomètre de Réaumur. Les bains à la température de 30 à 32 degrés du même thermomètre sont ceux qui s'emploient avec le plus de succès: ceux de 36 à 40 degrés sont très-actifs; mais ils exigent beaucoup de prudence dans leur administration. La durée du bain tempéré est d'une heure à une heure et demie. On prend quinze ou vingt bains, avec la précaution de laisser reposer le malade après le cinquième ou le sixième bain.

On donne à Bourbon-Lancy plusieurs espèces de douches. Ces douches se divisent en ascendante, descendante et fumigatoire. La douche descendante est celle dont on fait le plus d'usage ; les effets de cette douche varient suivant le degré de sa température, son volume, sa hauteur et la rapidité de sa chute. A Bourbon-Lancy, on peut donner des douches depuis 30 jusqu'à 45 degrés de chaleur. On peut varier le volume de la colonne d'eau, ainsi que la hauteur de sa chute ; leur durée moyenne est de quinze ou vingt minutes. Quant à la douche ascendante, on en use fréquemment pour remédier à l'état de torpeur des intestins dans les constipations opiniâtres ; on peut y avoir recours dans quelques affections de l'utérus et des voies urinaires. Enfin la douche fumigatoire s'administre dans toutes les circonstances où il faut porter à la peau. Cette douche provoque des sueurs abondantes ; les malades ne peuvent la supporter plus d'un quart d'heure. Jusqu'ici, on n'a point mis à profit les boues des eaux ; mais l'histoire du maçon que nous avons racontée plus haut, et la guérison qui lui est survenue lors des nettoiemens des conduits, donnent lieu de croire qu'elles pourraient être utiles. Que ne pourra le zèle de M. de Verchère, si les circonstances et les autorités locales secondent un jour ses savans efforts !

BOURBONNE-LES-BAINS.

Bourbonne-les-Bains est une petite ville du département de la Haute-Marne, distante de dix lieues de Langres; elle est à treize lieues de Chaumont et à soixante-douze lieues de Paris. Elle contient trois ou quatre mille habitans. Elle est en partie bâtie sur une colline qui se prolonge de l'ouest à l'est, et aboutit à la réunion de trois vallons, dont l'un est à l'extrémité et les deux autres aux côtés de cette éminence. La source chaude est au pied de la colline qui, avec la ville, forme le vallon du midi; c'est ce que le bien estimable M. Lefaivre a eu occasion d'observer lors des fouilles qui furent faites en 1783. Cette source a dû être autrefois beaucoup plus abondante. Maintenant elle se perd et s'affaiblit nécessairement à travers les terres qui l'environnent. Cependant, malgré toutes les dégradations dont elle peut avoir été frappée dans les aqueducs ou dans les corps en plomb qui la distribuent sur divers points, elle est encore plus que suffisante pour le service des deux établissemens, tant civil que militaire (1). Ces établissemens sont

---

(1) L'hôpital militaire est dirigé par M. Therrin, l'un des chirurgiens les plus éclairés de nos armées. C'est un besoin pour nous de parler de tout le bien qu'il a fait dans le poste qu'il occupe avec tant de distinction.

remarquables sous le double rapport de l'architecture et de l'administration intérieure. Des améliorations successives, dues à la munificence du gouvernement, les font rivaliser aujourd'hui avec les plus beaux que nous ayons en France.

Bourbonne-les-Bains avoisine les montagnes de Langres, qui sont, suivant Buffon, le point de la France le plus élevé dans l'atmosphère. Dans le jardin d'une maison appartenant au quartier assis sur la colline, pendant la violence d'un orage en 1821, et, après une forte détonnation, il se forma tout à coup à la surface du sol un trou de six à huit pieds de diamètre, constituant l'orifice d'une excavation large et profonde de soixante-quinze pieds, au fond de laquelle s'ouvrent trois chambres souterraines dont l'étendue paraît vaste, mais qui n'ont point été parcourues, attendu qu'elles manquent d'air respirable.

Les bains de Bourbonne remontent à une haute antiquité; ils étaient célèbres dès le temps que les Romains occupaient les Gaules. Quelques altérations que les siècles aient pu apporter à leurs édifices, on a néanmoins retrouvé des statues en marbre blanc que l'on a soupçonnées être celles de ces divinités qui présidaient aux thermes, des urnes d'un goût et d'un travail achevé, des inscriptions votives, ainsi que des restes de monumens qui attestent la renommée de ces eaux et les prodiges qu'on leur attribuait. (1)

Propriétés physiques. Cette eau minérale est claire et limpide; elle est légèrement fétide, et son odeur a quelque rapport avec celle du soufre. Sa saveur est sensiblement salée et légèrement amère. Le toucher de cette eau est comme glutineux. Les médecins ont remarqué qu'elle communiquait quelquefois un peu de rudesse à la

---

(1) On ne peut douter, par exemple, que l'inscription ci-jointe ne soit un vœu adressé par C. Jatinius, Romain, à Vorvonne, déesse des thermes, en vénération dans les Gaules, en reconnaissance de la guérison de sa fille Cocille :

> VORVONI. TO
> MO. IAE. C. IA
> TINIVS. RO
> MANVS. IN
> C. PRO SALV
> E. COCILLAE.
> FIL. EX VOTO.

Quant à l'étymologie du mot Bourbonne, auparavant *Borbonne*, on sait que cette ville a été désignée sous les noms de *Vervonne* ou de *Vorvonne* par Dunod, dans son Histoire des Séquanais; par Vigier, dans les Chroniques de Langres, et autres auteurs qui se sont occupés de la chrono-

peau. Quant à la température, elle varie depuis 46 à 69 + o du thermomètre centigrade.

Propriétés chimiques. Il résulte de toutes les recherches qui ont été faites sur la composition de l'eau thermale de Bourbonne, que ses principes minéralisateurs sont le carbonate de fer, le sulfate de magnésie, le sulfate de chaux, l'hydro-chlorate de magnésie, l'hydro-chlorate de chaux, l'hydro-chlorate de soude; l'acide

---

logie des Gaules. Le mot *vervonna* ou *vorvonna* signifiait primitivement *chaude fontaine* en langue celtique, étant dérivé des deux radicaux *verv*, qui veut dire *chaud*, et *von*, qui se traduit par *fontaine* ; de manière que ces noms, de génériques qu'ils étaient originairement, sont par la suite des temps devenus des noms propres. Il en est de même aujourd'hui des noms *Bourbonne* ou *Bourbon*, que deux autres villes de France, également célèbres par leurs eaux thermales, ont aussi conservé; ces villes sont Bourbon-Lancy et Bourbon-l'Archambault. M. Lefaivre remarque avec raison qu'on ne peut expliquer ce rapprochement que par la conformité des produits de ces villes, et de la langue primitive qu'on y parlait autrefois. Il est encore à observer, à l'appui de cette opinion, que la province nommée le *Bourbonnais* possède trois sources principales non moins célèbres, qui sont Vichy, Néris et Bourbon-l'Archambault. On est fondé à croire que le terme dénominatif de Bourbonnais se rapporte à la quantité de ses eaux thermales, et qu'il dérive des mots celtiques dont la signification est *chaude fontaine.*

carbonique doit figurer aussi parmi les principes volatils.

Propriétés médicinales. Bourbonne-les-Bains est absolument stérile en agrémens et en distractions; tous les voyageurs se plaignent de n'y trouver que de l'ennui. Le concours annuel des malades qui s'y rendent est donc un témoignage en faveur d'une action thérapeutique bien réelle; il faut même ajouter salutaire ou funeste, suivant que l'administration des eaux aura été dictée et dirigée par une sage expérience et par une pratique routinière. Juvet, médecin de l'hôpital militaire de Bourbonne, publia, il y a un grand nombre d'années, une dissertation sur les bons effets de cette eau thermale pour le traitement de la fièvre quarte, presque toujours compliquée d'engorgement dans les viscères abdominaux. On sait que cette fièvre élude presque toujours les moyens de l'art, et particulièrement le quinquina. C'est le cas de dire avec Sydenham : *Inducias sæpius impetrat morbo quàm eumdem debellat.* Déjà Frédéric Hoffman avait conseillé, pour combattre les suites de la fièvre quarte, les sels qui se trouvent dans les fontaines médicinales. Juvet faisait administrer l'eau thermale dans l'intervalle des accès, pendant l'espace de quinze ou vingt jours; mais il n'en portait jamais la dose jusqu'à la purgation, de peur de surcharger l'estomac, et de rendre ainsi son remède superflu. Cette eau devenait surtout salutaire dans les opilations du foie, de la rate, du pancréas, etc. Les malades guérissaient même sans trouble et sans perturbation.

M. le docteur Gueyrard, qui s'est particulièrement livré à l'étude de ces eaux, affirme que leur usage est suivi des plus heureux résultats dans les maladies du système lymphatique, dans les phlegmasies chroniques des aponévroses, des tendons, des ligamens, dans les tumeurs blanches, et en général dans toutes les affections auxquelles on oppose avec succès les sels alcalins. M. Gueyrard a vu des membres paralysés consécutivement à des coups de feu sur le trajet des nerfs, recouvrer un certain degré de contractilité musculaire sous l'influence de ces moyens héroïques. Un homme de trente ans, paralysé du bras gauche, avec flexion permanente, parvint, à l'aide du triple mode d'administration des eaux, à exercer l'extension des doigts : mais chaque fois que la volonté déterminait la contraction, le malade ressentait une vive douleur sous la suture sagittale, siége présumé d'un épanchement.

Les eaux de Bourbonne conviennent dans les vieilles entorses; leur singulière propriété de ramollir les cals de fractures encore récentes, ne pourrait-elle pas proposer une heureuse application de ces eaux à la thérapeutique des ankiloses et des fractures vicieusement réduites? On assure que M. le docteur Therrin a reconnu surtout l'efficacité de ces eaux dans le traitement des accidens produits par la congélation. M. Lefaivre, qui est inspecteur de ces eaux, et qui sait les appliquer avec tous les avantages d'un savoir profond et d'une expérience consommée, a bien voulu me communiquer une multitude d'observations qui viennent à l'appui de ce que nous avançons. Il remarque que l'usage intérieur de ces eaux est contre-indiqué par la susceptibilité gastrique des sujets; qu'elles provoquent aisément le vomissement, l'irritation du cœur, les congestions cérébrales; qu'elles réveillent les irritations propres aux dégénérescences des viscères. M. Lefaivre mérite les plus grands éloges pour les observations qu'il a recueillies, et la part active qu'il prend à la prospérité de l'établissement.

Mode d'administration. Les eaux de Bourbonne sont trop actives pour qu'on puisse les administrer à l'intérieur dans un grand nombre de circonstances. Ceux qui ont abusé de ce mode d'administration, et qui ont bu à la source sans discernement, ont vu quelquefois leurs maux s'aggraver avec plus ou moins de célérité. On use avec plus de sûreté des douches et des bains. Il est utile de se coucher après qu'on a quitté l'eau, et de faciliter par toutes les voies la fonction des exhalans. Il faudrait à Bourbonne des étuves comme il y en avait du temps des Romains. Il faudrait aussi des douches ascendantes, très nécessaires aux paralytiques dont les premières voies sont presque toujours inertes et paresseuses.

CHAUDES-AIGUES.

C'est une petite ville du département du Cantal, à six lieues de poste de Saint-Flour, à douze de Rodez, à quinze d'Aurillac; elle renferme une population d'environ deux mille et quelques centaines d'habitans. Il est évident que la ville a été ainsi nommée à cause des eaux thermales qui jaillissent de plusieurs points de son enceinte. Ces eaux étaient fameuses au cinquième siècle, sous le nom de *Calentes Baiæ*. M. Grassal, inspecteur de cet établissement, a très-bien décrit les sources qu'on y remarque.

1°. La *belle fontaine du Parc*, qui elle seule fournit la plus grande masse d'eau. Sa température au thermomètre centigrade va à 88 degrés au-dessus de zéro.

2°. La source de la *grotte du Moulin du Banc*, qui porte le thermomètre centigrade à 68 degrés au-dessus de zéro.

3°. Il y a en outre plusieurs jets qui s'effectuent

dans quelques maisons voisines de la fontaine du Parc, en donnant au même thermomètre 67 degrés et demi au-dessus de zéro.

4°. Enfin on découvre une multitude d'autres filets qui sourdent dans le lit du ruisseau. La température de ceux-ci, difficile à fixer en raison du lieu, donne deux sensations opposées, l'une du froid d'abord, puis bientôt après celle du chaud, qui va jusqu'à un degré qu'on ne peut soutenir, si l'on continue de plonger et d'appliquer sa main sur les filons ou dans les graviers d'où naissent ces différens jets thermaux.

M. le docteur Mourguye nous a donné quelques détails intéressans sur les localités d'où jaillissent ces eaux précieuses ; il fait remarquer qu'un grand nombre de filets ont été détournés pour chauffer les habitations. L'eau pénètre dans les maisons par le moyen de canaux recouverts en dalles, et parcourt ainsi les appartemens que l'on veut chauffer : les dalles acquièrent un tel degré de chaleur, qu'on ne pourrait impunément y laisser reposer les pieds et les mains (1). L'eau, abandonnant peu

---

(1) Ce local, ainsi chauffé, porte en langue du pays le nom de *Maisou caoudo*, maison chaude, et leur sert de lieu de réunion pour passer les longues soirées de la saison rigoureuse. On pourrait y former un grand établissement d'incubation artificielle, comme l'ingénieux M. D'Arcet l'a exé-

à peu son calorique, laisse déposer un sédiment ocracé qui encroûte l'intérieur des canaux, et finit même par les obstruer. On remarque à l'extérieur de ces canaux, construits ordinairement en maçonnerie ou en bois, une concrétion plus ou moins considérable, suivant le plus ou moins long-temps qu'ils sont en place, et qui n'est autre chose que du sulfate calcaire effleuri.

Les indigens trouvent une grande ressource dans le haut degré de température de ces eaux; ils peuvent y préparer une partie de leurs alimens, ce qui leur procure l'avantage d'économiser une immense quantité de combustible : ils mettent dans des pots de terre un peu de pain avec du sel, courent à la source tremper leur soupe, reviennent la placer sur des cendres chaudes, et le potage est bientôt préparé. Un œuf est durci dans cinq minutes d'immersion. Les bouchers vont y épiler les cochons, les pieds et les têtes de veau; deux ou trois seaux d'eau au plus suffisent pour cette opération. Enfin, depuis un temps immémorial, les eaux de Chaudes-Aigues sont encore consacrées au lavage des laines qu'on tire du dé-

---

cuté à Vichy. On aurait alors des milliers de poulets pour le besoin des malades à la saison suivante. Il suffirait de rassembler les œufs dans une chambre à 30 degrés de chaleur.

partement de l'Aveyron, et dont on fabrique des gilets, des bas de laine et autres vêtemens estimés. Deux ou trois lavages suffisent pour donner à ces laines un éclat éblouissant. On rapporte que les eaux de Chaudes-Aigues servent avec le même succès aux tanneurs, aux corroyeurs, aux chapeliers, etc.; qu'elles sont surtout favorables à la teinture par leurs principes alcalins, salins et autres, en donnant aux couleurs plus de fixité et plus de brillant. Sous ce dernier rapport, on tire un parti plus avantageux de ces étoffes que si elles avaient été préparées sans le secours des eaux thermales.

Propriétés physiques. M. Grassal, habile observateur, a très-bien décrit les propriétés physiques de ces eaux : elles sont sans odeur; elles ne s'altèrent pas quand elles sont hermétiquement fermées, et conservées dans des bouteilles ou dans des cruches. Exposées à l'air et soumises à un long repos, elles contractent une sorte de fétidité. Leur saveur ne diffère pas beaucoup de celle de l'eau chaude ordinaire; on s'aperçoit néanmoins qu'elles laissent sur la langue un peu d'astringence et de stypticité : mais une qualité inappréciable, c'est cette qualité onctueuse qui donne à la peau plus de souplesse, résultat d'une matière que M. Berthier croit être une combinaison de gélatine et de silice, comme nous le verrons ci-après. L'eau de Chaudes-Aigues est claire et limpide dans toutes circonstances; cependant elle dépose par le refroidissement des couches énormes de carbonate calcaire, etc. Ces couches prennent quelquefois un tel accroissement que les tuyaux en sont totalement obstrués. On est encore dans une sorte d'incertitude relativement à la température des eaux de Chaudes-Aigues : un chimiste habile leur a trouvé 60 degrés du thermomètre de Réaumur : elles n'en ont que 57, au rapport de quelques autres observateurs; et il en est enfin qui semblent avoir constaté que la chaleur la plus ordinaire de ces eaux s'élevait de 60 à 64 degrés. Il est probable que ces variations de température se lient aux diverses saisons; c'est du moins ce que paraissent démontrer des expériences faites à diverses époques de l'année. Feu M. de Labrageresse, M. l'ingénieur Berthier, le savant docteur Bertrand, n'ont rien négligé du reste pour établir la suprématie de ces eaux sous le rapport de leur température. La chaleur des eaux doit néanmoins se ralentir dans les filets qui proviennent ou se développent au sein des maisons voisines de la grande fontaine, à cause du trajet qu'elles parcourent et des obstacles qui en ralentissent le cours, peut-être à cause de leur jonction avec de l'eau froide, etc.

Propriétés chimiques. On doit à un de nos plus

savans minéralogistes, M. Berthier, une très-belle analyse des eaux de Chaudes-Aigues, qui, n'en doutons pas, obtiendront un jour la renommée qu'elles méritent. Il a fait ses recherches sur l'eau de la grande source, qui est aussi la plus chaude. En rapprochant les résultats qu'il a obtenus, on trouve qu'elle contient dans des proportions qu'il est superflu de relater ici, puisqu'elles sont susceptibles de varier selon les circonstances, 1°. de l'hydro-chlorate de soude; 2°. du sous-carbonate de soude; 3°. du carbonate de chaux; 4°. du carbonate de fer; 5°. de la silice. Quant aux couches dont les canaux se trouvent embarrassés, on y trouve de l'acide carbonique ou du carbonate de chaux, de l'oxyde rouge de fer ou carbonate de fer, de la silice. M. Grassal a fait à son tour quelques observations sur l'eau de la grotte du Moulin du Banc; il y a constaté la présence de l'acide carbonique libre, du gaz hydrogène sulfuré, de la chaux, d'une substance alcaline qui est probablement de la soude et du fer. Ces essais seront sans doute repris en sous-œuvre. Combien ne faut-il pas louer le zèle de M. l'inspecteur dans un pays isolé et absolument dépourvu de toutes les ressources scientifiques.

Propriétés médicinales. On connaît tant d'eaux minérales dont les vertus sont inférieures, qu'on a lieu de s'étonner de l'oubli où celles-ci sont tombées : cet oubli paraît d'autant plus inexplicable qu'elles avaient la plus grande vogue dans l'antiquité. Sidoine Appollinaire, qui en fait une mention spéciale, leur attribue des propriétés remarquables : *Calentes nunc te Baiæ, et scabris cavernatim ructata pumicibus aqua sulfuris atque jecorosis ac phthisiscentibus languidis medicabilis piscina delectat.* Ce que dit cet historien sur les effets de ces eaux avait été sans doute vérifié par l'expérience. N'en doutons pas, si cet établissement thermal se relève, les malades vont y affluer de toutes parts ; et comme l'a dit avec tant de vérité un des membres de la commission des eaux minérales, *Chaudes-Aigues pourra être un jour le Carlsbad de la France.* Gloire et honneur à ceux qui lui rendront le lustre qu'il a perdu ! Espérons que ces thermes deviendront un jour un refuge salutaire pour une multitude de maladies chroniques. On assure que M. Barlier, maire de Chaudes-Aigues, et M. le comte de l'Herme de Novital, ne négligent rien pour les restituer en quelque sorte à la médecine pratique, par les réparations qu'ils sollicitent. Il ne faut qu'un D'Arcet pour les visiter ; et l'espoir que nous concevons se réalisera. (1)

---

(1) M. D'Arcet est l'homme de France qui a travaillé le plus utilement pour l'hygiène publique. C'est lui surtout dont il faudrait interroger les lumières, pour relever un tel établissement.

Mode d'administration. Les eaux de Chaudes-Aigues doivent s'administrer en boisson, en douche et en bain. Ce triple emploi des sources sera surtout avantageux quand on aura perfectionné les méthodes et les applications. M. Grassal cite des faits où les bains, les douches et les étuves ont obtenu un succès manifeste. M. le docteur Mourguye m'a pareillement donné les détails d'une cure qui s'est merveilleusement opérée sur une femme de Pierrefort, qui avait perdu l'usage de tous ses membres. Les bains de Chaudes-Aigues lui procurèrent une guérison jusqu'alors inespérée. Cette femme est aujourd'hui à Paris, où elle subsiste par son travail.

AVÈNE.

Avène est un village situé dans l'arrondissement de la ville de Lodève, département de l'Hérault. On trouve cette source minérale dans un vallon très-agréable, près de la rivière d'Orb. L'eau jaillit avec rapidité par divers filets, et en grande abondance. On assure que cet établissement thermal, pour lequel Venel avait une prédilection particulière, s'embellit et se perfectionne tous les jours, et qu'indépendamment des qualités des bains, tous les agrémens accessoires s'y trouvent réunis pour la satisfaction des malades.

Propriétés physiques. L'eau minérale d'Avène

n'a point d'odeur sensible; elle est d'une saveur fade; presque aussi légère que l'eau distillée; ni les pluies ni les orages ne viennent troubler sa limpidité. Cette eau dépose à la longue un sédiment. Sa température est de 22 à 23 degrés du thermomètre de Réaumur, d'après le rapport de M. le docteur Savy, qui en a fait une étude très-particulière.

Propriétés chimiques. M. Savy a trouvé dans son analyse que cette eau possédait tous les caractères d'une eau saline; il y a constaté la présence des hydro-chlorates de soude et de magnésie, des carbonates de chaux et de magnésie, des sulfates de soude et de chaux. On a lieu de présumer que l'azote s'y trouve avec assez d'abondance, de la même manière qu'on l'a remarqué dans beaucoup d'autres eaux de cette nature. Enfin la gélatine, ou matière extractive de nature végéto-animale, y est facilement précipitée par le tannin. Cette matière paraît par flocons toutes les fois qu'on soumet cette eau à l'ébullition.

Propriétés médicinales. Les eaux minérales d'Avène sont réputées diurétiques, et c'est spécialement sous ce point de vue qu'on en fait un fréquent usage. M. Savy a remarqué que, dans le plus grand nombre des cas, leur action se dirige d'une manière particulière vers les exhalans du système tégumentaire; elles ne sauraient agir sous ce point de vue sans produire une sorte de perturbation salutaire, et des mouvemens de fièvre très-prononcés. C'est alors surtout que les linges du malade prennent une teinte roussâtre. On n'a pas vu sans un grand intérêt les applications heureuses qu'on a faites des eaux d'Avène au traitement des maladies de la peau. On s'y rend pareillement pour une multitude de maux chroniques, pour y déterger des ulcères sordides, et qui ont résisté à de longs traitemens; pour des rhumatismes, pour des paralysies, etc. Les médecins de Montpellier en usent fréquemment pour déterminer des crises favorables. Elles ont reçu l'approbation de Fouquet, de Barthez, de Grimaud, et autres praticiens renommés des parties méridionales de la France.

Mode d'administration. On administre ces eaux à l'extérieur, sous forme de bains et en boisson. Il est salutaire d'en avaler plusieurs verres le matin à jeun, et pendant une quinzaine de jours. Rien de mieux organisé que les bains qui se prennent dans des carrés, et dont les deux sexes retirent les plus grands avantages. On commence à en user dans le mois de juin. Les malades doivent prendre par intervalles un certain repos, pour revenir ensuite aux mêmes moyens. « Nous devons souvent des cures inespérées à l'action lente et modérée des eaux minérales, dit l'excellent observateur M. Savy. Les signes de la santé ne sont pas toujours évidens, et l'action du remède est chronique comme celle de la maladie. »

BALARUC.

Bourg du département de l'Hérault, à quatre lieues de Montpellier, et près la route qui conduit à la jolie ville de Cette. Ses eaux thermales offrent quatre bains que l'on désigne sous des noms particuliers :

1°. Le bain de la Source ;
2°. Le bain de l'Hôpital ;
3°. Le bain de la Cuve ;
4°. Le bain de Vapeur.

La source de Balaruc se trouve dans une plaine, presqu'au bord de l'étang de Thau, lequel, comme l'on sait, communique à la mer Méditerranée (1).

---

(1) On croit généralement qu'elle dérive de la petite montagne appelée *Pioch-d'Aix*. M. Nicolas cite néanmoins un fait intéressant que je suis aise de consigner ici. Dans l'été de 1819, et dès le commencement du mois de juillet, on s'aperçut que la chaleur de l'eau de Balaruc avait diminué d'une manière sensible, et que la quantité d'eau n'était pas aussi considérable. Le thermomètre de Réaumur, plongé dans la source, ne s'éleva qu'à 34 degrés au lieu de 39. Cette

M. le docteur Nicolas, qui en a fait une étude particulière, fait remarquer qu'elle est constamment très-abondante; qu'elle grossit même et semble acquérir plus de chaleur, toutes les fois que les vents du sud amènent dans l'étang dont il s'agit une plus grande quantité d'eau marine que de coutume; ce qui semblerait prouver que c'est l'étang d'eau salée qui alimente la source. Le savant docteur Boin adopte la même opinion.

Il est peu de malades qui, ayant fréquenté les eaux de Balaruc, ne se plaignent vivement des inconvéniens qu'y présente la distribution des eaux; le mécontentement est général. Comment ne pas voir avec une répugnance invincible, que l'eau déjà employée pour certains malades peut se

---

diminution subite de cinq degrés de chaleur ordinaire avait quelque chose d'alarmant; mais, après y avoir quelque temps réfléchi, on vit que ce refroidissement tenait à ce que le volume d'eau de la source ayant diminué, l'eau du bassin devait nécessairement perdre de sa chaleur; le vent du nord ayant régné pendant deux mois, et les eaux de l'étang étant très-basses, on attribua d'abord ce phénomène à un léger éboulement qui aurait fait prendre à une portion de la source une autre direction. Huit jours après les vents changèrent, et à mesure que les eaux de l'étang augmentèrent, la source reprit peu à peu son niveau, et par conséquent sa chaleur. Cet accident n'influa d'ailleurs en rien sur ses propriétés médicamenteuses.

jeter dans le bassin inférieur, et servir pour d'autres individus! Comment se fait-il qu'à une époque où les sciences chimiques concourent d'une manière si directe aux progrès de l'hygiène publique, où les procédés de désinfection se multiplient et se perfectionnent, on n'ait point encore songé à assainir un établissement aussi précieux pour le département de l'Hérault, et pour toute la France! On assure que les directeurs ou propriétaires s'occupent de nouveaux moyens de réorganisation. Il y aurait en effet une sorte de barbarie à laisser plus long-temps dans l'abandon une source saline si salutaire, à peu près la seule qui soit dans cette contrée; celle qui est à la fois la plus forte, la plus abondante et la plus efficace; une source doublement favorisée pour mettre à profit ses bons effets et par le voisinage de la savante école de Montpellier, et par celui du beau port de Cette, qui rappelle à chaque instant au voyageur tout ce que Louis XIV faisait pour la prospérité de son royaume. Quand le propriétaire d'une eau minérale est dans une situation à pouvoir opérer le bien, il doit vivre en quelque sorte de celui qu'il fait à ses semblables; il n'est pas permis de négliger ses intérêts matériels quand ils touchent de si près au bonheur des autres. C'est comme si un homme refusait d'ensemencer son champ, sous le vain prétexte qu'il est assez riche pour subsister par d'autres moyens.

Propriétés physiques. M. le docteur Vincent, inspecteur de ces eaux, et M. le docteur Nicolas son adjoint, qui exercent leur profession avec autant de talent que de zèle, ont très-bien décrit les propriétés physiques de ces eaux qui sont très-limpides, d'un goût fort salé et même un peu amer. Elles sont particulièrement onctueuses à leur source; on remarque même que cette qualité est plus sensible, lorsque l'eau a resté quelque temps sans être agitée; alors on voit surnager à la surface une sorte de pellicule qui ressemble assez à des gouttes d'huile qui surnagent sur un autre liquide. Il se dégage continuellement une grande quantité de bulles, qui viennent crever à la surface. Les eaux de Balaruc sont très-chaudes; leur température s'élève jusqu'à 39 ou 40 degrés du thermomètre de Réaumur.

Propriétés chimiques. Les eaux de Balaruc ont été analysées avec beaucoup de soin, par MM. Figuier et Saint-Pierre. M. Brongniart s'en était auparavant occupé. Elles contiennent de l'acide carbonique dans la proportion de trois pouces cubes par livre d'eau; des hydro-chlorates de soude, de magnésie et de chaux; des carbonates de chaux et de magnésie; du sulfate de chaux, et une quantité inappréciable de fer, tenu en dissolution par l'acide carbonique. M. Saint-Pierre n'a point trouvé de fer; il prétend qu'il s'est dégagé beaucoup de gaz azote. Le sédiment formé à la source de ces eaux est composé de carbonates de chaux, de fer et de magnésie, de chlorure de sodium, et d'une certaine quantité de sable siliceux, qui ne fait pas partie intégrante du dépôt, mais qui y a été charrié.

Propriétés médicinales. Je l'ai déjà dit, un des grands avantages de cette source est de se trouver peu éloignée de l'école de Montpellier; car il ne suffit pas que les eaux soient bonnes, il faut de grands médecins pour leur imprimer la renommée et mettre à profit toute leur valeur. J'ai eu très-long-temps sous les yeux une relation fort exacte de plusieurs faits recueillis près de cette source bienfaisante. Les malades s'y rendent, pour la plupart, afin de remédier aux accidens de la paralysie, qui est un des plus tristes résultats d'une civilisation corrompue. L'une des cures les plus remarquables qu'on ait préconisées, est celle d'un avocat de Beziers, dont la langue était tellement embarrassée par cette affection, qu'il ne pouvait plus porter la parole à l'audience. Il fit usage des eaux en boissons, de gargarismes souvent répétés, et principalement des douches à l'occiput. Après un traitement de vingt jours, le malade repartit guéri.

Les eaux de Balaruc sont contre-indiquées dans

toutes les prédispositions apoplectiques. C'est alors surtout que leur action stimulante doit être redoutée; mais elles conviennent pour combattre les rhumatismes chroniques que les vieux soldats rapportent des armées. L'administration envoie tous les ans un certain nombre d'indigens pour profiter des bienfaits de la source. Mais d'après les réglemens, ils ne peuvent y rester que peu de jours; ce qui ne suffit peut-être pas pour leur guérison. Il est difficile de traiter les malades par masses; et la nature, qui peut attendre, ne va pas aussi vite que nos spéculations. On a grand soin des militaires; ils y ont une salle particulière et bien aérée. Ils peuvent y séjourner le temps nécessaire; et sous ce rapport, on n'a rien à désirer.

Il serait trop long d'exposer ici le tableau des diverses maladies chroniques dont on peut attribuer la guérison aux eaux de Balaruc. On y voit arriver presque tous les ans des individus affaiblis par des fièvres intermittentes rebelles, et chez lesquels il s'est formé des dégénérescences particulières dans les viscères abdominaux; on y voit des scrophuleux, des individus frappés de toutes les maladies nerveuses, de la surdité, et autres affections qui sont le désespoir de l'art. L'administration doit se féliciter d'avoir mis à la tête de cet établissement des hommes aussi habiles que MM. Vincent et Nicolas. S'ils sont secondés comme il convient, nul doute qu'ils ne rendent un jour à Balaruc le rang qu'il doit occuper en première ligne parmi les établissemens thermaux les plus précieux et les plus utiles à la France. (1)

Mode d'administration. Les eaux de Balaruc se prennent en boisson, par verres, jusqu'à purgation. On les boit à jeun; on les administre en douche à l'arrosoir et en forme de bains. Barthez, qui donnait beaucoup de consultations pour Balaruc, employait ce triple mode d'administration. Il en est de ces eaux comme de toutes; il est essentiel de les boire à la source, et de ne pas les faire porter dans les maisons. Il est des malades qui emploient l'eau sous forme de gargarismes quand le cas le requiert. M. Nicolas assure que les douches sur la tête et les injections fréquentes dans le conduit auditif ont rendu l'ouïe à des malades, entre autres à une demoiselle de Nîmes, atteinte d'un vice scrophuleux. La boue, dit aussi ce médecin, s'applique à propos sur les articulations faussement ankilosées, et presque toujours les malades s'en trouvent bien.

---

(1) Le bien que fait depuis long-temps au département de l'Hérault une administration aussi éclairée, aussi paternelle que celle de M. le baron Creuzé de Lesser, préfet actuel de ce département, est un sûr garant que le vœu des malades et des médecins sera bientôt réalisé.

LA MOTTE.

Petit village situé dans le département de l'Isère, à cinq lieues de Grenoble. On trouve la source de ces eaux au bas d'une montagne sur le bord du Drac. Elles sont très-estimées par les médecins des pays environnans.

Propriétés physiques. On dit que la chaleur des eaux de La Motte est d'environ $84 + 0$ du thermomètre centigrade. Elles sont claires, transparentes, d'une saveur salée et alcaline.

Propriétés chimiques. Elles contiennent, entre autres principes, du sulfate de chaux, de l'hydrochlorate de soude, du sulfate de magnésie, du carbonate de chaux, etc. On dit aussi qu'elles laissent dégager un peu d'acide carbonique.

Propriétés médicinales. Ces eaux sont très-stimulantes : de là vient qu'on les administre pour combattre les leucorrhées chroniques, les suppressions des menstrues par atonie, les affections rhumatiques, et autres indispositions analogues. Elles sont diurétiques et laxatives.

Mode d'administration. On boit ces eaux, d'après les prescriptions médicales, par verres, comme toutes les eaux salines dont nous avons déjà fait mention. On peut aussi les administrer en bains et en douches.

BAGNOLES.

Bagnoles est un village du département de l'Orne, qui doit la découverte et la réputation de ses eaux à un événement fort singulier. Un vieux cheval, atteint d'une maladie de peau, et tout couvert de plaies, était sur le point d'être livré à l'écarrisseur, lorsque son maître, se rappelant ses bons services, prit le parti de le faire conduire et de l'abandonner à lui-même dans les taillis des Roches-Noires. Deux mois après, le maître, passant au bout de cette vallée, aperçut un cheval qu'il crut être le sien. Ce cheval vint à lui au trot, et s'approcha familièrement; il était gras, et avait la robe nette. Voulant connaître la cause d'une guérison aussi étonnante, le maître fit épier tous les mouvemens de cet animal, et bientôt on le vit se rouler dans des boues garnies d'herbes vertes en tout temps. En y trempant la main, on les trouva d'une chaleur assez élevée. Enfin on nettoya ce marais, et l'on découvrit des sources d'eau chaude très-limpides et très-abondantes.

L'histoire de cette guérison donna sans doute l'idée d'y faire un établissement, qui a été singulièrement embelli et augmenté depuis 1812 par M. le Machois, homme rempli de zèle, qui n'a rien épargné pour l'agrément et l'utilité des baigneurs. On y arrive par des routes commodes et bien entretenues. C'est au pied d'une énorme montagne, entre deux rochers escarpés, et dirigés parallèlement de l'ouest à l'est, que jaillit la source thermale de Bagnoles. Son eau est reçue dans un bassin carré, d'où elle est dirigée dans les cabinets des bains et des douches. Tout près de là coule la petite rivière de la Vée, dont les bords, plantés, sablés et garnis de murs d'appui, offrent des promenades délicieuses dans une des vallées les plus pittoresques de la France ; où la fertilité du sol, la beauté des arbres et des prairies contrastent avec l'aspect sauvage de ces rochers immenses qui bornent la vallée au nord et au sud, et qui, par leurs accidens, la variété de leur forme et de leur composition, semblent attester que ces lieux ont été le siége de secousses volcaniques. Au haut de ces montagnes se déroule un horizon presque sans bornes ; en sorte que la beauté des sites, jointe à la salubrité de l'air, vient à chaque instant ajouter au bien-être des malades qui s'y rendent.

M. le docteur Boin, membre de la chambre des députés, inspecteur-général des eaux minérales de France, s'est beaucoup occupé d'appeler l'attention du gouvernement sur cet établissement, qui peut devenir un jour d'une grande ressource pour toute la Normandie, s'il est convenablement ordonné, et si on continue à accroître les agrémens qu'il a déjà, ainsi que les commodités qui s'y trouvent. Nous devons aussi de grands éloges à M. le docteur Vallerand, qui a constaté, par ses observations et correspondances, les effets salutaires de ces eaux. Tout semble concourir à jeter de l'intérêt sur ce bel établissement, situé à soixante lieues de poste de Paris, à une lieue de la grande route d'Alençon à Domfront, avec un bon chemin vicinal qui conduit aux bains. Il est un des thermes les plus à proximité de la capitale et de tous les départemens de l'ouest, ainsi que de la côte de la Manche et de l'Océan jusqu'à Nantes. Il est assis sur un domaine de plus de cent arpens, dans la partie la plus saine et la plus pittoresque de la France.

Propriétés physiques. L'eau de Bagnoles est claire et limpide ; elle a près de 26 degrés au thermomètre centigrade. Elle est onctueuse au toucher, d'une saveur légèrement acide ; elle répand une odeur d'hydrogène sulfuré ; elle semble bouillonner, à cause du dégagement des bulles d'air qui viennent crever à sa surface. « Les bains d'eau de Bagnoles, dit M. Boin, procurent à la peau une douceur et une souplesse remarquables ; ce qui a porté à soupçonner qu'elle contenait une matière organique dont la présence n'a pas été constatée. Ne pourrait-on pas attribuer cet effet à de la silice dans une extrême atténuation, puisque dans cet état la silice prend, suivant M. de Buffon, plusieurs des caractères de l'argile ? »

Propriétés chimiques. Les eaux de Bagnoles contiennent surtout de l'acide carbonique et de l'hydro-chlorate de soude ; on y trouve aussi une très-petite quantité de sulfate et d'hydro-chlorate de chaux, d'hydro-chlorate de baryte. L'analyse chimique faite par MM. Vauquelin et Thierry n'y a pas démontré le gaz hydrogène sulfuré, bien sensible pourtant à l'odorat. Le limon de la fontaine contient du soufre et du fer.

Propriétés médicinales. Les eaux de Bagnoles sont tout à la fois toniques et purgatives ; elles excitent l'appétit, donnent plus d'activité au système de la digestion, augmentent les sécrétions et les excrétions, et surtout les urines et la transpiration. On les croit propres à déterminer des crises dans quelques maladies chroniques. Administrées à l'extérieur et sous forme de bains, elles procurent à la peau une douceur et une souplesse remarquables.

M. Piette, médecin de cet établissement depuis quarante ans, a constaté l'efficacité des eaux de Bagnoles dans les rhumatismes anciens, dans les catharres rebelles, dans les paralysies, dans les chloroses, les leucorrhées, les gastrites chroniques, etc. MM. les docteurs Étienne et Lalande, chargés successivement de suivre les effets des eaux de Bagnoles sur les militaires qu'on y envoie chaque année en assez grand nombre, ont obtenu plusieurs guérisons dans certaines maladies, et un soulagement marqué dans d'autres, ainsi que le constate un rapport qui a été mis entre nos mains. On lit dans les vieilles chroniques que les dames de la Normandie allaient autrefois à Bagnoles pour porter remède à leur stérilité.

Mode d'administration. On prend les eaux le matin, à l'intérieur, à la dose de trois à six verres. On les administre en bains dans des cabinets grands et bien disposés, ainsi que dans le bassin commun. On les donne aussi en douches ascendantes et descendantes, à différentes forces; on les emploie pareillement en vapeurs. Quand la chaleur ordinaire de ces bains, qui est de 22 degrés du thermomètre de Réaumur, est jugée insuffisante par les médecins, on peut facilement l'accroître par le secours du calorique artificiel, sans que l'eau perde de ses qualités médicamenteuses.

AIX EN PROVENCE.

On sait que cette ville, du département des Bouches-du-Rhône, est à seize lieues d'Avignon, et qu'elle était la capitale de la Provence. L'origine de ses eaux thermales est de la plus haute antiquité. Les Saliens furent les premiers qui les fréquentèrent. Strabon dit que, de son temps, elles avaient déjà perdu de leurs vertus, soit par leur mélange avec l'eau douce, soit par d'autres causes qu'on ne peut déterminer. La célèbre fontaine de Sextius doit sa dénomination au proconsul romain Caïus Sextus Calvinius, qui fonda une colonie à Aix, l'an 121 de notre ère. Lorsqu'en 1704 la ville recouvra ses bains, on trouva dans les décombres des statues et des autels mutilés.

Propriétés physiques. La saveur de ces eaux est faible et presque naturelle ; on y remarque pourtant un peu d'amertume et de stypticité. Elles sont légères, inodores, limpides et transparentes comme l'eau la plus pure. Leur température varie depuis 32 à 34 degrés au thermomètre centigrade.

Propriétés chimiques. D'après l'analyse de M. Laurens, les eaux d'Aix contiennent des carbonates de magnésie et de chaux, du sulfate calcaire, de l'oxygène et une matière végéto-animale. Cette dernière substance est manifestement la cause de l'onctuosité qui les caractérise, et qu'elles communiquent à la peau des personnes qui en font usage.

Propriétés médicinales. On a souvent cherché à discréditer les eaux d'Aix-en-Provence. Je lis dans le livre d'un voyageur que ces eaux sont nulles sur le corps malade; qu'elles ne peuvent servir qu'à faire des bains de propreté. C'est une erreur; si elles étaient confiées à une administration active, on en tirerait un bon parti. Or, on en use actuellement pour combattre les douleurs rhumatismales, pour détruire les affections cutanées qui sont assez communes sur le sol de la Provence. On les emploie dans les leucorrhées, dans les aménorrhées chroniques, dans l'ictère et les diverses maladies du foie. On les croit pareillement utiles dans les embarras des voies urinaires.

Les recherches et les observations de M. le docteur Reynaud ont répandu beaucoup de lumière sur l'histoire et les propriétés médicinales de ces eaux. Quoiqu'elles soient généralement regardées comme astringentes, ce praticien remarqua que, dans le printemps de 1823, les personnes qui les prenaient en boisson étaient atteintes de flux de ventre. Cette action particulière avait été sans doute déterminée par l'intempérie de la saison. M. Reynaud remarqua pareillement qu'elles n'avaient pas produit cette année des effets aussi salutaires dans les douleurs rhumatismales qu'elles ont coutume d'en produire; ce qui ne saurait être également attribué qu'à la température, toujours trop ou trop peu élevée de l'atmosphère pendant la saison. Ceci prouve combien il est essentiel de tenir compte de l'état météorologique pour la juste application des eaux aux dispositions actuelles des malades.

Mode d'administration. Les calculeux prennent les eaux d'Aix en boisson ; les dartreux en usent sous forme de bains : elles seraient efficaces en douche à l'arrosoir. C'est le médecin du lieu qui détermine le mode d'administration qui lui paraît devoir être le plus efficace. M. Robert a écrit un ouvrage intéressant sur l'histoire de ces eaux.

SAINT-LAURENT-LES-BAINS.

On nomme ainsi un village du département de l'Ardèche ; il est situé à mi-côte d'une montagne. On doit à M. le docteur Furet d'avoir fait bien connaître la situation et les avantages de cet établissement. La source principale des eaux thermales, dit cet estimable praticien, sort par une ouverture horizontale, au pied d'un haut escarpement de roches granitiques d'environ cent dix mètres d'élévation, et qui fait partie de la montagne dont nous venons de parler. Une deuxième prend sa source plus bas, et au pied de la même montagne. Les eaux sont ensuite conduites dans des piscines, et les bains construits à une très-courte distance de ces sources. Ces bains sont commodes et bien distribués, et il règne le plus grand ordre dans leur administration. Le village de Saint-Laurent est sain et salubre. La nourriture est abondante et d'une qualité parfaite.

Propriétés physiques. Ces eaux ont les mêmes propriétés physiques que toutes les eaux salines. La température des eaux de la première source s'élève à 50 degrés du thermomètre centigrade; la seconde a deux degrés de moins de chaleur. M. Furet remarque que cette température est toujours la même, et que la sécheresse ni les pluies n'influent jamais sur le volume ni sur la limpidité des eaux.

Propriétés chimiques. Les eaux de Saint-Laurent fournissent dans des proportions diverses du sous-carbonate de soude, du chlorure de sodium, du sulfate de soude, de la silice et de l'alumine. Le dépôt qui se trouve sur les bords de la source supérieure a été pareillement soumis à un examen attentif par M. le docteur Furet : on y remarque des principes minéralisateurs qui sont parfaitement semblables aux premiers. On n'a point remarqué d'ailleurs que les variations de l'atmosphère, qui sont quelquefois très-promptes, exerçassent la moindre influence sur ces eaux.

Propriétés médicinales. Les eaux thermales de Saint-Laurent sont appliquées chaque année au traitement des paralysies générales ou partielles, des affections rhumatismales, de la sciatique, de la goutte, des scrophules, des tumeurs blanches, et en général de toutes les maladies chroniques. M. Furet a heureusement traité, par l'emploi de ces eaux, des affections nerveuses, des surdités, des ulcères, des fistules, souvent des maladies cutanées, etc. Les eaux de Saint-Laurent sont très-utiles aux indigens du pays. Il serait bien avantageux qu'on établît un hospice dans ce village, et d'appeler sur ce point toutes les sollicitudes de M. le préfet de l'Ardèche : on accroîtrait ainsi le nombre des cures. Cet hospice serait d'ailleurs un objet d'économie pour le gouvernement, qui envoie à grands frais les militaires des garnisons de l'est à Baréges.

Mode d'administration. Les eaux de Saint-Laurent se prennent le matin à jeun, à la dose de sept ou huit verres : on peut les boire pendant ou après le repas. On peut les mêler avec de l'eau de veau ou avec le lait. Les eaux se prennent en bains, une ou deux fois par jour. Il y a dans l'établissement des douches, dirigées avec beaucoup d'habileté au moyen de conduits flexibles en cuir. On a quelquefois appliqué les boues, dont M. le docteur Furet n'a retiré aucun avantage. La seule saison convenable pour prendre ces eaux est depuis le commencement de juillet jusqu'en septembre. Il est des cas où il est utile d'en suspendre l'emploi pendant une ou deux semaines, et où le repos est avantageux aux malades.

SYLVANÈS.

C'est un joli village du département de l'Aveyron, éloigné de Vabres d'environ trois lieues, et à six lieues de Lodève : il est situé au milieu d'un groupe de collines boisées qui ont l'aspect le plus agréable. M. Monteil, très-bon écrivain de nos jours, a donné une très-exacte description de cette contrée. « La colline qui forme les eaux thermales de Sylvanès, dit-il (dans sa topographie du département de l'Aveyron), a sa direction du nord-ouest au sud; elle est couverte de chênes et de hêtres; les terres de sa surface sont martiales, bitumineuses et grasses; souvent une légère fumée s'élève de son sommet. On soupçonne que son intérieur recèle des mines de fer et de soufre. Les eaux thermales jaillissent au pied de cette colline, et forment deux fontaines : celle qui remplit le caveau des bains élève l'orifice du thermomètre à 32 degrés, et dans les bains, à 30 : l'autre est plus limpide, et sa chaleur a 4 degrés de moins : elle convient mieux aux personnes délicates, ou dont le genre nerveux est très-irritable. Un peu au-dessus de ces deux fontaines, on en trouve une troisième dont on n'a pas encore déterminé les propriétés. » Parmi les particularités de Sylvanès, M. Monteil signale surtout l'abondance des serpens, qui infestent ce lieu champêtre et pittoresque : on y rencontre, dit-il, fréquemment la couleuvre vulgaire (*coluber vulgaris*, Linn.), le serpent à collier (*coluber natrix*, Linn.), la vipère (*coluber berus*, Linn.), l'orvet (*anguis fragilis*, Linn.). Il serait curieux de constater si on y trouve la couleuvre que M. Hippolyte Cloquet désigne sous le nom de *coluber thermarum*, et qui a été observée et recueillie dans quelques eaux chaudes des Pyrénées.

Propriétés physiques. Les eaux de Sylvanès sont limpides; on leur trouve une saveur salée, quelquefois acerbe et piquante; quelquefois elles ont un goût styptique qui annonce la présence du fer. Leur surface se couvre parfois d'une pellicule dont la couleur est d'un rouge bleuâtre. Le thermomètre centigrade marque 38 degrés; à la source il monte jusqu'à 40 degrés : leur pesanteur spécifique est à peu près la même que celle de l'eau distillée.

Propriétés chimiques. On ne peut juger des propriétés chimiques des eaux de Sylvanès que d'après des analyses déjà anciennes : il serait utile de les soumettre à un examen nouveau. Elles contiennent du chlorure de sodium, des sulfates de soude et de magnésie; on y trouve aussi du carbonate et de l'acide carbonique. On n'a peut-être pas encore assez examiné la matière onctueuse qui colore le sédiment, et le rend doux au toucher. C'est le docteur Malrieu qui procéda jadis à l'examen de ces eaux, dans un temps où les moyens de la chimie étaient encore bien insuffisans.

Propriétés médicinales. Les eaux de Sylvanès sont tellement en possession de la confiance publique, qu'on s'y transporte de toutes parts pour opérer la guérison des rhumatismes chroniques, pour la paralysie, pour les maladies scrophuleuses et rachitiques; quelques médecins les prescrivent dans le traitement des maladies des voies urinaires, dans celui du catarrhe utérin devenu trop opiniâtre, etc. Ces eaux sont tellement actives, qu'il serait imprudent de les employer dans la consomption pulmonaire, et dans tous les cas de fièvre hectique. Les longues maladies du foie les réclament, et on cite plusieurs cures à ce sujet. S'il est vrai qu'elles aient une qualité onctueuse, on peut certainement les donner avec avantage dans quelques affections de la peau.

Mode d'administration. C'est en été, c'est aussi en automne qu'on a coutume de se rendre au village de Sylvanès pour y prendre les eaux sous forme de boisson; on les donne en bains; on peut même employer les boues. Souvent on ne vient aux eaux de Sylvanès qu'après avoir fait usage pendant quelque temps des eaux de Camarès ou d'Andabre, dont nous parlerons quand il sera question des eaux salines froides. La source de celles-ci est au revers de la même colline.

CAP-BERN OU CAP-VERN.

Ce nouvel établissement se trouve dans le département des Hautes-Pyrénées, sur la route qui conduit de Tarbes à Bagnères-de-Luchon, auprès d'un rocher nu, dans un site agreste, mais pittoresque. Il s'est beaucoup perfectionné depuis quelques années. Il appartient à deux propriétaires qui se sont réunis pour y faire toutes les réparations et tous les embellissemens désirables. Le village qui porte le même nom est à peu près à une demi-lieue des eaux. M. le docteur Boin, qui a visité l'établissement il y a peu de mois, l'a trouvé dans un état très-satisfaisant. Il y a environ quinze baignoires de marbre, plusieurs appartemens très-commodes ; il y a un chauffoir, un salon et une très-belle chapelle pour les malades.

La source est d'une telle abondance, qu'on pourrait en tirer le plus grand parti ; mais les personnes qui fréquentent le Cap-Bern ne sont pas assez nombreuses pour qu'on fasse les frais que nécessiterait leur exploitation. Peut-être que dans la suite, par les soins éclairés de M. Lacrampe-Lousteau, l'établissement prendra plus d'extension.

Propriétés physiques. Ces eaux sont claires, limpides, inodores, d'une saveur fade; leur température est de 25 degrés au thermomètre de Réaumur.

Propriétés chimiques. M. Save a trouvé dans ces eaux du sulfate de chaux et du sulfate de magnésie; de l'hydro-chlorate de magnésie; du carbonate de magnésie, et du carbonate de chaux.

Propriétés médicinales. Il n'y a que peu ou point d'observations recueillies sur les effets médicinaux de la source du Cap-Vern; sa propriété laxative peut servir dans le traitement de quelques maladies chroniques. Sous ce point de vue, il y a tant d'autres établissemens dans le département des Hautes-Pyrénées, que celui-ci ne sera jamais qu'un établissement villageois, approprié à un petit nombre de cas et à un petit nombre d'individus.

Mode d'administration. L'eau purge si on la boit par verrées; elle est si peu thermale, qu'il faut la mêler avec de l'eau chaude pour l'administrer en bains.

ENCAUSSE.

Village du ci-devant comté de Comminge, département de la Haute-Garonne, à quatre lieues de Saint-Bertrand, et à trois de Saint-Gaudens. Il y a trois sources; l'une est située à deux cent quinze toises environ de l'intérieur de la commune, et les deux autres sont à l'entrée du village; elles sont contenues dans un bâtiment qui offre plusieurs baignoires de marbre. On les nomme *la grande* et *la petite source*.

Propriétés physiques. L'eau d'Encausse est parfaitement claire et limpide; elle est inodore. Quand on la goûte, on s'aperçoit qu'elle a une saveur désagréable. Elle est, dit-on, un peu plus pesante que l'eau distillée ordinaire. Sa température est de 19 degrés au thermomètre centigrade.

Propriétés chimiques. M. Save, qui a fait une analyse exacte de ces eaux, y a trouvé de l'acide carbonique; mais, comme le remarque M. Caventou, cette proportion n'est pas assez considérable pour la ranger parmi les eaux gazeuses. On y a d'ailleurs reconnu la présence du sulfate de chaux, du sulfate de magnésie et de soude, de l'hydrochlorate de magnésie, des carbonates de chaux et de magnésie. La petite source tient en outre quelques atomes de fer en dissolution. On a généralement regardé ces eaux comme sulfureuses. L'éditeur du *Dispensaire de Lewis* est de cette opinion. Cependant, les réactifs chimiques n'y démontrent point la présence du soufre ; on trouve, il est vrai, dans le canal qui conduit les eaux hors du bâtiment, un limon noirâtre, exhalant une forte odeur de gaz hydrogène sulfuré ; mais M. Save pense que ce gaz est dû à la désoxygénation, par les substances combustibles qu'on laisse tomber dans ce canal.

Propriétés médicinales. L'usage interne de ces eaux convient surtout dans les dyspepsies et dans quelques maladies provenant d'une langueur particulière des voies digestives ; prises pendant les intermissions, elles ont dissipé des fièvres tierces et des fièvres quartes rebelles. On les voit chaque année produire d'excellens effets dans les affections rhumatismales et paralytiques. Les personnes affectées de la jaunisse, de la chlorose, etc., peuvent aussi retirer quelques avantages de leur emploi.

Mode d'administration. On prend ces eaux en boisson et par verres, dans le courant de la matinée ; on règle les doses d'après la prescription d'un médecin instruit. On peut unir à ce mode d'administration l'usage des bains, qui peuvent concourir d'une manière plus ou moins active à l'achèvement des cures que l'on entreprend par ce moyen.

BAGNÈRES-BIGORRE.

C'est une petite ville du département des Hautes-Pyrénées, sur l'Adour; elle est à quatre lieues de Baréges, et à vingt-trois lieues de Toulouse. Cette jolie ville est assise entre les plaines de Bigorre et la vallée de Campan. Rien n'est plus délicieux qu'une semblable situation; c'est le beau ciel de l'Italie que l'on peut encore admirer en France. Un écrivain, aussi profond qu'élégant, M. Ramond, en a fait une peinture séduisante.

« Bagnères, dit-il, ce lieu charmant où le plaisir a ses autels à côté de ceux d'Esculape, et veut être de moitié dans ses miracles; séjour délicieux, placé entre les champs de Bigorre et les prairies de Campan, comme entre la richesse et le bonheur; ce cadre, enfin, digne de la magnificence du tableau; cette fière enceinte, où la nature oppose le sauvage au champêtre; ces cavernes, ces cascades, visitées par tout ce que la France a de plus aimable et de plus illustre; ces roches trop verticales peut-être, dont l'aridité contraste avec la parure de ces heureuses vallées; ce pic du Midi, suspendu sur leurs vieilles retraites, comme l'épée du tyran sur la tête de Damoclès; menaçans boulevarts qui me font trembler pour l'Élysée qu'ils renferment. »

Bagnères ne manque pas d'historiens; j'ai eu sous les yeux une description très-étendue de ce beau lieu, par M. Ganderax, médecin-inspecteur de l'établissement; M. le docteur Sarabeyrouse en a donné une intéressante et très-exacte topographie. Cette petite ville est d'une antiquité fort remarquable. Les Romains, qui faisaient une estime particulière des eaux chaudes qu'elle renferme, y avaient gravé des inscriptions, dont quelques-unes sont restées comme des monumens de leur gratitude; les yeux surtout se portent avec intérêt sur les caractères suivans, jadis incrustés dans l'une de ses murailles.

Nymphis. pro. Salute. sua sever. Seranus.
V. S. L. M.

M. Sarabeyrouse remarque toutefois qu'à l'époque dont il s'agit, l'empirisme seul réglait l'usage de ces eaux si salutaires; que ces bains n'étaient absolument que des piscines bourbeuses, ou des lacs sales et mal abrités, qu'on n'y trouvait aucune des commodités de la vie, etc. « Mais que n'a pas gagné Bagnères, ajoute ce savant docteur, depuis ces époques si reculées, sous le rapport de la commodité, de l'élégance et de la salubrité des établissemens d'eaux minérales, et des logemens qu'elle offre aux étrangers! sa riante situation dans une plaine que fertilise l'Adour, au pied des Pyrénées, sur lesquelles domine le superbe pic du Midi; la variété des productions du sol, l'abondance des vivres de toute espèce, la propreté des maisons et des rues, sans cesse balayées par des courans d'une eau vive et limpide, la facilité de ses communications, les agrémens de ses places publiques, d'une foule de promenades, tous les jours augmentées par les soins d'une administration attentive et pleine de goût (1). La variété des plaisirs, compatibles avec la décence, que l'on y voit régner dans la saison des eaux, les prévenances et l'affabilité des habitans qui joignent à la politesse du siècle cette franchise des montagnards: toutes ces qualités, tant de précieuses ressources, ont été célébrées comme à l'envi par des historiographes, des naturalistes, des poètes et des médecins. La ville de Bagnères peut loger commodément trois mille étrangers. Les maisons sont commodes, meublées avec élégance, et d'une extrême propreté.

---

(1) Bagnères a toujours eu d'excellens administrateurs qui n'ont rien négligé pour accroître ses ressources et faire valoir tous les avantages de sa situation; à l'instant où j'écris ces lignes, M. le vicomte de Nays vient d'y être nommé sous-préfet; nul doute que son zèle et ses talens n'y soutiennent la gloire de ses devanciers.

Les habitans sont de mœurs douces et d'une politesse extrême pour les voyageurs qui arrivent. « Cette ville, dit M. le docteur Boin, a connu de bonne heure la mine de richesses que la nature avait placée près d'elle, et a su l'exploiter. Par ce concours heureux de toutes les volontés particulières à servir un intérêt commun, Bagnères est parvenue à se constituer la métropole des cités minérales, non pas seulement des Pyrénées, mais de la France entière. » (1)

Le nombre des sources de Bagnères est très-

---

(1) Tout annonce que Bagnères va accroître encore ses moyens de prospérité sous la présidence du maire M. Dufourc-d'Antiste, homme intègre autant qu'habile administrateur, qui jouit de la confiance générale, parce que nul n'en est plus digne que lui. La ville fait construire en ce moment un établissement thermal d'une grande magnificence, dont son altesse royale Madame la Dauphine a posé la première pierre le 8 juillet 1823, et qui portera le nom de *Thermes de Marie-Thérèse*. Cet établissement ne tardera pas à être terminé; toutes les difficultés d'exécution ont été vaincues. Huit sources différentes, depuis 24 jusqu'à 42 degrés de température, alimenteront vingt-huit baignoires, quatre douches et un bain de vapeur. Un local est réservé pour les appareils fumigatoires ordinaires. Une bibliothèque, une salle de billard, un magnifique salon d'attente, un beau péristyle, des terrasses et des portiques se trouvent dans ce même établissement : il y a des chambres de secours et de repos pour les malades.

considérable. M. Sarabeyrouse les a parfaitement décrites et indiquées. On distingue principalement :

1°. La source de la *Reine* (elle tient son nom de la reine Jeanne), située dans le lieu le plus agréable et le plus pittoresque. C'est la source qui est la plus féconde et la plus puissante par ses vertus. On lui attribue 37 degrés de chaleur au thermomètre de Réaumur.

2°. Les deux sources d'*Artiguelonque*, communément appelées *eaux minérales de Pinac*, du nom du médecin qui les dirige. L'une est de 15 degrés de chaleur, et l'autre de 33 degrés.

3°. Les eaux de *Lannes*, très-fréquentées par les étrangers, où il y a deux sources, l'une de 25 degrés de chaleur, l'autre de 26 à 27, au même thermomètre.

4°. Les bains du *Pré*, dont la chaleur est de 27 à 28 degrés, particulièrement fréquentés par les rhumatisés et les impotens.

5°. Les eaux de *Lasserre*, dont la température est de 27 à 40 degrés.

6°. Les eaux *du Salut*, de 26 degrés et demi à 27. Ce sont les plus célèbres ; aussi sont-elles fréquentées par l'élite de la société qui s'y rencontre.

7°. Le *Petit-Bain*, dont la chaleur est de 20 à 38 degrés.

8°. Il ne faut pas oublier les bains de *Lagutière* (température de 25 à 31 degrés); rien n'a été oublié pour embellir cet établissement, reconstruit depuis quelques années.

9°. Les bains de *Mora*, qui vont de 26 à 40 degrés.

10°. Les bains de *Santé*, qui appartiennent à M. le chevalier Dumoret, et dont la température est de 25 à 26 degrés.

11°. Les bains de *Versailles*, entretenus par deux sources, dont l'une a 26 degrés et l'autre 28.

12°. Les bains de *la Peyrie*, qui ont 22 à 23 degrés.

13°. Les deux sources du *Petit-Prieur*, qui présentent 25 à 29 degrés de chaleur.

14°. Les bains de *Bellevue*, que tout le monde fréquente à cause de la beauté de leur site. Ils ont 25 à 36 degrés et demi de chaleur.

15°. Les bains de *Théas*, dont la chaleur est de 24 à 41 degrés.

16°. Les bains de *Cazaux*, de 24 à 41 degrés.

17°. Ceux du roc de *Lannes*, 36 degrés.

18°. Les eaux de *Saint-Roch*, qui ne sont point encore appréciées.

19°. Les eaux du *Foulon*, dont la température est de 27 à 28 degrés.

20°. Les eaux de *Fontaine-Nouvelle*, dont la chaleur est considérable (38 degrés), contiennent deux vastes piscines où une multitude d'indigens viennent jouir gratuitement du bienfait des bains.

21°. La Fontaine ferrugineuse, qui depuis sa restauration a reçu le nom de *Fontaine d'Angoulême*. C'est M. le pharmacien Doubrère et M. le docteur Delpit qui ont, ainsi que M. Sarabeyrouse nous l'assure, constaté les premiers les qualités ferrugineuses de cette source, et M. Vauquelin s'en est particulièrement occupé.

22°. On fait aussi grand cas d'une autre fontaine ferrugineuse, qui est propre à remplir certaines indications médicinales.

Cette simple énumération des sources suffit pour démontrer la richesse de cet établissement ; et nul doute qu'elles ne doivent occuper l'un des rangs les plus élevés parmi les eaux thermales de France. Le discrédit qu'on a voulu jeter sur elles ne saurait être appuyé par aucune observation solide. On est revenu aujourd'hui de toutes ces préventions injustes, depuis que des médecins éclairés ont apprécié leurs effets avec toute l'attention qu'ils méritent.

Propriétés physiques. Les eaux de Bagnères sont d'une saveur piquante et saline; il y a de plus quelque chose de styptique dans celles qui jouissent d'une qualité ferrugineuse. Elles sont en général limpides et diaphanes. Les sources purement salines sont inodores. Mais la précieuse source de la Bassère donne une odeur hépatique très-prononcée, ce qui la fait rechercher pour remplir des indications particulières. Les diverses températures des sources ont déjà été indiquées plus haut; il serait intéressant de tenir compte des variations qu'elles pourront éprouver dans la suite par une multitude de causes qu'il serait trop long d'énumérer.

Propriétés chimiques. On a suivi les meilleures méthodes pour analyser ces eaux, et, sous ce point de vue, on peut en parler aujourd'hui avec assez d'exactitude. Les sels qui y dominent sont l'hydro-chlorate de magnésie, le chlorure de sodium, le sulfate de soude, le sulfate de chaux, le carbonate de chaux, le carbonate de magnésie, le carbonate de fer. Quant aux sources de la fontaine d'Angoulême et de la fontaine Carrère, il a été constaté que l'acide carbonique y tient en dissolution une grande proportion de fer; on le retrouve aisément quand le gaz s'évapore. On y a pareillement constaté la présence du carbonate de potasse, de l'hydro-chlorate de potasse, du carbonate de chaux et de la silice. D'après cette simple analyse, il est facile de voir combien sont mensongers les rapports de ceux qui ont osé présenter ces eaux comme tout-à-fait dépourvues de principes minéralisateurs.

Propriétés médicinales. L'inspecteur actuel, M. Ganderax, a, dit-on, recueilli des observations précieuses qui justifient les éloges que nous donnons à ces eaux, et qui viennent à l'appui de leur efficacité médicinale. Il ne faut pas moins méditer celles qu'a rassemblées avec autant de soin que de discernement M. le docteur Sarabeyrouse, médecin hippocratique, dont les recherches sur ces mêmes eaux ont été lues avec un extrême intérêt. Tout ce qu'avait énoncé Bordeu sur leurs effets médicamenteux s'y trouve confirmé par de nouveaux faits. On y voit la correspondance intime des organes de la digestion avec tous les autres appareils de l'organisation, particulièrement avec le système de la respiration, avec les systèmes locomoteur et articulaire. L'importance de l'étude des sympathies s'y trouve à chaque instant démontrée. La fontaine de Lannes, les eaux du Pré, celles de Lasserre et du Salut, les eaux de la Reine, etc., ont chacune leurs registres où des cures nombreuses se trouvent consignées pour servir d'encouragement aux malades et diriger la conduite des médecins. On y indique rigoureusement la constitution physique des malades; on y signale, avec la concision et la clarté des anciens maîtres de l'art, le genre d'affection chronique dont ils sont atteints, et puis on nomme la source qui a guéri, sans oublier le mode de son administration. Si je ne me trompe, c'est là la méthode qui convient à la véritable médecine d'observation.

Les eaux de Bagnères-Adour agissent, comme toutes les eaux thermales salines, en excitant dans l'économie animale des mouvemens qui deviennent salutairement perturbateurs, en imprimant une marche aiguë à des affections qui se perpétuent au détriment des individus qui en sont atteints. Je les conseille surtout aux hypochondriaques, aux personnes qui seraient travaillées par une mélancolie suicide. C'est là que doivent se guérir toutes ces maladies ventrales, toutes ces irrégularités dans les fonctions des entrailles qui attaquent si souvent les gens de lettres, les jurisconsultes, et tous les hommes livrés à des professions sédentaires. C'est là qu'il faut amener les femmes affaiblies par des couches réitérées et par les soins laborieux du ménage, celles qui sont épuisées par des flux immodérés, même par des peines morales. Les guerriers peuvent pareillement s'y rendre pour y cicatriser d'anciennes blessures. Je ne saurais assez le répéter à mes élèves, il y a dans ces eaux, comme dans beaucoup d'autres, des propriétés mystérieuses, des qualités *occultes* qui, comme le savait Bordeu, échappent à nos moyens vulgaires d'investigation. C'est le cas de répéter ici ce que disait un ancien des eaux minérales : *Arcana Dei, miraculis plena.*

Mode d'administration. On boit à toutes les sources de Bagnères-Adour, et souvent pour satisfaire à des indications différentes. Les eaux du Salut, de la fontaine de Lannes, celles du Pré, celles de la Reine, l'eau de la fontaine d'Angoulême, celle de la fontaine de Carrère, sont surtout destinées à cet usage. On boit cette eau par verres, selon que l'estomac la supporte bien. Il faut graduer la dose avec habileté, selon les effets que l'on observe. A cet égard, les malades doivent se laisser diriger par les médecins. Combien de malades sont victimes de leur entêtement et de leur crédulité, je dirai même de leur imprudence! Bordeu parle d'une femme qui, après avoir fait dix lieues à pied, alla de suite boire vingt-cinq gobelets d'eau très-chaude et très-purgative. Elle eut une dyssenterie des plus opiniâtres. J'ajouterai à ce fait l'histoire récente d'un villageois qui, voyant un assez maigre citadin boire de l'eau sans modération, cherchait toujours à le surpasser, sous le prétexte qu'il se jugeait plus robuste que lui. Il tomba roide mort au pied de la source.

On prend à Bagnères-Adour des bains, des douches, des fomentations qui sont salutaires à des milliers de malades; mais il ne faut pas non plus user avec excès de ce mode d'administration. Lorsqu'il y a déjà une grande excitation dans l'économie animale, il convient de ne pas se plonger dans une eau trop élevée en température. Bagnères-Adour possède des médecins d'une instruction profonde, qui ont déjà manifesté beaucoup de zèle pour le succès de son établissement. Espérons que leur expérience fournira des documens certains pour le juste emploi des sources qui abondent dans cet heureux climat; espérons qu'on y verra renaître les beaux jours de cette illustre famille de médecins béarnais qui a attaché tant de gloire au nom de Bordeu.

NÉRIS.

Néris est un gros bourg du département de l'Allier, situé à une lieue et demie de Mont-Luçon, distant de quatre-vingts lieues de Paris, à soixante-dix lieues de Bourges. Il est parfaitement exposé pour la salubrité de l'air, et à l'abri des maladies épidémiques. Le pays est rempli de sites et de paysages agréables; il est fertile en productions de tout genre. On doit à M. Boirot-Desserviers des recherches intéressantes sur les eaux thermales et minérales dont il est l'inspecteur. On voit qu'il possède toutes les notions nécessaires pour le complément d'une bonne topographie. Ses considérations historiques sur l'antiquité de Néris, qui paraît avoir été une ville importante du temps des Romains, et devoir son origine à l'empereur Néron; l'esquisse rapide qu'il a tracée de la situation des lieux, de la nature du sol, de sa population et de ses produits; les études qu'il a faites des plantes, des minéraux propres à cette contrée, prouvent qu'il a très-bien apprécié les influences extérieures, et peuvent intéresser bien des lecteurs. Il en est qui eussent désiré peut-être des détails plus précis et plus étendus sur l'établissement thermal en particulier. Toutefois, les digressions de l'auteur sont très-instructives; ses remarques sont sages et annoncent un esprit constamment dirigé vers le juste emploi des moyens précieux qui sont à sa disposition.

Les sources de Néris sont au nombre de quatre.

1°. Le Puits de la Croix.
2°. Le Grand-Puits ou le Puits de César.
3°. Le Puits carré ou tempéré.
4°. La Source nouvelle.

Les trois premières étaient très-anciennement connues. Les Romains les fréquentaient beaucoup, et on voit encore les vestiges d'un cirque qu'ils y avaient construit. La Source nouvelle est ainsi nommée, parce qu'elle a été seulement découverte en 1757, lors du fameux tremblement de terre de Lisbonne. C'est en vain qu'on a cherché à l'enclore comme les trois autres; l'extrême chaleur d'une part, et de l'autre la trop grande mobilité du sable à cet endroit, ont formé un obstacle invincible à cette entreprise.

Il y a à Néris, comme dans beaucoup d'autres établissemens thermaux, un hospice qui offre à peu près une soixantaine de lits aux indigens qui ont besoin de profiter du bienfait des eaux; ils y reçoivent des soins assidus de la part du médecin inspecteur et des sœurs de la charité qui viennent tous les ans le seconder à l'ouverture de la saison. On regrette seulement qu'il y ait tant de pénurie dans cette maison consacrée à la bienfaisance, et que les ressources ne soient pas plus abondantes, pour mieux remplir le but d'une institution très-louable.

Propriétés physiques. On reconnaît dans les eaux de Néris toutes les propriétés physiques qui distinguent particulièrement les eaux dont nous avons déjà parlé. Dans le bassin qui les renferme, on les voit agitées par un pétillement qui se renouvelle à chaque instant, comme si elles étaient en ébullition. Ce bruit semble redoubler dans les temps d'orage, et lorsqu'il y a une grande somme d'électricité dans l'atmosphère; quand l'air extérieur est calme, le dégagement des gaz est moindre; les eaux de Néris sont d'ailleurs d'une limpidité parfaite. Lorsqu'on les boit dans leur état de chaleur, elles ne se distinguent par aucune saveur particulière; mais elles acquièrent un goût fade et désagréable quand le calorique les abandonne. A la source elles sont absolument inodores; il paraît pourtant qu'elles sont susceptibles de contracter une sorte de fétidité animale, quand on les laisse à elles-mêmes et dans un vase séparé. Une des qualités les plus remarquables des eaux de Néris, c'est leur onctuosité. Le dépôt verdâtre qu'elles forment semble imprimer à la main une douce sensation de volupté. Ce phénomène est du reste absolument analogue à ce qui se passe dans les eaux de Plombières, de Vichy, etc.

La température des eaux de Néris, d'après M. Boirot-Desserviers, varie de 40 à 41 degrés du thermomètre de Réaumur, dans la source que l'on nomme le Grand-Puits, ou le Puits de César; de 39 à 40, dans le Puits de la Croix; de 16 à 17, dans le Puits carré; mais elle est de 42 à 43 degrés dans la Source nouvelle; quant à la prétendue faculté de conserver le calorique, nous ne pensons pas que les eaux de Néris diffèrent sous ce point de vue des autres eaux minérales salines; et pour s'en convaincre, on pourrait répéter dans cet établissement thermal les expériences déjà faites, soit à Bourbonne-les-Bains, soit à Plombières. On remarque du reste en ce lieu ce qui s'observe dans beaucoup d'autres sources. Les baigneurs s'amusent à y plonger des fleurs, des feuilles fraîches d'arbre, qui en ressortent sans avoir éprouvé aucune altération sensible.

Propriétés chimiques. Il est véritablement étonnant que les eaux de Néris, en raison de l'importance qu'elles ont acquise, n'aient point encore été l'objet d'un travail chimique spécial; l'analyse de MM. Mossier et Vauquelin, qui ont agi sur les résidus fixes d'évaporation, est certainement encore ce que nous avons de plus positif et ce qui mérite le plus de confiance : or cet examen du résidu constate, d'après des proportions déterminées, la présence du carbonate de soude, du sulfate de soude, de l'hydro-chlorate de soude, du carbonate de chaux, de la silice, etc. M. Vauquelin n'a pu déterminer ni la nature ni la proportion du gaz qui constitue le caractère des eaux dont il s'agit, puisqu'il n'a point opéré près des sources; toutefois ce qu'il établit est déjà un grand pas de fait pour ceux qui voudront analyser ces eaux. M. l'inspecteur a déjà essayé de remplir cette tâche; mais les résultats qu'il a publiés ne sont pas assez rigoureux; et il ne donne lui-même son essai que comme une simple indication pour arriver à des résultats ultérieurs.

L'analyse d'une eau minérale offre plus de difficultés qu'on ne le croit communément. Plus on y pense, plus on a occasion de se convaincre que plusieurs chimistes devraient rassembler en quelque sorte leurs moyens d'investigation pour procéder à une œuvre aussi importante; nos vues sont si courtes, et la nature présente tant de côtés à l'observateur! Nous l'avons vu, et nous le voyons encore tous les jours pour une multitude d'eaux minérales qu'on a prétendu nous faire connaître, cette opération devrait être solennelle, comme elle l'était autrefois pour la thériaque, quand on procédait à sa confection dans les officines des pharmaciens. Nous pensons néanmoins qu'on pourra arriver à des notions positives sur la composition chimique des eaux de Néris, quand les travaux de M. Longchamp seront publiés. On sait que cet habile observateur a déjà constaté à la source la présence de l'azote, fait extraordinaire qu'on ignorait avant lui.

Propriétés médicinales. Ce qui concerne l'histoire des maladies traitées par les eaux de Néris nous paraît être la partie la plus complète de l'ouvrage de M. Boirot-Desserviers. Son cadre contient des faits exacts et rédigés avec un esprit analytique; on voit que l'auteur appartient à l'école de l'illustre professeur Pinel, dont l'enseignement jette encore tant d'éclat sur la médecine d'observation. Il passe en revue une série fort intéressante de phlegmasies chroniques dont les cures ont été confirmées ; on voit pareillement figurer dans son tableau les névroses qui attaquent tous les systèmes et étonnent par leur universalité, les leucoses ou maladies lymphatiques, les dermatoses, les longs catarrhes, les hémorrhagies passives, les tumeurs et les dégénérescences organiques, les irritations chroniques de la vessie et de l'utérus, etc.

On avait parlé d'ériger à Paris une chaire qui aurait pour but d'exposer les cas rares de médecine-pratique, comme un perfectionnement de l'art de guérir; certes je crois, pour mon compte, que c'est dans les établissemens thermaux qu'il faudrait se livrer à une telle étude. C'est en effet sur de pareils théâtres qu'on peut contempler à son gré les accidens rebelles à tous nos procédés comme aux lois ordinaires de la nature; c'est là qu'on peut mesurer le pouvoir de cette méthode perturbatrice qui change le sort de l'humanité par des crises imprévues, alors même que tout espoir paraissait interdit. Je reviens aux eaux de Néris, dont on ne fait point emploi d'une manière empirique. Le médecin prépare, dispose, dirige les sujets; il surveille le régime, éloigne les obstacles, et ne néglige rien de ce qui peut assurer le succès de ses traitemens. Il coordonne tout d'après une doctrine savamment expectante ; *qui naturæ non obtemperat, naturæ non imperat.*

Mode d'administration. Les eaux de Néris se prennent en boisson ; il est bien d'aller soi-même à la source, et d'en boire d'abord à jeun un ou deux verres, en se promenant ; on augmente la dose, selon la prescription du médecin, qui consulte et juge à son tour les forces naturelles de l'estomac. Il est des malades qui aident son action laxative par quelques lavemens. On peut couper cette eau avec du lait sucré ; on peut la mêler avec de l'eau de gomme ; on peut l'édulcorer avec différens sirops. Tout ce qui la rend apéritive est indiqué. On use par préférence de l'eau du *Puits de la Croix*. On peut boire dans le bain ; on peut boire dans son lit.

Les bains de Néris produisent de très-bons effets, quand la chaleur n'en est point excessive ; ils sont très-favorables de 30 à 36 degrés. On a l'habitude de se coucher ensuite, pour continuer en quelque sorte les bons effets de la transpiration excitée. On peut se baigner à tous les momens du jour, pourvu que ce soit à une distance convenable des repas. L'eau de Néris est dirigée par des canaux dans les maisons, ce qui est d'une commodité inappréciable pour les malades. On peut à Néris se traiter par les bains fumigatoires et par le moyen des douches, qui s'y trouvent très-bien entretenues. On peut même y mettre à profit les bains de boues, qui conservent une proportion de calorique très-supérieure à celles de Saint-Amand. L'onctuosité qui les distingue les rend d'ailleurs très-favorables à la peau. On sent de quelle utilité doit être un pareil moyen dans les rhumatismes articulaires.

SAINT-GERVAIS EN SAVOIE.

Cette belle source d'eau thermale est au pied des Alpes, et, ce qui surprendra nos lecteurs, elle surgit à côté même d'un torrent d'eau glaciale qui tombe avec fracas du haut de quelques rochers. Voici comment le savant M. Matthey, inspecteur de ces bains, raconte l'histoire de leur découverte : « De jeunes bergers, dit-il, en menant paître leurs troupeaux, s'aperçurent que la température de ce lieu était moins froide que dans les environs; que la neige s'y fondait bien plus promptement qu'ailleurs, et que l'eau qui sourdait et stagnait à la surface du sol était chaude et d'une odeur particulière. Ils voyaient aussi que leurs chèvres léchaient sans cesse les pierres dont leur petit pâturage était semé (1). Mais leurs observations ne pouvaient aller au-delà; il fallait

---

(1) M. Raoul-Rochette a consigné ce fait dans ses Lettres intéressantes sur la Suisse adressées à M. de Bonstetten.

un observateur plus éclairé pour reconnaître à ces signes extérieurs l'existence cachée d'une source d'eau thermale. Or cette découverte importante appartient tout entière à M. Gonthard, notaire à Saint-Gervais. »

Ces bains ne faisaient que de naître lorsque j'en ai fait mention dans les premières éditions de ces élémens; mais aujourd'hui tout y est singulièrement agrandi et amélioré, tout y est devenu aussi commode qu'utile. D'ailleurs, comme le dit encore M. le docteur Matthey, « la nature a tout fait pour l'embellissement des bains de Saint-Gervais. De toutes parts s'offrent aux regards du promeneur des points de vue variés, des sites admirables qu'on ne se lasse pas de revoir. L'air pur et vif qu'on y respire, la grandeur et la beauté du spectacle qu'on a sans cesse sous les yeux, tout cela réuni semble ajouter aux vertus des eaux, et sert particulièrement à caractériser cette localité. » Les eaux de Saint-Gervais sont à onze lieues de Genève et à deux lieues de Sallanches.

L'établissement de Saint-Gervais a trois sources principales pour satisfaire aux besoins des malades.

1^b. La source *Gonthard*, qui est la plus importante, et qui prend son nom du propriétaire qui l'a établie et rendue si profitable au public.

2°. La seconde, qu'il faudrait appeler la source *Pictet*, comme un hommage à sa mémoire, parce qu'il a été un des premiers promoteurs de cet utile établissement.

3°. La troisième prendrait le nom de quelque autre bienfaiteur qui se serait rendu recommandable dans ce lieu.

L'établissement de Saint-Gervais possède des douches qui sont parfaitement bien établies, et dont on peut augmenter à volonté la force et le volume.

M. le docteur Matthey a tracé une très-belle topographie des sites et des promenades qui avoisinent les bains, et qui, sous le rapport de l'hygiène, peuvent être salutaires aux malades. Tous ces tableaux sont d'un intérêt véritable pour les voyageurs. Les personnes qui cultivent par goût l'histoire naturelle, et qui iront rétablir leur santé aux eaux salines de Saint-Gervais, pourront satisfaire aussi leur curiosité par l'étude attrayante des minéraux, des plantes et des animaux de cette contrée. De pareilles distractions ne sont pas sans quelque charme pour celui qui s'est éloigné de sa famille et de ses foyers. M. Matthey écrit sur son art en véritable philosophe. Fidèle aux préceptes du père de la médecine, il pense, avec raison, qu'aucune des branches des connaissances humaines ne doit lui être étrangère.

Tous les individus qui se rendent de Paris aux bains de Saint-Gervais, parlent avec enthousiasme de ce qu'ils ont vu et admiré au sein d'une nature tout-à-fait pittoresque et nouvelle. On a souvent dit qu'il fallait envoyer les poètes à Bagnères-Adour; certes, je pense qu'il faut particulièrement diriger vers l'établissement dont nous parlons, les naturalistes, les géologues, les physiciens. Si je ne craignais de m'écarter de mon sujet, je rapporterais ici toutes les notions accessoires dont M. Matthey a enrichi sa topographie médicale. La zoologie surtout anime en quelque sorte son travail, et quoiqu'il ait fait sagement de se restreindre à cet égard, quand il parle des quadrupèdes, tels que le bouquetin, le chamois, la marmotte; quand il rappelle surtout les abeilles de Chamouni, qui, pour la perfection de leur miel, rivalisent avec celles du mont Hymète, on voudrait des développemens plus étendus. (1)

---

(1) M. Matthey donne une très-intéressante description du chamois qui habite les Alpes européennes, les Pyrénées et le Caucase; mais ce qui est curieux à lire dans sa relation, c'est le plaisir inconcevable que trouvent certains individus dans la poursuite de cet animal. « La chasse aux chamois est, dit-il, fort dangereuse; elle enlève souvent à la fleur de leur âge des hommes précieux à leur famille; néanmoins cette chasse a des attraits irrésistibles pour ceux qui en ont pris l'habitude. Un jeune homme de la paroisse de Sixt, bien fait, d'une jolie figure, et marié depuis peu de jours à

Propriétés physiques. Les eaux de Saint-Gervais bien examinées sur les lieux, sont limpides et sans aucune couleur particulière. Leur saveur est saline et légèrement amère, saveur qui est plus prononcée dans les temps d'orage. Elles répandent une odeur de gaz hydrogène sulfuré, odeur qui s'affaiblit à mesure qu'elles perdent de leur calorique. Leur température est de trente-trois, trente-cinq à trente-six degrés. Elles sont couvertes d'une matière onctueuse qui assouplit agréablement la peau. Leur pesanteur spécifique est à celle de l'eau distillée comme 10,043 est à 10,000.

Propriétés chimiques. On n'a rien négligé pour donner une analyse exacte des eaux de la source Gonthard. Cette analyse prouve qu'elles appartiennent à l'ordre des eaux thermales salines. Le travail entrepris par MM. Pictet, Tingry, Bois-

---

une femme charmante, disait à M. de Saussure : Mon grand-père est mort à la chasse; mon père y est mort; et je suis si persuadé que j'y mourrai, que ce sac que vous me voyez, monsieur, et que je porte à la chasse, je l'appelle mon drap mortuaire, parce que je suis sûr que je n'en aurai pas d'autre; et pourtant si vous m'offriez de faire ma fortune, à condition de renoncer à la chasse aux chamois, je n'y renoncerais pas. » Deux ans après le pied lui manqua au bord d'un précipice, où il subit la destinée à laquelle il s'était si bien attendu. (*Voyez l'ouvrage de l'auteur sur les bains de Saint-Gervais, etc.*)

sier et de La Rive, y a démontré la présence du sulfate de soude en grande proportion ; des hydro-chlorates de soude et de magnésie, du sulfate de chaux mêlé de carbonate de chaux; du pétrole dissous dans l'eau à la faveur des sels terreux. Les eaux de Saint-Gervais laissent dégager, comme beaucoup d'autres, une vapeur légère de gaz hydrogène sulfuré ; il est assez remarquable qu'elles contiennent de l'air plus pur que l'air atmosphérique ordinaire, résultat qui a été pareillement obtenu depuis peu de temps sur les eaux de Vichy par M. d'Arcet. Cet air est analogue à celui que donnent les eaux qui proviennent de la fonte des neiges ou même des eaux pluviales.

Propriétés médicinales. Les eaux de Saint-Gervais sont excitantes. Il faut partir de ce principe pour les appliquer avec avantage. On les a employées pour combattre des névralgies qu'on peut appeler chroniques, provenant de quelque vice intérieur qu'il importe d'expulser par les mouvemens artificiels d'une fièvre salutaire. Il ne faut pas venir aux sources quand les symptômes que l'on éprouve proviennent manifestement d'un vice organique du cœur ou du cerveau. Mais leurs effets purgatifs sont salutaires aux hypochondriaques ; elles agissent favorablement sur les estomacs fatigués par la dyspexie. Quand l'appétit cesse de se manifester, quand l'abdomen se tuméfie et que les digestions sont laborieuses, quand une constipation opiniâtre attriste et tourmente les malades, elles sont manifestement indiquées.

En considérant ces eaux comme révulsives, excitantes et perturbatrices, il est évident qu'on peut les prescrire pour une multitude de maladies lymphatiques, pour les scrophules qui se prolongent quelquefois au-delà de l'enfance, pour des dartres squameuses, crustacées ou pustuleuses, qui occupent de grandes surfaces cutanées; pour des chloroses qui tiennent au défaut de sanguification, qui frappent toute l'économie animale d'un état de langueur, etc. On sent que dans un ouvrage écrit d'une manière rapide et uniquement destiné aux élémens de la science, il serait difficile d'exposer tous les faits particuliers qui constatent ces divers effets médicinaux; on se borne à les énoncer. L'une des cures les plus intéressantes qui aient été opérées aux bains de Saint-Gervais est sans contredit celle qui a eu lieu sur la personne du cardinal Doria, nonce du pape à Paris, et qui s'était confié à mes soins il y a déjà plusieurs années. Chez lui l'appareil tégumentaire était couvert d'une dartre squameuse humide (*herpes squamosus madidans*), contre laquelle les procédés curatifs que l'on indique en pareil cas avaient complétement échoué. M. le professeur Pictet, dans la société duquel je vivais à cette époque, me conseilla d'envoyer ce malade aux bains de Saint-Gervais, qui commençaient à se bien établir. Le cardinal y fut d'abord soulagé ; et après avoir séjourné pendant deux saisons, il revint à Paris assez bien portant. L'effet des eaux se fit encore mieux sentir quelques mois après. Ce malade est mort depuis cette époque, mais c'est d'une autre maladie. D'après une telle cure, j'ai dû prendre confiance pour l'efficacité des bains de Saint-Gervais, et j'ai dirigé vers ces thermes plusieurs autres individus, qui ont éprouvé des soulagemens plus ou moins marqués ; mais ce sont surtout les Tables de M. Matthey qu'il faut consulter pour acquérir des renseignemens certains qui puissent encourager les autres malades. C'est l'expérience de MM. Butini, Coindet, Maunoir, et autres célèbres praticiens de Genève, qu'il faut interroger en pareille circonstance. On ne va pas à Saint-Gervais sans avoir pris préalablement leurs documens et leurs conseils.

Mode d'administration. Les eaux de Saint-Gervais se prennent en boisson ; on prélude par une sorte de tâtonnement aux doses qui peuvent convenir. Dans les premiers jours, il suffit de trois ou quatre verres, qu'on avale le matin à jeun, et à une demi-heure de distance. On porte ensuite la quantité d'eau beaucoup plus loin. Les personnes douées d'une constitution délicate la mêlent quelquefois avec le lait. Lorsqu'on use des eaux, il est utile d'observer le régime le plus sobre; de bannir de sa table les sauces piquantes, les ragoûts épicés, les vins généreux, les liqueurs, etc.

Pour ce qui est de l'administration extérieure des bains, des douches, elle devient particulièrement nécessaire dans les affections herpétiques qui se montrent presque toujours rebelles aux moyens intérieurs; il faut les réitérer autant que l'idiosyncrasie du malade le permet. Je conseille communément aux personnes que je dirige vers l'établissement de Saint-Gervais, d'y prolonger autant que possible leur séjour. Le temps est un élément nécessaire aux opérations de la nature, et il est rare que les cures qu'on a précipitées ne soient pas suivies de rechutes.

SAINT-JULLIEN, PRÈS PISE.

Quand nos malades veulent sortir de France et aller respirer l'air de l'Italie, nous les envoyons volontiers à Pise, pour qu'ils puissent profiter des bains de Saint-Jullien, qui n'en sont distans que d'une lieue et demie. Rien d'ailleurs n'est plus pur que l'air qu'on respire dans cette jolie ville et dans ses environs. On y a de très-beaux jours, même dans la saison de l'hiver. De là vient que tant d'étrangers y affluent et s'y trouvent souvent retenus par la salubrité du climat. M. le docteur Louis Valentin a visité naguère ces eaux minérales, et accorde des éloges mérités à la disposition du grand bâtiment qui sert à réunir les baigneurs pour leur agrément et pour les plaisirs de la société. L'établissement de Saint-Jullien est divisé en deux parties pour les deux sexes; l'une est orientale, l'autre est occidentale. La grande route et une belle place les séparent. Différens conduits charrient les eaux chaudes qui s'échappent de la montagne. C'est M. Torregiani, médecin du grand-duc de Toscane, qui est attaché aux bains de Saint-Jullien.

Propriétés physiques. Ce sont des eaux claires, limpides, inodores, dont le *maximum* de température est de 33 degrés au thermomètre de Réaumur; le *minimum* est de 23. Il se dégage de ces eaux des bulles qui les rendent gazeuses et acidules au goût.

Propriétés chimiques. Il y a un travail déjà bien ancien de G. Santi, sur l'analyse chimique de ces eaux; elles contiennent de l'acide carbonique, du sulfate de soude, de l'hydro-chlorate de soude, du sulfate de chaux, du sulfate de magnésie, de l'hydro-chlorate de magnésie, du carbonate de chaux, du carbonate de magnésie, de la silice, etc. On voit, d'après cette analyse, que ces eaux sont très-composées, et qu'elles doivent être fort actives dans leur application médicinale.

Propriétés médicinales. Cocchi et Bianchi recommandent les eaux de Pise contre l'anorexie et toutes les faiblesses de l'appareil digestif. Ils les préconisent en général contre les rhumatismes chroniques, contre les phlegmasies anciennes de la peau; on voyait même jadis des individus qui avaient contracté des fièvres intermittentes rebelles dans les marécages du Pisan (lesquels aujourd'hui sont complétement desséchés) venir chercher leur guérison près de ces sources salutaires. Quelques Italiens vont à Pise, comme dans notre France on va à Contrexeville, pour d'anciens catarrhes des voies urinaires.

Mode d'administration. On boit ces eaux dans la matinée, en se promenant au milieu de ce paysage qui est ravissant. Les doses doivent en être modérées, à cause des nombreux principes salins qu'elles tiennent en dissolution. On prend avec délectation des bains dans les bassins et dans les baignoires qui sont de marbre. On use avec avantage de l'action des douches, qui conviennent dans une multitude de maladies lymphatiques.

MONTECATINI.

M. Louis Valentin a aussi beaucoup loué les

eaux de Montecatini, comme un des meilleurs établissemens thermaux de la Toscane. On y voit quatre sources, dont deux thermales.

1°. La source *Léopoldine*, qui est à 26 degrés du thermomètre de Réaumur. On y prend des bains; les pauvres même peuvent profiter du bienfait des eaux.

2°. Le *Bain-Royal*, qui a 21 degrés.

3°. La *Tettuccio*, d'une saveur saline très-prononcée; sa température est de 19 degrés.

4°. La quatrième source est bien préférable pour la boisson; elle est surtout acidule. On peut mêler l'eau avec du sirop ou avec du vin blanc. Elle n'a que 18 degrés.

M. Louis Valentin parle aussi de deux autres sources qui viennent se rendre et bouillonner dans deux bassins, en laissant dégager une grande quantité de gaz acide carbonique.

Propriétés physiques. Elles sont très-claires et sans odeur particulière. Leur saveur est salée.

Propriétés chimiques. Ces eaux ont beaucoup de ressemblance avec celles de Pise. Pour les détails chimiques, nous renvoyons nos lecteurs aux travaux entrepris par A. Bicchiera et G. Barzelletti.

Propriétés médicinales. Ce sont des eaux propres à purger; c'est là l'indication spéciale qu'elles remplissent.

Mode d'administration. Cette eau est trop salée pour qu'on puisse la boire; mais M. Louis Valentin raconte qu'on fait apporter dans l'établissement une autre eau gazeuse d'un meilleur goût, et dont les malades usent plus volontiers. On se baigne à la source Léopoldine; le bâtiment qui s'y trouve est parfaitement disposé pour cet objet. Il est entouré de maisons où se logent les malades, et d'où ils peuvent aisément se transporter dans les bassins. Les pauvres ont aussi leur part dans le bienfait des eaux de Montecatini. Deux bassins leur sont réservés.

SAINT-CASSIAN.

A l'extrémité de la Toscane, on trouve un bourg qui porte le nom de *Saint-Cassian;* il est situé sur le sommet d'une colline isolée, et l'air qu'on y respire est renommé comme pur et excellent. Les malades sont quelquefois incommodés par le vent qui s'y fait presque toujours sentir. Bastiani a beaucoup contribué à les faire connaître.

Les sources de Saint-Cassian sont abondantes; elles forment différens bains aussi commodes qu'agréables. On y distingue :

1°. La source *del Bossolo*, c'est celle dont on boit; elle est très-chaude.

2°. La source *Sainte-Lucie*, qui est très en réputation pour guérir les maladies des yeux. Elle a moins de chaleur que la précédente.

3°. La source de la *Ficoncella*.

4°. La source nommée *Doccia della testa*, parce qu'en effet elle sert à donner des douches; mais on en use aussi pour administrer des bains de vapeur.

5°. Auprès et du même côté se trouve la *Portico-Grande*, parce que les sources s'y trouvent réunies sous un très... édifice, qui est décoré par un portique.

Il faut bien que ces bains aient été fort anciennement fréquentés, puisqu'on a pu y recueillir des inscriptions votives qui les consacrent; telle est, entre autres, celle qui suit :

PRO SALUTE
CAI. ET POMPONIÆ
N. LIBER
M. VERO. IMPERATORE OESCULAP.
ET HYGIAE SACR.
EPHAESTAS LIBER
V. L. M. S.

Propriétés physiques. Les eaux de Saint-Cassian n'ont aucune odeur particulière, et ressemblent sous ce point de vue à l'eau commune. Elles sont claires et n'ont pas de saveur. Leur température est de 30 à 36 degrés du thermomètre de Réaumur. Des bulles gazeuses se développent continuellement à leur surface ; quand on les laisse à l'air, elles se recouvrent d'une pellicule blanche.

Propriétés chimiques. Ces eaux contiennent du gaz acide carbonique, des sulfates de chaux et de magnésie ; de l'hydro-chlorate de chaux, du carbonate de chaux. On assure que ces deux derniers principes s'y trouvent en plus grande abondance que les autres.

Propriétés médicinales. On use des eaux de Saint-Cassian pour combattre beaucoup de maladies chroniques. On boit surtout à la source *del Bossolo*. On se baigne et on lave les yeux malades à la source Sainte-Lucie ; on la croit très-efficace en semblable cas. On conduit au grand bain de Saint-Cassian les indigens toutes les fois qu'ils sont atteints de quelque maladie éruptive ; on les a préconisées pour les dartres et les psorides.

Mode d'administration. Non-seulement on peut boire les eaux à Saint-Cassian, mais on s'y baigne ; on y prend des douches ; on y trouve aussi des bains de vapeur.

LUCQUES.

Grande et belle ville d'Italie, capitale d'une ancienne république, et aujourd'hui d'une principauté, située dans une plaine vaste, magnifique et très-fertile, près du fleuve Serchio, à trois lieues de Florence, à quatre de Pise, et à huit de Livourne. Elles forment dix sources principales, que M. Édouard Auber a très-bien observées et décrites :

1°. La source de *la Villa*, qui a de 33 à 34 degrés du thermomètre de Réaumur. Dans le voisinage sont deux autres sources moins importantes, mais dont la première s'unit à celle de la Villa, pour fournir aux *Bains des cavaliers*, tandis que la seconde alimente seule ce qu'on nomme le *Bain des douches*.

2°. La source de *Bernabo*, qui doit son nom à un habitant de Pistoia, lequel y trouva la guérison d'une maladie rebelle à tous les autres secours. Elle a une température constante de 35 degrés.

3°. La *Douche rouge*. Sa chaleur invariable est de 38 degrés.

4°. La *Trastulina*, qui est de 30 à 32 degrés. Il y a d'autres sources qui portent le même nom, dans le même bâtiment. En général, on peut dire que les *trastulines* sont bien moins chaudes que les précédentes. Les anciens leur attribuaient peu de vertus.

5°. La *Désespérée*, qui a reçu ce titre des cures merveilleuses qu'on lui attribue. Quand toutes les autres sources ont échoué, on s'attache à celle-ci comme à une ancre de salut. Sa chaleur plus élevée est de 36 degrés de Réaumur.

6°. La *Coronale*, que l'on a crue spécialement convenable aux maladies de la tête. Elle monte jusqu'à 35 degrés.

7°. La *Mariée*, qu'on a regardée comme plus propre à rétablir l'énergie des organes génitaux. D'autres la nomment *amoureuse* (*innamorata*). Elle est à 34 degrés de chaleur.

8°. La source du *Doccione*, ainsi nommée parce qu'elle est de toutes la plus considérable, comme elle est la plus chaude : elle fournissait jadis le bain fameux de Corsena, qui n'est plus maintenant qu'un vaste réservoir. La source du Doccione monte à 43 degrés du thermomètre de Réaumur.

9°. La source *del Fontino;* sa température habituelle est de 37 degrés.

10°. La fontaine de *Saint-Jean*. La chaleur habituelle est de 31 degrés.

Les bains de Lucques sont devenus célèbres par

les services sans nombre qu'ils ont rendus à la médecine pratique, et par les personnages de tout rang et de tout mérite qui viennent y rétablir leur santé. Personne n'ignore le séjour qu'y fit jadis notre illustre Montaigne. Il ne craignit pas, dit-on, de déroger à sa gravité philosophique, en prenant part à tous les amusemens qu'on y donnait. On sait qu'il donna lui-même un bal champêtre, auquel il invita nombre de citadins et de villageois. On le vit même attribuer la couronne à celle des danseuses qui avait recueilli le plus d'applaudissemens. Montaigne trouva enfin dans l'emploi des sources que nous venons de faire connaître, la guérison de ses maux. « Les ministres de l'art utile et conservateur de la médecine, dit très à propos M. Édouard Auber, ne sont-ils pas assez vengés de tous les sarcasmes de ce génie satirique, quand ils le voient valétudinaire et accablé de douleurs, venir leur demander assistance et secours ? Quand ce philosophe consulta à Lucques même un médecin pour une odontalgie, ne fit-il pas une réparation formelle à la médecine qu'il avait calomniée ? »

Un professeur célèbre de Pise, Zambeccari, avait autrefois cherché à jeter un certain discrédit sur les eaux de Lucques, pour donner la préférence à celles de Saint-Jullien. Mais elles sont justement préconisées par Martini, Duccini, Rigali, et beaucoup d'autres auteurs non moins recommandables. Il faut consulter M. Franceski, inspecteur de ces eaux. (*Igea de' bagni, e più particolarmente di quelli di Lucca.*)

Propriétés physiques. Quoique les sources de Lucques soient si nombreuses, leurs caractères physiques offrent néanmoins un ensemble de traits identiques; ils ne diffèrent que par des nuances légères; ces eaux sont claires, limpides, inodores. Indépendamment des matières qu'elles dissolvent, elles tiennent toutes en suspension des matières salines et terreuses qui forment des incrustations et des stalactites dans les canaux et bassins qui les reçoivent.

Propriétés chimiques. La nature des eaux de Lucques a été l'objet des recherches de plusieurs médecins célèbres, parmi lesquels il suffit de nommer Fallope et Donati. Mais la seule analyse que l'on puisse rappeler ici, est celle de Moscheni. Des expériences ingénieuses lui ont démontré que les sources thermales de Lucques contenaient dans des proportions variées, 1°. une assez grande quantité de gaz acide carbonique libre; 2°. des sulfates de chaux, de magnésie, et des sulfates acidules d'alumine et de potasse; 3°. des hydro-chlorates de soude et de magnésie; 4°. des carbonates de chaux et de magnésie; 5°. de la silice; 6°. de l'alumine; 7°. de l'oxyde de fer. Ces eaux forment en outre des dépôts limoneux, ainsi que des incrustations et des stalactites qui sont parfois très-curieuses à observer.

Propriétés médicinales. Les médecins attribuent aux eaux de Lucques des propriétés spéciales pour combattre avec avantage les accidens chroniques de la goutte et du rhumatisme. Elles conviennent dans le plus grand nombre des cas où l'économie animale est frappée d'atonie, dans la dyspepsie, la leucorrhée, la chlorose, les dégénérescences viscérales; elles ont été efficaces dans les ulcères vieux et opiniâtres des jambes. Les scrophuleux de l'Italie se rendent à Lucques, comme ceux de France vont à Baréges ou à Bagnères-de-Luchon. On y arrive de très-loin pour obvier aux accidens fâcheux des voies urinaires. Tous ces résultats médicinaux se conçoivent aisément sans aucun développement théorique.

Mode d'administration. On fait usage des eaux de Lucques intérieurement. On s'en sert à l'extérieur en bains et en douches. On applique avec succès le dépôt limoneux sur les congestions lymphatiques, et spécialement sur celles qui ont leur siége aux articulations. M. le docteur Édouard Auber prétend que quelques personnes emploient comme dentifrice l'espèce de tartre dont les parois et le fond des bassins se trouvent tapissés et incrustés. Avant de prendre intérieurement les eaux de Lucques, on peut s'y préparer par un léger purgatif; on adopte de préférence le sulfate de magnésie. Nous pensons toutefois que cette précaution est superflue, ou que, s'il est nécessaire de solliciter la liberté du ventre, il convient que ce soit avec prudence, et deux ou trois jours avant de commencer la cure. Il est essentiel de prendre l'eau à la source, à la quantité de trois ou quatre verres. Ce précepte est, du reste, applicable à toutes les eaux minéralisées. Personne n'ignore avec quelle célérité l'action de l'atmosphère les décompose.

GURGITELLI.

C'est à une lieue de la côte méridionale de la *Terre de Labour*, à l'entrée orientale du golfe de Naples, que se trouve, comme l'on sait, l'île d'Ischia; elle offre un paysage ravissant : on y voit des vallées très-fertiles, des collines parées de la plus admirable végétation, des vignobles qui fournissent des vins excellens, des jardins remplis d'arbres qui donnent les fruits les plus exquis, etc. Il y a aussi un grand nombre d'eaux minérales; telles sont celles d'*Olmitelli*, de *Castiglione*, de *Citera*, etc. Mais je ne parlerai ici que de la source de *Gurgitelli*, parce qu'elle est généralement regardée comme la plus efficace. C'est un spectacle intéressant que de voir tous les ans le nombre prodigieux de malades qui s'y rendent pour y profiter de ses effets salutaires. Ce que j'en dirai est extrait des notes qui m'ont été fournies par le savant M. Pitaro, l'un des médecins les plus recommandables de l'Italie, et qui pratique son art à Paris avec une approbation générale.

Propriétés physiques. L'eau de la source de Gurgitelli est, comme toutes les eaux de sa nature, inodore, limpide, et claire comme le cristal de roche. Sa température est de 50 à 55 degrés de l'échelle de Réaumur dans les mois de mai et juin, et de 60 et plus dans les mois de juillet, août et septembre. Cette eau thermale dégage à sa source une grande quantité d'acide carbonique, lequel se développe avec rapidité et avec un grand tumulte d'effervescence.

Propriétés chimiques. L'analyse fait découvrir dans les eaux de la source de Gurgitelli du carbonate et de l'hydro-chlorate de soude, du carbonate de chaux, du sulfate de chaux, de la magnésie, et le triple de son volume de gaz acide carbonique, qui s'évapore facilement quand on garde quelque temps l'eau après l'avoir puisée à la source.

Propriétés médicinales. Les Napolitains emploient l'eau de Gurgitelli dans les altérations des viscères, dans les indurations ou squirrhes du mésentère, du foie, de la rate, dans les tumeurs lymphatiques, dans la paralysie. Le célèbre praticien Cotugno en usait pour combattre les accidens de la sciatique nerveuse sur laquelle il a si bien disserté.

Mode d'administration. On boit l'eau à la source de Gurgitelli par verres, d'abord à une dose très-modérée, le matin; lorsqu'on soupçonne que le malade est susceptible d'être irrité, on n'en permet d'abord qu'une faible dose. On peut la couper avec de l'eau commune ou avec le lait. L'usage le plus fréquent de l'eau de Gurgitelli est, à l'extérieur, en bains et en douches, qu'on prolonge plus ou moins, selon l'état et la susceptibilité des malades.

ARTICLE DEUXIÈME.

Eaux salines froides.

ANDABRE OU CAMARÈS.

Andabre est un hameau voisin de Sylvanès, dont nous avons déjà parlé, et qui contient des eaux salines thermales; il est situé, comme l'on sait, dans l'arrondissement de Saint-Affrique, département de l'Aveyron. Ces eaux froides ont été très-anciennement appréciées par l'Académie royale des Sciences; et, dans ces derniers temps, elles ont été soumises de nouveau à l'examen de plusieurs savans praticiens de la Faculté de Paris. M. Dubrueil, questeur de la chambre des députés, dont aucun obstacle ne ralentit le zèle quand il s'agit de la prospérité de son pays, nous a donné les moyens de les connaître d'une manière plus particulière, par les renseignemens exacts qu'il nous a fournis.

Il y a une autre fontaine de ce genre tout près du village de *Prugne*. Dans le pays, les deux fontaines sont connues sous le nom d'*eaux de Camarès*. On aime d'autant plus à se transporter dans ces lieux, qu'on y trouve des fruits en abondance, de l'excellent poisson et un gibier exquis. M. Monteil, dont j'ai déjà cité le nom à l'occasion des bains de Sylvanès, a aussi parlé de ces eaux dans sa topographie de l'Aveyron.

Propriétés physiques. Les eaux sont claires, limpides; elles sont inodores; leur goût est acidule et un peu salé.

Propriétés chimiques. Il y a bien long-temps que les eaux d'Andabre furent analysées, en même temps que celles de Sylvanès, par le médecin Malrieu, qui jouissait d'une grande renommée. On nous a transmis un nouveau travail, par M. Bérard, professeur de chimie à l'école de Montpellier, l'un des meilleurs élèves du célèbre Vauquelin. Il a constaté que l'eau d'Andabre contient un volume d'acide carbonique libre égal au sien, et que les autres substances qui s'y rencontrent sont des carbonates de chaux, de magnésie et de fer; du sulfate de soude, du chlorure de sodium et du sous-carbonate de soude. On voit, d'après cette analyse, que ces eaux peuvent autant figurer parmi les eaux gazeuses que parmi les eaux salines. Celles que j'ai examinées avaient un goût de soufre très-prononcé. M. Richard-Desruez, apothicaire renommé de Paris, en tient un dépôt dans son officine.

Propriétés médicinales. C'est principalement pour remédier à l'atonie des entrailles, aux faiblesses digestives, aux leucorrhées opiniâtres, aux embarras du foie et de la rate, aux longues constipations, qu'on va boire les eaux au hameau d'Andabre. M. Auzouy de Rignac, l'un des plus savans médecins du département de l'Aveyron, a contribué beaucoup à les faire connaître. On regrette que cet estimable et laborieux praticien ne soit point attaché à quelques-unes des eaux minérales de son département; sa présence serait un garant de leur succès.

Mode d'administration. On boit ces eaux par verres, en se promenant. En 1824, pour la première fois, on les a employées comme bains, et ce premier essai a eu d'heureux résultats; mais il faut avoir recours à l'art pour les chauffer, ce qui peut s'effectuer sans altérer en aucune manière leurs vertus.

JOUHE.

Cette source est à l'extrémité d'une vallée très-agréable, à une lieue de Dôle, département du Jura. L'eau ne jaillit point; elle est stagnante au niveau du sol.

Propriétés physiques. Cette eau est très-limpide, incolore; elle a une faible odeur de marécage, une saveur fade légèrement salée.

Propriétés chimiques. M. Masson-Four, qui a procédé à l'analyse de cette eau, a trouvé qu'elle contenait de l'hydro-chlorate sur-saturé de soude, de l'hydro-chlorate de magnésie et de la magnésie à l'état de liberté, du sulfate et du carbonate de chaux.

Propriétés médicinales. Ces eaux ne sont pas susceptibles d'un emploi très-étendu. Elles seraient utiles pour la guérison de quelques maladies cutanées.

Mode d'administration. On se contente de la boire à la dose de quelques verres.

POUILLON.

Grand bourg du département des Landes, à deux lieues de Dax et à sept de Bayonne. La source qui fournit ces eaux est très-considérable; elles jaillissent en bouillonnant.

Propriétés physiques. Les eaux de Pouillon sont inodores, transparentes; elles déposent une matière limoneuse. Le goût qu'elles impriment à la langue est salé et un peu ferrugineux. Il se forme à leur surface une quantité innombrable de bulles et de petits jets, suivis d'un pétillement très-distinct.

Propriétés chimiques. On trouve dans l'ouvrage de Raulin les analyses qui ont été faites par Vénel,

Mitouart et Costel. Le travail de ce dernier paraît être le plus exact : les divers procédés qu'il a employés ont donné des résultats différens de ceux de Vénel, qui prétendait y avoir trouvé une certaine proportion de sulfate de chaux. Costel a constaté que ce prétendu sulfate de chaux était de l'hydro-chlorate de magnésie, offrant quelques caractères particuliers. Il y a trouvé aussi une grande quantité d'hydro-chlorate de soude, ce qui la range du moins provisoirement dans l'ordre des eaux salines. La saveur martiale semblait y indiquer un peu de fer; mais ces eaux, traitées par l'acide gallique, n'ont éprouvé qu'un très-faible changement, d'après lequel on ne peut rien conclure. Ces eaux paraissent contenir de l'acide carbonique. Il y a aussi une analyse de Meyrac, apothicaire renommé à Dax.

Propriétés médicinales. Raulin a consacré un long article à ces eaux, et il n'hésite pas, après les avoir comparées à celles de Sedlitz et de Seydschutz, à leur donner la préférence; mais cette assertion est sans fondement. Dufau prétend qu'il faut se défier de leur qualité stimulante.

Mode d'administration. Les eaux de Pouillon se prennent à la dose de deux ou trois verres le matin, comme toutes les eaux qui sont spécialement purgatives.

NIEDERBRONN.

Niederbronn est un assez joli bourg, situé dans le département du Bas-Rhin, à six lieues de Wissembourg, à neuf lieues de Strasbourg, à quatre de Haguenau, à six de Bitche. Il y a une grande route qui en rend toutes les avenues faciles, et en tout temps. Il est voisin d'une forêt qui offre les promenades les plus agréables. Les montagnes voisines semblent le préserver des intempéries de l'atmosphère. Il est situé sur un sol fertile, qui abonde en froment et en excellens fruits. Les effets de cette fontaine sont très-connus; ils ont été dans tous les temps préconisés par des médecins célèbres, et particulièrement par ceux de Strasbourg. Les malades qui arrivent à Niederbronn n'y trouvent pas toutes les commodités de la vie; les logemens n'y sont pas toujours bien disposés; mais les habitans sont affables et hospitaliers; ils offrent de bon gré ce qui est à leur disposition aux personnes qui viennent boire les eaux de leur fontaine.

Propriétés physiques. Les eaux de Niederbronn, enlevées de leur source et dégagées de toutes les matières hétérogènes qu'elles peuvent charrier, sont absolument sans odeur; il est bien manifeste qu'elles ne contiennent aucun atome de soufre, qui se décèle communément par la sensation d'œufs pourris. Elles sont claires et absolument transparentes ; elles ont une saveur très-salée ; *sapor aquæ nostræ salem in eis contentum, omnium linguis exhibet evidentissimè ; est is enim perfectè similis illi quem sentimus, si aquam quæ salem communem recepit, etc.* (*Dissertatio chimico-medica inauguralis de fonte medicato Niderbronnensi, etc.*). Les eaux de Niederbronn contiennent un principe volatil qui s'échappe facilement ; on aperçoit beaucoup de bulles à leur surface, c'est ce qui explique les mouvemens d'effervescence qu'on y remarque. Elles déposent dans leurs réceptacles un sédiment ou résidu limoneux, et forment des incrustations plus ou moins considérables.

Propriétés chimiques. On a consigné dans les Annales de chimie une analyse récente des eaux de Niederbronn, par MM. Gerboin et Hecht, savans professeurs dans les écoles de Strasbourg. D'après leur travail, il est certain que ces eaux contiennent de l'hydro-chlorate de soude, du sulfate de chaux, des carbonates de chaux, de magnésie et de fer, des hydro-chlorates de magnésie et de chaux. J'ai déjà dit plus haut que les sens étaient physiquement frappés par la présence de quelques principes volatils dont il faudrait peut-être mieux étudier la nature.

Propriétés médicinales. Depuis long-temps les

médecins alsaciens prescrivent l'eau de la fontaine de Niederbronn pour combattre les maladies chroniques. Les savans professeurs Caillot, Tourdes et Morel de Colmar, la recommandent en beaucoup d'occasions. On la regarde dans le pays comme une eau dissolvante, propre à exciter les selles, les urines et la transpiration. On va à Niederbronn pour corriger les vices des voies digestives, pour remédier aux maladies des yeux et des oreilles, pour les céphalalgies, les migraines, les vertiges, les palpitations de cœur. Les ictériques, les hémorrhoïdaires, les hypochondriaques, viennent aussi chercher du soulagement à ces mêmes sources.

Mode d'administration. La dose, qu'il faut toujours proportionner au tempérament des individus, est d'une ou deux livres par jour. On en prend un verre le matin à jeun ; ensuite on se promène à l'air libre, et on avale la même quantité de quart d'heure en quart d'heure, jusqu'à ce qu'on éprouve des effets laxatifs. Quand la maladie retient un individu dans son lit, il tâche d'en obtenir des effets diaphorétiques. Il est des personnes qui boivent encore de l'eau dans la soirée, et quelques heures après le repas. Je ne pense pas qu'on puisse approuver cette conduite. Mieux vaudrait, ce me semble, réserver cette partie de la journée pour se mettre dans le bain toutes les fois qu'on le croit utile ; c'est alors qu'on fait chauffer l'eau dans les maisons particulières, et qu'on l'emploie à cet usage. Il est important que les eaux de Niederbronn ne soient pas négligées. Les habitans de cette ville devraient, ce me semble, participer au mouvement général qui s'imprime de nos jours à toutes les industries humaines. Les malades se plaignent avec raison que les directeurs de l'établissement thermal ne lui donnent point tout le lustre qu'il mérite.

SEDLITZ.

Sedlitz est un très-petit village de Bohème, à deux milles des fameux bains de Tœplitz, à neuf milles de Prague. Cette source fut long-temps cachée et inconnue; elle ne servait ni aux usages domestiques ni aux animaux. On savait seulement qu'elle avait la faculté d'émouvoir le ventre et de purger. Ce fut Frédéric Hoffmann qui la mit en lumière, qui la soumit à divers travaux chimiques, qui en étudia les principes et les élémens; il apprécia son mode d'action : il faut voir ce qu'il en dit dans sa belle et judicieuse dissertation : *De acidularum et thermarum usu et abusu*. A l'imitation d'un si grand maître, d'autres praticiens firent aussi des expériences, et la réputation des eaux de Sedlitz devint bientôt européenne : il en est peu dont on fasse encore aujourd'hui un usage plus général. On en apporte dans toutes les grandes villes des provisions infinies ; c'est comme l'eau de Cologne en parfumerie.

Propriétés physiques. Ce sont des eaux claires, limpides, transparentes, sans aucune odeur particulière; elles sont salées, amères, froides et pétillantes.

Propriétés chimiques. Frédéric Hoffmann a jadis procédé à l'analyse chimique des eaux de Sedlitz. Il avait très-bien reconnu deux des sels qui s'y trouvent en dissolution, le sulfate et l'hydro-chlorate de magnésie; mais il n'en avait pas déterminé les proportions. Le gaz acide carbonique, qu'on y a trouvé depuis, avait pareillement échappé aux recherches de cet homme célèbre. D'après l'analyse plus récente de Neumann, les eaux minérales de Sedlitz contiennent du sulfate de chaux, du carbonate de chaux, du carbonate de magnésie, de l'hydro-chlorate de magnésie et du gaz acide carbonique.

Propriétés médicinales. C'est un sel cathartique amer qui convient à toutes les constitutions, mais principalement aux personnes qui sont douées d'une constitution lymphatique, et en quelque sorte spongieuse. *Imprimis autem multùm et diù observatum est, Sedlicencem aquam præ aliis apprimè convenire corporibus quæ spongiosi sunt habitûs ac multùm pituitæ in primis viis alunt, nec non iis personis quæ appetentiâ ciborum emortuâ, eorum fastidio premuntur vel post assumptum cibum, de gravitate et dolore pressorio circa cordis scrobiculum, ad dorsum per scapulas tendentes, conqueruntur.* Telle était l'opinion manifestée dans une thèse soutenue sous la présidence de Frédéric Hoffmann.

On prescrivait, et on prescrit encore, les eaux de Sedlitz aux hypochondriaques, et à tous ceux chez lesquels le ton de l'estomac et des intestins se trouve particulièrement affaibli; à ceux dont les entrailles sont continuellement tourmentées par des borborygmes ou des flatulences, et qui se plaignent de tensions et de constrictions spasmodiques. Les médecins dirigeaient vers ce même lieu les femmes chlorotiques, et toutes celles dont la menstruation était laborieuse ou empêchée par d'autres causes. On expédiait une provision considérable d'eau de Sedlitz aux bains de Tœplitz, pour tenir le ventre libre aux individus habituellement constipés. On en usait contre les fièvres intermittentes d'automne, qui tiennent à des embarras des viscères.

Mode d'administration. Avant qu'on eût artificiellement composé ces eaux pour les besoins journaliers de tant de personnes qui en font usage, les médecins allemands prescrivaient d'aller les prendre à la source; ils prétendent même encore que, lorsqu'on en use sur les lieux, elles ont des effets plus sûrs pour la purgation. On les prenait alors à la dose d'une ou de deux livres par matinée. Pour ne pas irriter l'estomac, il suffisait de les prendre pendant une semaine. Il est des personnes qui mêlent cette eau laxative avec de la manne de Calabre, pour rendre ses effets moins stimulans. MM. Audéoud et Jurine imitent ces eaux avec une rare habileté, de manière à les accommoder aux divers tempéramens. Les mêmes éloges sont dus à M. Caventou, et à quelques autres pharmaciens de la capitale.

SEYDSCHUTZ.

C'est aussi un village de Bohème, très-peu distant de celui de Sedlitz; mais Frédéric Hoffmann considérait les eaux qui s'y trouvent comme appartenant à la même source que celles de ce dernier village. *Salit hæc, vena admodùm benigna, in patenti agro, ad pagum Seydschutz, et haud adeò magnâ intercapedine à Sedlicenci recedit; situm autem obtinet hâc paulò altiorem, et sapor intensiùs amaricans magisque salsus est; neque dubitandum videtur, quin hæc per mœandros declivi itinere Sedlicium etiam laticem dimittat, et fonti ibi scaturienti pabulum et materiam præbeat.*

Propriétés physiques. La saveur de ces eaux est

extrêmement amère et salée; elles sont claires et limpides; elles déposent un précipité quand on les pousse à l'ébullition. Hoffmann, qui les avait examinées avec beaucoup d'attention, prononce d'ailleurs qu'elles présentent les mêmes phénomènes physiques que celles de Sedlitz; seulement on s'aperçoit au goût qu'elles contiennent une plus grande proportion de principe minéralisateur, sans doute parce que la source est plus élevée par sa situation, et par conséquent plus à l'abri de l'incursion des torrens.

Propriétés chimiques. Des différentes analyses que nous possédons sur les eaux de Seydschutz, il n'en est qu'une qui soit exacte; c'est celle que l'on doit à Bergmann. Ce célèbre chimiste, en les soumettant à l'action des réactifs et à l'évaporation, y a trouvé des carbonates de chaux et de soude, du sulfate de chaux, de l'hydro-chlorate et du sulfate de magnésie. La proportion de ce dernier sel est très-considérable. Elles contiennent moins d'acide carbonique que les eaux de Sedlitz.

Propriétés médicinales. Les sels dissous dans l'eau de Seydschutz lui communiquent une propriété purgative très-marquée. Elle est spécialement indiquée dans les engorgemens abdominaux, les constipations chroniques, dans l'hypochondrie rebelle, etc. Elle convient en général dans les mêmes cas que l'eau de Sedlitz. J'ai été consulté par un Anglais mélancolique, qui avait été sur les lieux, et qui lui accordait une préférence d'après des effets observés sur lui-même, sans doute parce qu'il la jugeait plus active contre la torpeur des intestins.

Mode d'administration. Ce sont absolument les mêmes doses que celles de l'eau de Sedlitz; peut-être faudrait-il l'administrer en moindre quantité; mais la différence est bien légère.

EPSOM.

Village situé dans le comté de Surry, en Angleterre, à sept lieues de Londres. C'est de la source qui s'y trouve qu'on extrait le sel qui se débite dans toute l'Europe sous le nom de *sel d'Epsom*. Il est si facile de le préparer extemporanément, que l'eau minérale naturelle n'est point transportée en France, ni ailleurs.

Propriétés physiques. Les eaux d'Epsom ont une saveur amère et salée; elles sont très-claires et très-limpides; absolument inodores.

Propriétés chimiques. Ces eaux sont minéralisées par le sulfate de magnésie (*proto-sulfate de magnésium*), qu'elles tiennent presque pur en dissolution, dans la proportion d'environ une demi-once par livre ; proportion jugée depuis long-temps assez importante pour qu'on ait fait de l'extraction de ce dernier l'objet d'une spéculation étendue. A cet effet, on évapore le liquide jusqu'à pellicule ; on le laisse refroidir ; le sulfate de magnésie cristallise en petites aiguilles qu'on fait égoutter, et qu'on fait passer ensuite dans le commerce.

Propriétés médicinales. La vertu laxative des eaux d'Epsom est moins marquée que celle des eaux de Sedlitz et de Seydschutz ; elles sont néanmoins indiquées dans les mêmes cas, et produisent de très-bons effets. Lorsqu'on ne veut qu'exciter une très-légère purgation, elles agissent d'une manière lente.

Mode d'administration. On donne rarement l'eau minérale d'Epsom ; mais on administre le sel à la dose de deux ou trois gros dans du bouillon aux herbes, ou tout autre véhicule.

CONSIDÉRATIONS ADDITIONNELLES SUR L'EAU DE MER.

L'eau de mer vient naturellement se placer dans l'ordre des eaux salines; elle a néanmoins des caractères propres qui doivent la faire distinguer de celles-ci. Les médecins de l'antiquité avaient très-souvent recours à son emploi. Plusieurs modernes ont rappelé l'attention sur son utilité dans le traitement des maladies chroniques; mais c'est surtout Russel qui a proposé des vues très-ingénieuses sur ce point, dans son intéressant ouvrage de *Usu aquæ marinæ*, etc. Un grand nombre d'expérimentateurs se sont occupés de l'étude de l'eau marine, et ont eu des résultats différens; ce qui ne doit pas surprendre. En effet, comme le remarque très-bien M. le docteur Morel, « le degré de saturation des eaux de la mer n'est pas le même sous les différentes latitudes; et, dans les pays où l'eau se volatilise en plus grande quantité, les sels doivent se trouver en plus grande abondance; car on est généralement d'accord que la vapeur qui s'élève de la surface de la mer est insipide, et ne contient rien de salin ». M. Morel cite à ce sujet l'autorité d'Hippocrate, qui énonce expressément la même opinion dans son admirable *Traité de l'air, des eaux et des lieux*.

Les expériences de Wilcke nous apprennent

que les eaux de la mer Baltique sont beaucoup moins salées que celles de l'Océan ; et ce qui est digne de remarque, la proportion des substances salines y augmente par un vent d'ouest, et encore plus par un vent du nord-ouest. D'après les recherches de Bladh sur la pesanteur spécifique de l'eau de mer à diverses latitudes, il paraît qu'elle offre plus de sel aux tropiques qu'à l'équateur. En 1777, Bergmann fit l'examen d'une eau marine qui avait été puisée par André Sparmann, au commencement de juillet 1776, à la hauteur des Canaries et à la profondeur de soixante brasses. Cette eau était inodore ; sa saveur était salée, mais nullement nauséabonde, comme l'eau de la surface de la mer. Bergmann attribua la cause de cette différence à ce que les corps organisés, lorsqu'ils sont privés de la vie et qu'ils commencent à se décomposer, se gonflent, et sont portés dans les couches supérieures de la mer, où ils subissent les divers degrés de putréfaction. On connaît, et on a déjà cité partout les travaux intéressans du docteur Marcet, qui, en 1807, procéda à une analyse très-soignée de la mer Morte. Sa saveur était saline, amère et piquante ; elle n'avait pas d'action sur la couleur des violettes, sur le curcuma et le tournesol ; elle n'était pas saturée de sel marin, puisqu'elle dissolvait celui qu'on y jetait ; elle contenait, dans des proportions diverses qu'on calcula, des chlorures de sodium, de magnésium, et du sulfate de chaux. D'après ce résultat, l'eau de la mer Morte doit être distinguée de celle de la mer proprement dite. Une remarque fort intéressante du docteur Marcet, est que la constitution de l'eau du Jourdain, qui coule dans la mer Morte, était semblable à cette dernière; car la proportion des sels n'y excédait pas celle de 0,0012. Nos lecteurs pourront consulter les travaux de Lavoisier, qui s'occupa jadis de l'analyse de l'eau de mer prise à Dieppe; ceux de Macquer, de Sage, de Linck, Pfaff, Lichtemberg, Bouillon-Lagrange, Vogel, Murray, etc. Mais je dois surtout citer en première ligne ceux d'un de nos élèves les plus distingués de l'école de Paris, M. le docteur Pierre Bertrand, qui exerce maintenant son art à Boulogne-sur-Mer, avec un succès qu'il a on ne peut mieux mérité. Nous l'avons invité à faire sur l'eau marine des observations exactes, dont nous sommes bien aise de consigner ici les principaux résultats.

Propriétés physiques. Considérée sous un point de vue général, la mer est d'une couleur extraordinairement variable; cette couleur dépend surtout de l'état du ciel : dans les belles journées, lorsque l'air est pur, que les nuages sont raréfiés et que les rayons du soleil tombent obliquement sur sa surface, elle présente un coup d'œil argenté mêlé de bleu. La réflexion de la lumière est quelquefois si vive, qu'il est impossible d'en soutenir la vue; c'est surtout vers le milieu du jour qu'elle présente cet aspect, et particulièrement lorsque l'observateur, placé sur les montagnes qui bordent la côte, jette les yeux sur la belle nappe d'eau qui sépare la France de l'Angleterre.

D'autres fois, au soleil couchant, elle offre une teinte d'un bleu grisâtre, puis un horizon brûlant à la fois de tous les feux d'un vaste incendie, mêlés aux brillantes couleurs de l'aurore. Selon que l'on considère la mer près du rivage ou à une distance plus ou moins éloignée, selon qu'elle est calme ou plus ou moins agitée par les vents, elle varie encore de couleur : ainsi, dans le premier cas elle sera verdâtre, dans le second elle sera d'une couleur qui varie du bleu gris au bleu barbeau; ensuite, dans son état d'agitation cette couleur passe au gris jaunâtre, et lorsqu'elle est en fureur elle devient blanche et écumante.

Toutefois, on ne peut dire que ce soit là la véritable couleur de la mer; ces variations ne sont dues qu'à la réflexion de la lumière et à une agitation plus ou moins forte de l'état moléculaire. L'eau de la mer, soit qu'on la prenne dans le milieu du port, sur la côte ou au milieu du détroit, à quelque profondeur que ce soit, est véritablement diaphane, lorsqu'elle est placée dans des vases incolores; lorsqu'elle est renfermée dans des vaisseaux clos et transparens, et qu'on l'agite brusquement dans l'obscurité, elle dégage des lueurs phosphorescentes, d'autant plus multipliées que les vents ont soufflé plus fort et plus long-temps du sud ou de l'ouest. On ne saurait affirmer si cette propriété tient à la présence des plantes marines, des mollusques ou des zoophytes, ou aux molécules de l'hydro-chlorate de chaux que l'eau contient. Ce qui semblerait faire pencher en faveur de la première opinion, c'est que la phosphorescence diminue à mesure que l'eau est filtrée un plus grand nombre de fois.

C'est un spectacle curieux que ces milliers d'étincelles qui s'échappent de la terre, lorsqu'on la foule aux pieds durant une nuit obscure, peu d'instans après que l'eau s'en est retirée. Il n'est pas moins étonnant de voir les vagues devenir lumineuses lorsqu'elles se brisent pour s'étaler, et les navires qui entrent et sortent d'un port développer dans leur marche un bouquet lumineux, qui se sépare ensuite en deux lignes angulaires sans cesse épuisées et sans cesse renaissantes, accompagnant chaque bâtiment dans sa marche.

Il est néanmoins digne d'observation que plus le bâtiment acquiert de vitesse et les vagues d'impétuosité, plus le phénomène phosphorescent augmente d'intensité. On peut frapper doucement la surface de l'eau sans le développer, tandis qu'un mouvement brusque, un déplacement subit de molécules le produit à l'instant même; ce qui semblerait devoir faire mettre en ligne de compte, pour la cause de cette singularité, un changement inopiné dans la force de cohésion.

L'eau de la mer a peu ou point d'odeur; elle en a peu si on la prend près du rivage, parce qu'elle se sature des gaz répandus par la décomposition des corps organisés; mais bientôt le courant en dissémine les parties à une telle masse de liquide, que l'esprit n'en conçoit plus la quantité, et que l'analyse chimique n'en fournit plus de traces; d'ailleurs l'agitation les rend bientôt à l'atmosphère, et l'eau redevient inodore, telle qu'elle était en venant baigner les côtes; elle n'a donc point d'odeur, si on la prend à peu de distance du rivage. Quoi qu'il en soit, les rochers couverts de varecs, les moules, les huîtres, les crustacés et autres produits maritimes exposés à l'air ne tardent pas à répandre une odeur particulière qui semble annoncer une légère expansion d'acide hydro-chlorique.

L'eau de la mer porte une saveur salée, froide, saumâtre et nauséabonde tout à la fois, résultat nécessaire des divers sels qu'elle tient en dissolution, et au milieu desquels on remarque plus particulièrement le goût propre au sulfate de magnésie et à l'hydro-chlorate de soude. Les débris excessivement divisés des produits organiques, qu'elle contient en moindre quantité qu'on ne le supposerait d'abord, concourent également à la saveur de l'eau de la mer; que cette eau soit prise au milieu du détroit ou à quelque distance du rivage, la saveur n'a pas de différence appréciable; mais si on la prend dans les espèces de petites mares que la marée laisse sur la plage en se retirant, le goût propre à ce liquide ne tarde pas à acquérir une intensité remarquable par suite de l'évaporation de l'eau et de la concentration des sels.

La pesanteur spécifique de l'eau de la mer n'est presque jamais la même; elle diffère selon qu'on expérimente sur ce liquide puisé à proximité des côtes, des fleuves et des rivières. Elle sera plus prononcée sur une plage étendue, où le soleil, en élevant sa température, favorise son évaporation; elle sera moindre si on la puise à l'embouchure des fleuves ou des rivières, et après les longues et fortes pluies.

Quant à la température de la mer, c'est surtout dans la saison des bains qu'il importe de la connaître; c'est aussi dans cette saison que les expériences de M. le docteur Pierre Bertrand ont été faites sur cette propriété : un thermomètre à mercure (division centigrade), plongé dans l'eau à un quart de lieue à mer basse, pendant les mois de juillet, août et septembre, varie rarement de 13 à 16 degrés, et s'arrête le plus souvent à la moyenne de ces deux nombres. Il n'en est pas de même lorsque la marée arrive lentement par un beau jour d'été, que les vagues se brisent doucement en lames minces sur une plage immense, sablonneuse et échauffée quelquefois à tel point par les rayons solaires, qu'on aperçoit distinctement l'eau dont elle est imprégnée s'élever à l'état de vapeur; alors l'eau de la mer participe à cette température; si bien que lorsque la même cause produit une succession des mêmes effets dans des circonstances favorables, l'eau, selon l'expression des baigneurs, devient douce comme de l'eau tiède. On conçoit que cet état doit varier considérablement, puisque cela dépend continuellement de l'atmosphère et de la chaleur du soleil. C'est ainsi que durant les étés brûlans la mer a quelquefois offert 18 à 19 degrés et au-delà, et que dans les étés froids et pluvieux elle dépassait difficilement 13 à 14 degrés.

Propriétés chimiques. Nous suivrons encore ici les documens de M. le docteur Pierre Bertrand (1),

---

(1) M. le docteur Pierre Bertrand, que je mentionne ici, n'est pas le même que celui qui préside aux eaux minérales

qui s'est occupé de l'analyse chimique de l'eau de mer; nous avons déjà dit plus haut que les sels en dissolution dans cette eau varient de beaucoup en proportions, suivant qu'on analyse celle qui est prise à telle ou à telle latitude; l'eau de la Méditerranée, celle des mers intérieures, l'eau de l'Océan sous les tropiques, sont manifestement plus chargées de matières salines que les eaux de la Baltique et des pôles; nous en avons déjà indiqué les raisons. On connaît aussi les résultats obtenus par MM. Bouillon-Lagrange et Vogel; ces résultats ont une analogie frappante avec ceux que nous allons consigner ici. Sur mille grammes d'eau prise dans le détroit du Pas-de-Calais, en rade du port de Boulogne, en marée haute, M. Bertrand a obtenu : hydro-chlorate de soude, 23 grammes; hydro-chlorate de magnésie, 3,50; sulfate de magnésie, 5,70; carbonate de chaux et magnésie, 18 à 20; sulfate de chaux, quelques faibles traces. Outre ces substances, il se dégage pendant l'opération quelques légères parties d'acide carbonique libre, dont la présence est seulement démontrée par une faible teinte de

---

du Mont-d'Or (M. Michel Bertrand). Il est utile que l'on sache qu'il y a plusieurs médecins de ce même nom, et qui tous cultivent la science avec zèle et gloire; ce nom est en France pour notre art comme a été et est encore le nom de Petit.

précipité blanc qui se manifeste sur les parois des vaisseaux humectés d'eau de chaux et suspendus à l'ouverture du vase évaporatoire. Il est donc impossible d'en apprécier la juste quantité. Le sulfate de magnésie énoncé par M. Bertrand n'a point été trouvé par Bergmann dans l'eau marine qui avait été soumise à ses essais.

Propriétés médicinales. Les eaux de mer sont administrées par les médecins à l'intérieur et à l'extérieur. Sous le premier point de vue, leur emploi exige beaucoup de prudence; car, selon la remarque de plusieurs médecins, et spécialement de M. Lechevrel, qui pratique son art au Havre avec le plus grand succès, elles sont presque toujours irritantes; elles ne conviennent par conséquent qu'aux tempéramens mous, dans les affections qui tendent lentement à leur solution. Les Anglais les emploient surtout pour combattre les tumeurs scrophuleuses, dans les engorgemens des ganglions lymphatiques du mésentère, contre la chlorose; leur action est laxative. Les élèves doivent méditer un livre fort instructif, qui a pour titre : *De Tabe glandulari*. C'est ici le cas de proclamer les bons effets et l'utilité de cette excitation révulsive, si bien démontrée par M. le docteur Léon Marchant, et dont nous avons déjà fait mention dans la première partie de ce Précis sur les Eaux minérales.

On applique souvent l'eau de mer à l'extérieur pour déterger les vieux ulcères entretenus par un vice scorbutique; on prétend même qu'elle n'est pas seulement antiseptique, mais qu'elle convient encore comme résolutive pour dissiper les accidens qui surviennent à la suite des contusions, des entorses, etc. On vante surtout les avantages médicinaux qu'on retire des bains de mer, dont on a de nos jours singulièrement perfectionné l'emploi. Ces bains sont d'excellens toniques dans les maladies chroniques qui les réclament; toutefois il importe de ne pas trop généraliser un semblable moyen. M. Lechevrel, dont j'ai cité la sage expérience, dit avoir plus d'un exemple de maux rendus incurables par leur usage peu rationnel ou empirique.

Mode d'administration. La quantité d'eau de mer que l'on prescrit communément aux malades est d'environ seize onces; souvent on n'en prend qu'un ou deux verres, encore même est-il prudent de l'affaiblir avec l'eau de fontaine. On n'a pas besoin de dire que cette eau, prescrite par certains médecins, doit être recueillie à de grandes profondeurs, et purgée de toutes les matières onctueuses qui la rendent lourde pour l'estomac. Quelques individus mêlent l'eau salée avec l'eau d'orge, l'eau de chiendent, l'eau de veau, le petit-lait, etc.

Aujourd'hui toutefois ce mode d'administration est peu usité, et les bains sont préférés pour les diverses indications curatives. Il existe néanmoins une différence bien essentielle dans la manière de les administrer. On désigne communément sous le nom de *bains à la lame* une immersion subite et de courte durée, répétée autant de fois qu'on le juge nécessaire; mais on administre aussi des bains par immersion prolongée. Les Anglais construisent des réservoirs de cinq à six pieds de profondeur sur une vingtaine de longueur. On se plonge dans ces réservoirs la tête la première, en tenant une corde suspendue au plancher, et on ressort par l'extrémité opposée. Cette immersion subite demande du courage et une sorte d'habitude. On a même vu des militaires qui étaient très-braves, et qui pourtant éprouvaient une grande répugnance à s'y soumettre. Depuis quelques années les médecins de la Grande-Bretagne, pour ménager les personnes délicates et timides, ont imaginé des machines aussi simples qu'ingénieuses, auxquelles ils donnent le nom de *baignoires d'ondées* (*shower-bath*). Ces machines consistent dans une guérite entièrement semblable à celles des sentinelles. Elle est close par un rideau que ferme la personne qui se baigne. Au-dessus de sa tête est un réservoir de fer-blanc, percé comme un crible d'une multitude de trous. Dans son milieu est suspendu un baquet rempli d'eau, et tournant librement sur un essieu horizontal. A ce baquet est attaché une corde qui lui fait faire la bascule à la volonté de l'individu, lequel est ainsi complétement arrosé. Ces sortes de bains froids sont très-communs en Angleterre, et on en obtient de très-bons effets.

DIEPPE.

C'est une jolie petite ville du département de la Seine-Inférieure, située à quarante lieues de Paris, à douze lieues de Rouen, et à vingt du Havre. M. Morel en a donné la topographie dans une thèse soutenue à l'École de médecine de Paris. Ce n'était dans son origine qu'une simple bourgade qui portait le nom de *Bertheville;* dans la suite elle fut appelée *Dyppe* ou *Dieppe*, qui, dans la vieille langue des pêcheurs habitans de cette plage, signifie *bon mouillage;* elle offre aujourd'hui une population d'environ dix-huit mille âmes. Elle est renommée par son ivoire et par ses dentelles. Les médecins ne sauraient oublier que Dieppe est la patrie du célèbre Pecquet, qui le premier a décrit le réservoir du chyle. Elle a vu naître aussi plusieurs marins qui sont parvenus à une grande illustration.

Dieppe est en général une ville salubre, où toutes les commodités de la vie sont rassemblées. M. le docteur Morel fait remarquer avec raison qu'un de ses grands avantages est d'avoir en abondance, pour les usages journaliers, les eaux les plus fraîches, les plus légères et les meilleures de toute la Normandie. Presque chaque maison de moyenne grandeur a sa fontaine.

A Dieppe, les bains d'eau marine étaient jadis dans un état d'imperfection qui les rendait très-peu praticables. Il n'y avait, dit M. le docteur Assegond, que quelques baignoires éparses et tout-à-fait mal conditionnées, des espèces de hangars qui abritaient à peine les baigneurs, et où les malades ne pouvaient trouver aucune aisance. M. le comte de Brancas, qui a les idées les plus généreuses et les plus élevées en administration, se mit à la tête d'une société d'actionnaires aussi intelligens que philanthropes, et bientôt on vit s'élever par ses soins un monument qui fait aujourd'hui l'admiration de tous les voyageurs. Nous ne craignons pas de le dire; les Anglais n'ont aucun établissement qui puisse rivaliser avec celui dont jouit la France en ce moment.

M. le docteur Mourgué, membre de l'Académie royale de médecine, inspecteur des bains de mer sur cette côte, a décrit avec le talent le plus remarquable les deux magnifiques bâtimens qui sont consacrés à cet usage. Le premier est spécialement réservé pour les bains chauds que l'on administre avec l'eau marine. L'hôtel est un chef-d'œuvre d'architecture auquel a présidé M. Châtelin ; il est situé dans un des quartiers les plus agréables de la ville, quoique dans un lieu très-rapproché de la mer. On y arrive par un jardin clos, orné de fontaines et de statues, et qui s'embellit à tous les printemps. Rien n'est mieux disposé que les cabinets et les salons d'attente, où les deux sexes se trouvent séparés pour le maintien de la décence. « Une extrême propreté en constitue le principal luxe, dit M. Mourgué; des boiseries peintes en forment les cloisons; les meubles y sont en petit nombre; une table de toilette, quelques chaises et une glace font tous les frais de la décoration; mais rien n'a été omis de tout ce qui pouvait faciliter l'usage des bains; les baignoires, à l'instar des bains des anciens, sont placées au niveau du parquet, et on y descend à l'aide de quelques marches; aussi le malade le plus impotent et le moins agile peut-il s'y placer et en sortir sans effort. L'eau, toujours claire et limpide, y coule comme dans la plupart des bains ordinaires, avec cette différence remarquable cependant que deux seuls cols de cygne donnent à volonté eau de mer et eau douce, froide ou chaude, et cela en n'imprimant qu'un léger mouvement au cylindre; de manière que sans sortir de la baignoire, on pourrait, après avoir pris un bain ordinaire, recevoir à l'instant un bain d'eau de mer. »

Mais je me hâte de parler du second bâtiment, qui est le plus important, par l'usage général qu'on en fait aujourd'hui. C'est celui qui est destiné pour prendre les bains froids de mer *à la lame*. Ce bel édifice se compose d'une longue galerie à jour construite à quelques pas du rivage, un peu au-dessus du niveau des plus hautes marées, galerie qui sert de promenade aux baigneurs; elle est partagée dans son milieu par un arc de triomphe, et se termine à ses extrémités par deux vastes pavillons d'une forme très-élégante. Ce bâtiment a un charme qui est d'un effet véritablement magique, soit que les ondulations de la mer, brillantées par le soleil, pénètrent à travers la galerie, soit que la lune vienne détacher des ombres le bâtiment, soit enfin qu'après une soirée orageuse une nombreuse société se réunisse sur une terrasse pour contempler ce roulis lumineux. Des tentes portatives, qu'on éloigne ou qu'on rapproche des bords de l'eau, suivant que la marée monte ou descend, sont placées le long du rivage; c'est là que les baigneurs ôtent leurs vêtemens, et que, savamment conduits par des guides jurés dans la mer, ils reçoivent l'action salutaire de la vague qui vient se briser contre eux. La durée de ce bain, ou plutôt de cette *douche universelle*, est coordonnée et limitée d'après les conseils de M. le médecin inspecteur. Elle doit varier selon la force, le tempérament et la maladie de chaque individu qui s'y soumet.

On doit croire que l'action d'un tel bain ne saurait être indifférente; la température de l'eau varie pendant la saison entre 12 et 14 degrés du thermomètre de Réaumur. La grande quantité de sels qu'elle renferme, et surtout le choc réitéré que la vague imprime à toute l'organisation, sont sans contredit les principales sources d'activité de ce moyen thérapeutique. Il n'est pas moins vrai de dire que l'air particulier qu'on respire sur la côte de Dieppe a aussi une grande part aux avantages qu'on retire de ces bienfaisantes immersions. M. le docteur Mourgué a eu occasion de se convaincre que cet air renferme une quantité d'acide hydrochlorique appréciable par les réactifs chimiques. Ce fait est certainement précieux à recueillir. Il a fait également une observation dont les conséquences ne seront point sans intérêt pour la pratique; c'est que parmi les malades qui prennent les bains, il en a rencontré plusieurs qui ont conservé, même après le traitement, un goût de sel très-prononcé dans la bouche. Ce fait, rapproché de quelques autres, porte à croire qu'il y a réellement absorption dans le bain froid, au moins dans quelques cas.

L'activité des bains de mer est du reste mise hors de doute par les phénomènes qui se manifestent à l'instant de l'immersion. « Après une ou plusieurs immersions, dit M. le docteur Miquel, qui a visité ces lieux, la peau se raffermit et prend plus de consistance; les muscles se fortifient; la digestion s'accomplit rapidement; l'absorption devient plus active, et toutes les fonctions s'exécutent avec une nouvelle énergie. » Il n'y a donc plus de doute sur la grande utilité des bains de mer. Les faits nombreux recueillis à Dieppe, depuis 1822 jusqu'à ce jour, placent ce moyen curatif parmi les acquisitions les plus précieuses que la thérapeutique ait faites dans ces derniers temps. Ajoutons qu'il n'y a aucun doute que la cité de Dieppe ne doive un jour une grande partie de son importance à l'établissement fondé dans son sein; cette réflexion me ramène au souvenir de M. le comte de Brancas, qui lui a imprimé un si brillant début; une œuvre aussi belle est aussi digne de lui que de la civilisation contemporaine; en lui rendant ce faible hommage, je ne suis que l'écho des citoyens qu'il a si sagement administrés, et qui n'oublieront jamais le bien qu'il a fait.

BOULOGNE-SUR-MER.

Boulogne-sur-Mer (département du Pas-de-Calais) est une des plus agréables villes de France; on y jouit à la fois du charme et de l'utilité des deux élémens. D'un côté, la mer s'étend sur l'horizon jusqu'à Douvres, dont on aperçoit les côtes; elle offre toutes les productions, une pêche abondante et le tableau mouvant du commerce maritime; de l'autre côté, les campagnes les plus riantes et les plus fertiles, au milieu desquelles serpente la Liane, procurent avec profusion tout ce que fournit le continent; il n'est peut-être point en France un point de vue plus imposant, plus délicieux que celui qu'on a des remparts de la haute ville. La nature semble y avoir réuni toutes ses richesses, toutes ses séductions; on croit planer sur les deux mondes.

La population de Boulogne-sur-Mer est de vingt mille habitans français, et de trois à quatre mille Anglais, qui viennent y respirer l'air pur de la France et y jouir de ses avantages. Le grand nombre de paquebots et de bateaux à vapeur qui à tout moment franchissent le Pas-de-Calais, jettent dans la population, dans le commerce et dans la société une activité ravissante.

Des promenades pittoresques, un port commode et très-fréquenté, la facilité des transports et l'abondance des vivres de toute espèce, le caractère doux et hospitalier des habitans, le spectacle de la vie pure et irréprochable de nombreux pêcheurs qui forment une peuplade particulière en conservant les mœurs et les costumes antiques, des monumens historiques, l'amour des lettres et des arts qu'y cultivent des hommes distingués, tout se réunit pour faire de ces beaux rivages un séjour qui charme et arrête les voyageurs.

Mais, au milieu de tant d'agrémens, un établissement sanitaire manquait à Boulogne pour faire utilement usage des bains de mer. Celui que vient de construire M. Versial honore à la fois sa science et sa philanthropie; il est tout-à-fait digne du but qu'il doit remplir. Nos lecteurs seront satisfaits sans doute de savoir comment les malades y sont dirigés.

Une voiture élégante et commode, formant un véritable cabinet de toilette, où tout est réuni pour cet objet, prend le baigneur à l'une des descentes de la belle terrasse de l'établissement, et le conduit dans l'eau à la profondeur fixée; arrivé là, une tente s'abaisse, et c'est sous son abri que le bain se prend, sans que des regards indiscrets puissent en aucune manière offenser la décence. La voiture est constamment accompagnée de deux femmes fortes et vigoureuses pour accompagner les dames, et de deux marins expérimentés pour celle qui conduit les hommes, tous d'ailleurs excellens nageurs.

S'agit-il de prendre un bain *à la lame*, le baigneur est saisi sous le bras, et renversé sous la voûte de la vague au moment où elle se brise; il en résulte une affusion considérable, dont l'effet répercussif doit être facilement senti, indépendamment de la propriété tonique de l'eau de la mer. C'est une sorte de douche générale qu'il serait sans doute bien difficile d'imiter par un moyen mécanique quelconque. Cette immersion, de courte durée, est répétée autant que le médecin le juge convenable. Immédiatement après, le baigneur rentre dans son cabinet, s'essuie, s'habille, sans éprouver l'action de l'air extérieur, qui, selon son degré d'activité, serait plus ou moins nuisible, en contrariant la réaction circulatoire. Le baigneur peut donc ici se considérer comme prenant un bain dans son appartement.

D'autres fois le baigneur, assis tranquillement au bord de l'eau, présente à l'action de la vague la partie de son corps sur laquelle il lui est prescrit de la recevoir.

S'agit-il, d'autre part, de prendre un bain par immersion prolongée, le baigneur, transporté par les mêmes moyens, sort de sa voiture, descend graduellement dans l'eau sous sa tente, après avoir attendu, s'il est nécessaire, que la température de son corps soit en quelque sorte en équilibre avec l'air extérieur ou avec le nouveau milieu dans lequel il se propose d'entrer. Il s'y plonge assez commodément sur l'estrade qui lui sert à monter ou à descendre de sa voiture. Il y reste, il s'y frictionne, ou fait enfin tout ce qui lui est recommandé.

On ne saurait trop apprécier les avantages des voitures dépendantes de l'établissement des bains de mer de Boulogne; solidement construites et commodes, le propriétaire, homme de goût et instruit, y a réuni tout ce que l'art et la prévoyance pouvaient exiger ; c'est ainsi que les soins les plus minutieux et les mieux entendus ont aussi été donnés à l'administration particulière de l'établissement dans lequel se trouvent toutes les commodités et délassemens désirables.

C'est en face du bâtiment que se prennent les bains ; c'est aussi dans le bâtiment que se reposent les baigneurs après les avoir pris. Une réunion nombreuse et distinguée, composée de souscripteurs des deux sexes, offre à l'être souffrant le charme et la distraction d'une compagnie choisie.

La nature semble d'ailleurs avoir tout fait pour favoriser la position des bains de mer à Boulogne. Une plage immense, sablonneuse, unie et ferme dans toutes ses parties, donne aux baigneurs toute la sécurité possible. Soit qu'on prenne les bains à la mer haute ou à la basse mer, le terrain est toujours le même ; pas un seul endroit de sable mouvant, ce qui est bien différent dans les contrées couvertes de récifs et de pierres qui obligent les malades à se faire transporter à force de bras à des distances plus ou moins longues pour trouver un terrain solide sur lequel ils puissent poser les pieds. Cette plaine de sable, qui se développe du nord au sud, est aussi longue que la vue peut porter, et elle s'étend de douze à quinze cents toises en largeur quand la marée est basse; quand la marée est haute, l'eau vient battre au pied de la terrasse de l'établissement où sont rangées comme un camp nomade les voitures, toujours prêtes à recevoir les personnes qui se baignent.

La côte est formée par des montagnes à pic connues sous le nom de *falaises*, de cent à cent cinquante pieds de hauteur, selon leur degré d'inclinaison; il en résulte que la partie de la plage, théâtre ordinaire des bains de mer, en raison de sa position entre deux promontoires formés par les mêmes montagnes pour l'entrée du port, met continuellement les baigneurs à l'abri des vents du nord, d'est et de celui du sud-est surtout, qui est le plus sec et le plus désagréable. On ne reçoit, lorsqu'on est dans l'eau, que l'air de la mer dans les directions de l'ouest, celui précisément qu'on vient chercher sur les côtes, et dont les effets sont si marqués sur la population, que le type du tempérament est presque généralement le sanguin, la constitution forte et vigoureuse, et le teint frais et fleuri. D'après des effets aussi sensibles de l'influence de l'air des côtes de Boulogne, on ne saurait douter de sa participation salutaire pour les effets des bains. Ces bains ne se prennent le plus communément que le matin. Il est à remarquer encore que, par une disposition très-heureuse, le port étant percé du levant au couchant, et la plage se trouvant établie sur une ligne parallèle à cette direction, il en résulte que les baigneurs reçoivent constamment l'influence des rayons solaires; ce qui doit nécessairement ajouter encore aux salutaires effets qu'on cherche à obtenir des bains de mer.

ORDRE SECOND.

Eaux gazeuses.

On désigne sous le nom d'*eaux acidules* ou *gazeuses* celles qui offrent les caractères suivans : elles ne manifestent aucune odeur, ainsi que celles qui constituent l'ordre premier que nous avons établi. Elles ont une saveur aigrelette et piquante ; elles laissent dégager beaucoup de bulles lorsqu'on les agite, lesquelles s'échappent avec une sorte de frémissement ; elles forment un précipité blanc avec l'eau de chaux, et rougissent la teinture de tournesol.

Elles contiennent surtout du gaz acide carbonique à différentes proportions, et c'est sur l'abondance de ce gaz qu'est fondée leur dénomination. Elles contiennent d'ailleurs plusieurs sels, dont les principaux sont les carbonates de soude, de chaux et de magnésie ; elles contiennent aussi de l'hydro-chlorate de soude, du sulfate et du carbonate de fer ; c'est ce qui leur donne tant d'affinité avec les précédentes désignées uniquement sous le nom de *salines*.

Si cette expression d'*eaux gazeuses* était prise dans toute sa rigueur, il faudrait ranger parmi ces eaux toutes celles qui contiennent un gaz quelconque ; ainsi les eaux hydro-sulfureuses, certaines eaux ferrugineuses, seraient de ce nombre : tel n'est point notre but ; nous voulons seulement désigner sous cette dénomination toutes les eaux dont le gaz acide carbonique est surtout le principe minéralisateur, et l'une des conditions thérapeutiques. Ces eaux, comme nous l'avons déjà dit, contiennent aussi des substances salines ; mais elles y sont quelquefois en quantité si minime, que le médecin les néglige en quelque sorte, et ne fonde son espoir pour leur activité médicamenteuse que sur l'acide carbonique.

Est-il étonnant de trouver aussi généralement le gaz acide carbonique dans les eaux minérales, et quelquefois en très-grandes masses, lorsqu'on sait qu'il se dégage en abondance des terrains volcaniques et calcaires secondaires, et qu'il y remplit en tout, ou en partie, les cavernes qui s'y trouvent ou les puits qu'on y creuse? Comme il est plus pesant que l'air, il forme sur le sol de ces cavernes et au fond de ces puits une couche assez épaisse, qui ne permet pas de pénétrer dans ces lieux sans les plus grandes précautions. On connaît la fameuse *Grotte du Chien* près de Pouzzole, dans le royaume de Naples, dans laquelle les chiens ou tout animal de cette taille tombent asphyxiés, en raison de la couche épaisse de gaz acide carbonique qui y réside toujours, et dont ces animaux se trouvent enveloppés à l'instant. Il existe un grand nombre de ces grottes en Italie; le sol y semble comprimer l'acide carbonique, qui se dégage avec rapidité aussitôt que l'on creuse deux à trois mètres.

Tout porte à croire que c'est par des dégagemens souterrains plus ou moins considérables de cette nature, que toutes nos eaux gazeuses se chargent de gaz acide carbonique, avec d'autant plus de facilité que ce gaz y est en quelque sorte liquéfié par une forte pression; aussi en perdent-elles une grande partie à leur sortie de la terre, d'où résultent ces phénomènes de bouillonnemens plus ou moins marqués qu'elles présentent à ce moment. Toutes les eaux minérales de cette classe donnent lieu surtout à cette curieuse et intéressante observation.

Le gaz acide carbonique se rencontre aussi dans les eaux minérales salines, telles que celles de Bourbonne, Balaruc, Néris, etc.; dans les eaux ferrugineuses, telles que celles de Pyrmont, de Carlsbad, etc.; dans les eaux sulfureuses, telles que celles de Bagnères-de-Luchon, de Naples, etc.; mais il y existe dans une circonstance tout-à-fait différente, c'est-à-dire qu'il n'y est que comme un accessoire, très-indifférent sous le rapport thérapeutique. C'est tout le contraire dans les eaux gazeuses qui composent cette classe.

Les eaux gazeuses sont tantôt thermales, tantôt froides.

ARTICLE PREMIER.

Eaux thermales gazeuses.

MONT-D'OR.

C'est un petit village situé dans une vallée, au pied de la montagne de l'Angle, à huit lieues de Clermont, dans le département du Puy-de-Dôme. Son nom lui vient des montagnes qui l'avoisinent (1). Les sources du Mont-d'Or sont au nombre de sept; elles sont très-rapprochées les unes des autres, et se trouvent disposées sur la même ligne; considérées sous le rapport de leur hauteur relative, elles doivent être rangées dans l'ordre suivant :

1°. La fontaine de *Sainte-Marguerite ;* près d'elle est une autre source que quelques-uns appellent *la Source du Tambour*. Toutes les deux sont froides.

2°. La fontaine *Caroline*, ainsi désignée parce qu'elle fut découverte pendant que son altesse

---

(1) Le nom *Mont-d'Or* dérive, suivant les uns, des mots latins *mons aureus ;* et suivant d'autres, des mots *mons duranius,* montagnes de la Dore. Les partisans de la première étymologie écrivent *Mont-d'Or ;* et ceux de la seconde, d'après M. Ramond, écrivent *Mont-Dore*.

royale Madame, duchesse de Berri, s'y trouvait, et construite sous les auspices de cette princesse. Elle fait monter le thermomètre à 45 degrés du thermomètre centigrade.

3°. Le bain de *César* est également à 45 degrés.

4°. Le *Grand-Bain* ou bain de *Saint-Jean*. Les eaux sourdent en filets, dont la température varie depuis 39 jusqu'à 45 degrés.

5°. Le bain *Ramond*, trouvé parmi les décombres des anciens thermes romains, et ainsi appelé du nom de M. Ramond, l'un des préfets du Puy-de-Dôme qui ont le plus concouru à la régénération des bains du Mont-d'Or. Le thermomètre centigrade y monte à 42 degrés.

6°. La source *Rigny*, du nom de M. de Rigny, ancien préfet du Puy-de-Dôme. En 1817, il fit commencer les travaux, qui furent continués avec la plus grande activité pendant tout le cours de son administration. Cette source fut également trouvée parmi les ruines des bains romains. Elle fait, comme la précédente, monter le thermomètre à 42 degrés.

7°. La fontaine de *la Magdelaine*, qui est à 45 degrés.

Non-seulement la fontaine *Caroline*, le bain *Ramond* et la source *Rigny*, complétement ignorés avant l'année 1817, ont été reconquis par le fait des travaux recommencés au Mont-d'Or, mais encore il en est résulté l'augmentation du volume et de la température du bain de *César*, du *Grand-Bain*, et surtout de la fontaine de la *Magdelaine*.

Le monument thermal du Mont-d'Or est remarquable par la solidité de sa construction et de sa couverture, ainsi que par la sévère simplicité de son ordonnance, où les sources qu'il renferme, recherchées avec autant de circonspection que de zèle, sont distribuées d'une manière sage et commode; où les eaux de vidange ne sont pas moins écartées des piscines que des bains particuliers. Il a été scrupuleusement achevé en 1825. Déjà on projette au Mont-d'Or un hôpital où, pendant la saison, les malades indigens seront reçus.

En fouillant l'ancienne place connue sous le nom de *Panthéon*, on a découvert au mois de mai 1825 un temple dont le périmètre, très-bien conservé, s'élève à un mètre au-dessus du niveau actuel de cette place. Ce temple, qui se trouvait en face des thermes romains également décombrés, et n'en était séparé que par une large rue, est de forme parallélogramme. L'une de ses colonnes, enchâssée autrefois dans un massif de construction moderne, se trouve encore debout; et, malgré tous les bouleversemens survenus dans le village, n'a subi aucun déplacement. Elle est ornée de bas-reliefs, ainsi que les nombreux tronçons d'autres colonnes retirés des ruines de ce temple. On a aussi trouvé parmi ses décombres plusieurs pierres sépulcrales, et différens fragmens de statues de lave porphyrique, dont le plus intéressant est une tête de Néron très-bien conservée, et d'une expression tout-à-fait remarquable. Ce temple, qui est l'illustration des eaux du Mont-d'Or, sera conservé pour leur décoration. (1)

Propriétés physiques. Les eaux du Mont-d'Or sont limpides et transparentes; elles sont néanmoins grasses et onctueuses au toucher. L'action extérieure de l'atmosphère fait qu'elles se couvrent d'une pellicule fine et comme irisée, qui adhère aux vaisseaux qui les contiennent. Elles sont sans

---

(1) Les fouilles qu'on a faites au Mont-d'Or n'ont fait trouver encore qu'une seule inscription. On y lit :

JULIA SINUESSA.... M.... P.

On trouve dans l'ouvrage de M. Bertrand des remarques fort intéressantes sur l'époque de la construction et les causes de la destruction des bains décombrés du Mont-d'Or. Mais, si j'en juge d'après un Mémoire de M. Grassal, médecin de Saint-Flour, il s'est élevé entre ce médecin et lui une dispute d'érudition relativement à un passage de Sidoine que j'ai déjà cité pour mon propre compte dans mes

aucune odeur sensible. Livrées à la corruption, elles sentent néanmoins les œufs pourris. Mais M. Bertrand en a conservé pendant deux années dans des bouteilles bien bouchées sans qu'elles aient éprouvé aucune altération. Leur saveur est acidule; elles ont aussi un goût salé qui les fait rechercher des animaux, ainsi que celles de Vichy et de Bourbonne. En général, les diverses sources du Mont-d'Or se ressemblent parfaitement par leurs propriétés physiques; on n'y observe aucune différence qui mérite d'être rapportée; la plupart jaillissent en bouillonnant, et laissent échapper de grosses bulles d'acide carbonique.

Nous avons précédemment marqué la température des eaux dans chaque source. Toutefois M. Bertrand fait remarquer que la chaleur du *Grand-Bain* n'est pas la même dans tous les mo-

---

réflexions sur les eaux de Chaudes-Aigues. Je vais le reproduire pour la commodité du lecteur. *Calentes nunc te Baiæ, et scabris cavernatim ructata pumicibus aqua sulfuris, atque jecorosis ac phthisiscentibus languidis, medicabilis piscina delectat.* M. Bertrand prétend que tout cela est applicable au Mont-d'Or. M. le docteur Grassal se range au contraire du côté des commentateurs de Sidoine Apollinaire, et prend parti contre l'interprétation du médecin du Mont-d'Or. Ses objections sont spécieuses, et il discute très-bien ce point historique.

Non licet inter nos tantas componere lites.

mens de la journée; mais il ajoute que cette variation est absolument étrangère à la source, qu'elle tient à des circonstances dont il est facile d'assigner l'influence. En effet, comme on est dans l'habitude de vider une fois par jour les cinq baignoires du *Grand-Bain*, pendant cette opération le réservoir doit nécessairement perdre de sa chaleur communiquée; en sorte que le thermomètre ne saurait y être à un degré aussi élevé à l'instant où on vient de l'emplir que plusieurs heures après, où il a repris le calorique qui lui est naturellement départi. Le jeu des douches et le mélange des eaux peuvent aussi produire le même résultat. Au surplus, M. Bertrand a fait les remarques les plus sages sur la chaleur de l'eau minérale comparée avec celle de l'eau commune, et il réfute complétement les idées de M. Fodéré sur ce point, qui occupe en ce moment plusieurs géologues et physiciens.

Propriétés chimiques. Il existe plusieurs travaux chimiques sur les eaux médicinales du Mont-d'Or; mais ces travaux ont vieilli par les progrès qu'ont faits de nos jours les procédés analytiques. On attend avec impatience la publication de celui de M. Longchamp, expressément chargé par le gouvernement de soumettre à un examen plus exact les sources les plus accréditées du royaume. On doit néanmoins des éloges à M. le docteur Bertrand, qui a rempli cette tâche difficile avec une exactitude aussi scrupuleuse que remarquable. C'est lui qui le premier a signalé dans ces eaux la présence de la silice, qui à cette époque n'y avait pas encore été reconnue, et qui en fit l'objet d'une étude particulière.

La continuation de ses recherches lui a donné les résultats suivans. 1°. La fontaine *Sainte-Marguerite* n'offre guère d'autre principe minéralisateur que l'acide carbonique, et le dépôt qu'abandonnent ses eaux par l'évaporation est absolument analogue à celui des fontaines ordinaires. M. Bertrand remarque que la quantité relative de ce gaz doit nécessairement varier; que ces eaux étant reçues dans une petite auge exposée à l'air libre et à fleur de terre, il doit résulter de cette disposition qu'elles se mêlent fréquemment, soit avec les eaux des pluies, soit avec celles qui arrosent les prairies. 2°. La fontaine de la *Magdelaine* et le *Puits de César* offrent dans diverses proportions du gaz acide carbonique, du carbonate de soude, du sulfate de soude, de l'hydro-chlorate de soude, du carbonate de chaux, du carbonate de magnésie, de l'alumine, de l'oxyde de fer; il faut seulement faire cette remarque que la silice dans le *Puits de César* remplace l'alumine. 3°. Dans le *Grand-Bain,* ce sont encore les mêmes principes, et il n'y a de différence que dans les quantités respectives. M. Bertrand a voulu s'enquérir avec soin de la nature des petits flocons noirâtres qu'on aperçoit à la surface des eaux dans les temps d'orage; si on recueille ce sédiment, et qu'après l'avoir délayé dans l'eau on le laisse dessécher, l'odeur qu'il répand a beaucoup de rapport avec celle qu'offrirait un mélange de substances animales et végétales en putréfaction. Mais ce phénomène est fréquemment observé dans d'autres eaux minérales, et c'est toujours le même résultat.

Propriétés médicinales. On a bien raison de dire que les bons médecins font les bonnes eaux; en effet, que m'importent leurs principes minéralisateurs, leur énergie, leur température, s'il n'y a pas dans l'établissement un guide sage et prudent qui me dirige sur l'emploi que je dois faire d'un agent thérapeutique aussi puissant, qui m'avertisse de ce que j'ai à craindre, ou, mieux encore, de ce que je puis espérer! Que deviendrai-je si je ne fais pas la rencontre d'un homme éclairé qui m'explique ce que j'éprouve, qui dissipe mes doutes et me délivre de mes préjugés, qui me modère ou m'encourage, qui disserte complaisamment avec moi *de usu et abusu*, comme le pratiquait le grand Frédéric Hoffmann? Or ce conseiller précieux que l'on cherche, on le trouve certainement en M. le docteur Bertrand, qui guérit bien parce qu'il observe. Les faits qu'il a rassemblés prouvent qu'il y a eu des guérisons importantes dans son établissement; j'en pourrais pour mon compte citer un certain nombre; mais on n'aime point à mettre en scène les personnes qui se conduisent d'après nos conseils.

M. Bertrand a discuté de la manière la plus judicieuse les propriétés médicinales des eaux du Mont-d'Or. Ceux qui ne marchent dans notre science qu'avec le flambeau de l'observation liront avec un intérêt véritable les recherches qu'il a faites sur ce point. Ils méditeront surtout les articles où M. l'inspecteur apprécie avec une curiosité savante les phénomènes qui surviennent pendant l'immersion, l'état du malade au sortir du bain, les modifications qu'il éprouve dans toutes ses fonctions quand on le dépose dans son lit de repos, ce qui advient consécutivement durant tout le cours de la journée; voilà la véritable marche hippocratique; voilà comment la physiologie éclaire la pathologie; voilà enfin comment on arrive de la source du mal à la cause qui le détermine. Les remarques de M. Bertrand ne sauraient être analysées; il faudrait les transcrire; il est d'ailleurs d'une grande concision, qualité qui fait le principal mérite des sciences.

« 1°. *Phénomènes observés pendant l'immersion.* — La personne qui entre pour la première fois dans le *Grand-Bain*, dit l'auteur des *Recherches sur les eaux du Mont-d'Or*, éprouve une chaleur mordicante sur toute la surface du corps, une sorte de spasme, d'anxiété, de difficulté de respirer et de perturbation générale, qui, pendant les premiers momens, l'empêchent d'y rester. Elle s'enfonce; elle ressort; et enfin, après ces mouvemens continués pendant quelques secondes, elle supporte le nouveau milieu dans lequel elle se trouve plongée. Les premiers instans de l'immersion complète sont marqués par un resserrement auquel le pouls participe; mais bientôt il devient large et fréquent, et la respiration précipitée; la figure se colore et se couvre de sueur; la peau prend plus de densité; plus tard, les artères battent avec force, et ordinairement à la quinzième minute le pouls n'a guère moins de cent pulsations. Pendant l'immersion, les douleurs occasionnées par la carie des os ou par l'infection vénérienne sont exaspérées; celles au contraire qui dépendent du rhumatisme diminuent dès les premières minutes, et ne tardent point à s'assoupir. De là le désir manifesté par beaucoup de malades de rester dans le bain plus long-temps qu'il ne convient, désir qui pourrait leur devenir funeste, si le médecin était assez faible ou assez inexpérimenté pour y condescendre. »

« 2°. *État du malade en sortant du bain.* — (C'est encore M. le docteur Bertrand qui parle.) Quand on sort du bain, la peau est fortement colorée; la sueur ruisselle sur tout le corps. Il existe un état fébrile bien prononcé. Ce mouvement fébrile diffère beaucoup de celui qui dépend d'un état pathologique. Dans celui-ci, la sueur ne paraît ordinairement qu'au déclin ou pendant la rémission de la fièvre; dans celui-là, l'accélération de la circulation et l'exhalation cutanée marchent ensemble. Outre son augmentation de densité et sa plus forte coloration, la peau est encore remarquable par l'enduit onctueux qui la couvre, et par sa douceur au toucher. Cette douceur, cette onctuosité doivent être attribuées à la sécrétion des follicules sébacés, augmentée tout à la fois par la température du bain et l'action stimulante des substances qui le minéralisent. »

« 3°. *État du malade lorsqu'il est transporté dans son lit.* — Le pouls est large et souple; sa fréquence diminue; la respiration redevient de plus en plus libre; l'état fébrile baisse insensiblement; une chaleur douce et modérée succède à la chaleur âcre ressentie pendant l'immersion; tout le corps se couvre d'une sueur abondante et inodore.... Presque toujours la sueur est générale; quelquefois cependant il est des surfaces qui n'y participent point. »

« 4°. *État du malade durant le reste de la journée.* — Une transpiration douce et agréable remplace la sueur abondante éprouvée pendant et après le bain; et si celle-ci a été modérée comme il convient, au lieu de se trouver affaibli pendant la journée on se sent plus dispos; les articulations ont plus de flexibilité; la peau conserve la souplesse et l'onctuosité; elle perd la couleur et une partie de la densité acquises pendant le bain. L'appétit est meilleur; la quantité des urines diminue, à moins que la peau ne se sèche; ce qu'on observe rarement, etc.... »

Ces aperçus intéressans, ces phénomènes soigneusement observés par le médecin qui dirige les malades ne sont pas seulement propres aux bains du Mont-d'Or, ils appartiennent du moins à toutes les eaux minérales de cet ordre, et sous ce point de vue ils peuvent nous éclairer sur le mode d'action de cet agent thérapeutique. On va séjourner aux thermes dont il s'agit, pour aider puissamment la réaction vitale dans une multitude de maux où la nature est manifestement frappée d'inertie. Aussi quand les guérisons s'opèrent, c'est presque toujours en déterminant des sueurs, des flux de ventre critiques; en rétablissant des excrétions qui avaient été accidentellement supprimées, en donnant lieu à l'éruption de quelques furoncles ou de quelques exanthèmes miliaires, en suscitant un gonflement dans les articulations, en rouvrant des émonctoires, etc. En bain comme en boisson, les eaux du Mont-d'Or augmentent notablement l'action de l'appareil tégumentaire; ce mode d'action est puissamment secondé par l'élévation du lieu où on les prend, parce que la diminution de pression atmosphérique diminue les gazéifications.

On a depuis long-temps préconisé les eaux du Mont-d'Or contre les maladies chroniques du poumon; mais c'est bien ici le cas de redire avec Baglivi : *O quam difficile est morbos pectoris cognoscere!* Il est certain qu'on peut envoyer à ces eaux les personnes atteintes de catarrhes opiniâtres, lorsque d'ailleurs la fièvre qui les accompagne est peu intense, lorsque la chaleur est peu vive, lorsqu'il y a atonie et flaccidité dans tous les organes. Les eaux du Mont-d'Or sont spécialement invoquées dans tous les cas où il y a rétrocession d'un principe morbide qu'il importe de rappeler à l'extérieur par l'action salutaire de la révulsion. On arrête ou on diminue souvent l'hémoptysie en ranimant la circulation capillaire cutanée. D'autres fois, on peut suspendre la marche des tubercules, et prévenir la dégénérescence de certains tissus. Mais les eaux du Mont-d'Or ne font qu'accélérer la perte des malades, si on y a recours quand la fièvre colliquative a commencé. M. Bertrand donne à ce sujet quelques règles aphoristiques, qui sont le résultat de mûres observations. Les médecins conseillent quelquefois l'usage des eaux du Mont-d'Or dans l'asthme humide entretenu par un vice goutteux et rhumatismal; mais si le cœur était frappé d'anévrisme, il faudrait se garder de les prescrire.

Les maladies de l'estomac seraient mal connues par celui qui ne les verrait dans tous les cas que comme le résultat d'une phlegmasie. Nous n'entrerons dans aucune discussion sur ce point ; ce qu'il y a de certain, c'est qu'on a vu souvent les forces de cet organe se rétablir, et toujours par la puissance d'une révulsion heureusement opérée. On peut dire de même de quelques affections chroniques des intestins. Les longues gouttes, les rhumatismes froids, un grand nombre de maladies lymphatiques, malgré leur opiniâtreté, peuvent s'amoindrir par les soins de M. l'inspecteur actuel, parce qu'il a un grand empire sur les malades qui se dirigent d'après ses documens, parce qu'il a une sorte d'inflexibilité dans ses prescriptions, parce que nul ne fait mieux observer que lui toutes les règles de la discipline médicinale.

Mode d'administration. Examinons maintenant comment M. le médecin distribue et applique médicinalement les sources précieuses qui sont à sa disposition. Les eaux froides de la fontaine de *Sainte-Marguerite* sont très-chargées d'acide carbonique ; elles conservent une saveur très-styptique, lors même qu'on les a privées de ce gaz, soit par l'action du feu, soit à l'aide de la machine pneumatique. Cette stypticité dont la cause est encore ignorée, et que M. Bertrand est tenté d'attribuer à quelque extractif végétal, empêche de les employer à l'intérieur. On s'en sert pour la préparation des bains tempérés de chaleur, en raison du gaz qu'elles contiennent : elles affaiblissent la température native des sources thermales, tout en maintenant la dissolution de leurs sels à base de chaux et de magnésie.

Quant à la fontaine *Caroline* et au bain de *César*, ces deux sources, à peine distantes de deux mètres l'une de l'autre, sont parfaitement semblables sous le rapport de leurs propriétés physiques et chimiques. Leurs eaux confondues sont reçues dans un réservoir dont la contenance est de vingt mètres cubes. C'est de là que, par deux grands conduits qui embrassent tout l'établissement thermal, elles vont se distribuer en douches, soit dans la grande salle des bains, soit dans les piscines. Veut-on les administrer en bains, deux autres conduits en amènent les eaux dans des cabinets réservés pour les cas où il convient d'agir fortement sur le système cutané, soit tout à coup et brusquement, soit après l'avoir déjà soumis à des excitations moins actives et préparé graduellement à subir celle-ci.

Le *Grand-Bain* est composé d'une vingtaine de

sources à peine distantes de trois décimètres l'une de l'autre, et qui s'échappent avec un bruit très-remarquable à travers les prismes de la coulée de Klingstein, qui livre passage à toutes les sources thermales du Mont-d'Or. Ces sources sont réunies dans un réservoir rectangulaire sur lequel on a établi cinq cabinets de bains, dont les deux extrêmes font monter le thermomètre centigrade à 42 degrés, et les trois intermédiaires à 44 degrés. Hors le temps du service, les eaux du *Grand-Bain* sont reçues, et restent entreposées dans deux réservoirs qui contiennent vingt-six mètres cubes d'eau : c'est de là que, par deux grands conduits, on les amène soit dans les piscines, soit dans les cabinets de la grande salle de bains, pour y servir à la préparation des bains mitigés, dont la température varie depuis 33 jusqu'à 44 degrés du thermomètre centigrade. Du mode de distribution adopté dans la construction du monument thermal, résulte donc la grande facilité d'avoir des bains depuis 32 degrés (température la plus faible des bains mitigés) jusqu'à 46 (température du bain de *César* et de la fontaine *Caroline*). C'est à cette gradation de température que M. Bertrand tient beaucoup, persuadé que les vertus des eaux thermales, soit qu'on les prenne en bains ou en boisson, dépendent surtout des révulsions qu'elles produisent. C'est dans l'art de comprendre, de ménager, de renforcer, en un mot de conduire et d'arrêter à propos ces révulsions, que le secret des guérisons consiste.

Le bain *Ramond* et la source *Rigny* ont la même température, et ont par conséquent les mêmes usages. Les eaux de ces deux sources sont amenées dans des piscines. Ainsi donc une simple excitation suffit-elle pour remplir les indications curatives : la susceptibilité nerveuse, une disposition aux congestions du cerveau, des dilatations veineuses ou artérielles, un mouvement fébrile marqué, contre-indiquent-ils une excitation un peu forte : on se contente alors des bains de 31 à 41 degrés centigrades, dans la grande salle des bains. L'action de ces bains est-elle inférieure aux effets que l'on se propose de produire; a-t-elle déjà disposé les malades à subir, sans inconvénient, de plus fortes excitations : on a recours à des immersions dans le *Grand-Bain* ou dans le bain *Ramond* indistinctement. Faut-il des effets plus violens, provoquer de fortes transpirations, exciter de grands mouvemens excentriques : allez au *Bain de César*. Les eaux abondantes de la fontaine de la *Magdelaine*, qui, au besoin, peuvent alimenter un grand nombre de bains, sont exclusivement employées en boisson, dans les cas où le conduit alimentaire, exempt d'irritation, permet de tenter des révulsions sur sa surface. Toutefois, M. Bertrand les fait prendre quelquefois en bains de pieds, concurremment avec celles du *Grand-Bain* et du *Bain de César*. Sous cette forme, il a obtenu les plus grands comme les plus constans succès de ces bains, dont il fait faire un grand usage depuis sept ou huit ans. On peut tempérer les eaux du Mont-d'Or, en les mêlant avec le lait, avec le petit-lait, avec l'eau de gomme, avec l'eau de riz. Il y a d'autres secrets à dire sur la manière d'en modifier l'emploi, selon l'âge, le sexe, le tempérament, les organes affectés, etc., mais il faut les apprendre sur les lieux.

SAINT-NECTAIRE.

Les eaux de Saint-Nectaire sont à deux lieues de celles du Mont-d'Or, et à quatre lieues de Clermont. Ces eaux, d'après le rapport de M. l'inspecteur Marcou, prennent leurs sources dans des masses granitiques, et les eaux qui les avoisinent filtrent à travers un sol de même nature. De cette uniformité d'origine paraît résulter leur presque similitude ; car toutes les sources qui existent dans le vallon sur une longueur de près de mille toises, sont minérales et de même espèce, sauf quelques légères différences dans la proportion des matières qui s'y trouvent en dissolution.

Les sources sont très-abondantes dans la vallée

de Saint-Nectaire ; on distingue surtout les suivantes :

1°. Le *Gros-Bouillon* ou les *Grands-Bains*, dont la température est de 31 degrés du thermomètre de Réaumur ;

2°. La *Vieille-Source* ou les *Petits-Bains*, même température ;

3°. La source de la *Voûte*, 20 degrés ;

4°. La source *Pauline*, 28 degrés ;

5°. La source du *Chemin*, 20 degrés ;

6°. La source du *Rocher*, 31 degrés ;

7°. La source de la *Côte*, idem.

Toutes ces sources paraissent semblables ; ce sont des circonstances locales qui les font différer de température.

Les vestiges d'un établissement thermal, récemment découverts, prouvent que les eaux de Saint-Nectaire furent autrefois connues des Romains. Elles tombèrent insensiblement dans l'oubli ; on cherche de nos jours à les tirer de l'abandon où elles languissent depuis long-temps : l'aspect pittoresque de cette contrée, la réunion des objets les plus piquans pour la curiosité, doivent nécessairement y attirer le public.

Propriétés physiques. Les eaux de Saint-Nectaire ne sont qu'imparfaitement transparentes; elles ont une couleur de petit-lait clarifié : quand on pénètre dans le local où elles naissent, on est frappé d'une odeur de gaz hydrogène très-prononcée. Cette odeur ne se retrouve nullement dans une bouteille à moitié emplie de cette eau et fortement agitée. La saveur des eaux de Saint-Nectaire est d'abord faiblement acidule, puis fortement alcaline, et sur la fin douce et onctueuse. J'ai déjà dit que leur température était de trente à trente-un degrés du thermomètre de Réaumur.

Propriétés chimiques. D'après les travaux de M. Boullay, on trouve dans les eaux de Saint-Nectaire du gaz acide carbonique libre, du sulfate de soude, de l'hydro-chlorate de soude, du carbonate de soude avec son eau de cristallisation, du carbonate de chaux, du carbonate de magnésie, de la silice, des traces de fer, du gaz hydrogène sulfuré qui ne fait que traverser l'eau sans s'y mêler. La présence de ce gaz est prouvée, 1°. par l'odeur que l'eau exhale; 2°. par la promptitude avec laquelle l'argent et le plomb décapé noircissent quand ils sont plongés dans la source. Ce phénomène n'a point lieu quand on plonge ces métaux dans l'eau extraite de la source, ce qui prouve que le gaz ne fait que le traverser sans s'y mêler. M. le docteur Marcou a fait une très-belle expérience sur les lieux avec M. Berthier;

il a reconnu que le gaz acide carbonique libre est à la source de quatre fois le volume de l'eau, ce qui justifie la place que nous lui assignons dans notre classification. A Saint-Nectaire, les orages sont presque toujours annoncés par un dégagement de vapeurs si considérable, que les malades éprouvent au bain une gêne de la respiration qui les force d'y séjourner moins long-temps.

Propriétés médicinales. Je lis, dans un rapport de l'estimable et savant inspecteur M. Marcou, que les eaux de Saint-Nectaire ont été favorables dans le traitement d'un grand nombre de maladies chroniques, parmi lesquelles figurent les rhumatismes, les paralysies, les gastro-entérites, les entéro-coliques, les torpeurs ou les dégénérescences du foie, les affections des voies urinaires, les leucorrhées, les aménorrhées, les ménorrhagies, et autres maladies de l'utérus. Les eaux de Saint-Nectaire pourraient devenir fort utiles. Il serait à désirer qu'on y établît un hospice pour y traiter gratuitement les indigens. Il conviendrait aussi que le propriétaire agrandît et perfectionnât ses piscines, qu'il les rendît plus commodes; les cabinets sont trop humides. Ceux qui se trouvent à la tête des établissemens thermaux doivent se regarder comme dépositaires de la santé publique; ils doivent veiller à la conservation des sources, empêcher et réparer avec soin tout détriment.

Au surplus, comme le nombre des malades augmente, on fait tous les ans des réparations très-utiles à Saint-Nectaire.

Mode d'administration. Les eaux de Saint-Nectaire se prennent le matin à jeun; on en prend une chopine, et on peut progressivement aller jusqu'à une pinte par jour. Les bains qu'on administre durent une heure. Il faut avoir égard à l'état de l'atmosphère. M. Marcou remarque, par exemple, que la chaleur influe sur le succès du traitement, tandis que les temps humides et froids nuisent souvent aux malades. Les douches ne sont administrées que sous la forme descendante, et en un seul jet qui a neuf pieds de chute; sa durée est de cinq à trente minutes. Il y a dans les réservoirs des sources, des boues qu'on emploie avec beaucoup de succès sur certains ulcères atoniques et scrophuleux, ainsi que sur les engorgemens de même nature. La durée du traitement varie suivant la nature des maladies; mais le temps ordinaire est de vingt à trente jours. On n'a qu'une saison, qui est depuis le 5 juin jusqu'au 20 septembre. On y voit néanmoins des malades qui y prolongent leur séjour ou qui y vont deux fois dans la même année pour profiter des eaux, et surtout pour y recevoir les conseils de M. Marcou, qui dirige l'établissement avec autant de zèle que de succès.

CLERMONT-FERRAND.

C'est la capitale du département du Puy-de-Dôme, à trente lieues de Lyon et à quatre-vingt-seize de Paris. On y remarquait trois sources d'eaux minérales :

1°. La fontaine de *Jaude* ;
2°. Celle de *Saint-Alyre* ;
3°. Celle de *Saint-Pierre*, qui n'existe plus.

Les deux premières sont d'un certain intérêt pour la curiosité des voyageurs. Nous devons à l'habile chirurgien M. Fleury des notions intéressantes que nous aimons à reproduire dans cet article. La fontaine de Jaude est située au sud-ouest de la ville, auprès de la barrière qui conduit à une grande place, laquelle porte le même nom ; l'eau coule de la source par un tuyau en terre qui a dix-huit lignes de diamètre, ce qui donne cinquante-six lignes de circonférence. Sa quantité n'est pas toujours la même ; elle est intermittente ; après avoir coulé d'abord d'une manière paisible et uniforme, elle éprouve tout à coup des bouillonnemens rapides et désordonnés. C'est comme un accès de fièvre, dit ingénieusement M. Vaïsse. Elle jaillit parfois en si grande abondance, que le tuyau qui la fournit n'est point assez grand pour suffire à la quantité de liquide gazeux qui tend à s'échapper. Souvent elle s'arrête une seconde ou deux pour reprendre ensuite son cours naturel. Le phénomène dont il s'agit se renouvelle au bout d'un quart d'heure, d'une demi-heure, d'une heure; il n'y a rien de régulier à cet égard. On a remarqué que dans les temps d'orage la quantité d'acide carbonique qui se dégage est plus considérable, et que l'intermittence de la fontaine est plus marquée. Les habitués des eaux de Jaude attendent le moment où l'eau sort avec impétuosité pour remplir leur verre; il est probable qu'elle contient alors une plus grande quantité de gaz; mais sa température, qui est de 18 degrés au thermomètre de Réaumur, est toujours la même.

On distingue aussi à Clermont la fontaine de Saint-Alyre, qui est dans le faubourg du même nom. Elle coule, dit M. Vaïsse, au travers des jardins potagers; elle y dépose un sédiment qui se consolide, au point que les propriétaires sont obligés de se défendre contre ces concrétions envahissantes. Les industrieux jardiniers placent des fruits, des oiseaux, et autres objets, de manière à les soumettre à l'incrustation, et les vendre ensuite aux amateurs.

Propriétés physiques. L'eau de la source de Jaude est claire et limpide; elle dépose néanmoins un limon jaunâtre dans les canaux où elle coule; sa saveur est agréable, vineuse, et laisse une légère astriction. L'eau de la fontaine de Saint-Alyre présente à peu près les mêmes caractères; elle jouit, à ce qu'on prétend dans le pays, d'une propriété *pétrifiante* extraordinaire, terme qui n'est point exact, puisqu'elle n'opère qu'une simple incrustation. Elle a produit un pont de stalactite. C'est un phénomène bien étonnant, dit avec raison M. Vaïsse, qu'avec des atomes invisibles elle ait donné lieu à un massif de deux cent quarante pieds de long. La température des eaux de ces deux sources est de 25 degrés au thermomètre centigrade.

Propriétés chimiques. On s'est occupé de l'analyse des eaux minérales de cette ville; les principes minéralisateurs sont, en général, l'acide carbonique, le carbonate de chaux, le carbonate de magnésie, le carbonate de soude, l'hydro-chlorate de soude, le sulfate de soude et l'oxyde de fer.

Propriétés médicinales. Les habitans de Clermont se rendent à la fontaine de Jaude aux mois d'avril et de septembre, tant par habitude que par désœuvrement, et pour jouir de la promenade du matin. Il y avait autrefois près de la source un petit cabinet où les buveurs et les buveuses se réunissaient pour déjeuner et pour danser. A cette époque elles étaient très-fréquentées ; aujourd'hui elles le sont beaucoup moins. Les jeunes personnes dont les règles ont de la peine à s'établir, les femmes mariées qui ont des pertes blanches atoniques, les malades qui sont atteints de fièvres intermittentes ou printanières, et les gastronomes dont les fonctions digestives se sont ralenties, vont chercher à cette fontaine du soulagement à leurs maux.

Mode d'administration. Il n'y a ici que des buveurs, et personne ne s'est avisé de donner à ces eaux un autre mode d'administration.

VICHY.

L'ancienne petite ville de Vichy est située dans le département de l'Allier, à quatre-vingt-sept lieues de Paris, à quinze lieues de celle de Moulins, et à trente-deux de Lyon. Elle se trouve dans une vallée qu'entourent les collines les plus fertiles en productions diverses, et les plus riantes par les perspectives qu'elles offrent au voyageur. Les belles routes qui y conduisent, l'air pur et sain qu'on y respire, les agrémens et les commodités qu'on y trouve, tout concourt à en faire avec juste raison l'une des principales métropoles de nos établissemens thermaux.

Les eaux de Vichy étaient connues et fréquentées par les Romains. Dans les fouilles qui ont été faites pour la construction du nouveau bâtiment thermal, on a trouvé des vestiges de piscines, des marbres faisant partie de baignoires, des médailles de Néron, de Claudien, etc. Un grand nombre de ces médailles, avec le crocodile et le palmier, portaient l'inscription de la colonie de Nîmes. (1)

Vichy était une place forte du temps de la guerre de la Praguerie. Charles VII, en 1440, après avoir assemblé les états d'Auvergne à Clermont, voyant que les seigneurs et princes révoltés, qui avaient juré de se soumettre, manquaient à leur parole, vint assiéger Vichy. La place était défendue par un nommé Barette, qui la rendit au roi.

Il y avait autrefois à Vichy un couvent de célestins, ainsi que le rappelle une des sources de l'établissement qui porte ce nom. Il avait été fondé au quatorzième siècle, par Louis II, duc de Bourbon. On peut lire le tableau qu'a fait de ce lieu madame de Sévigné; ce tableau était véritable-

---

(1) Il est évident que l'étymologie de Vichy vient de *vicus calidus*, *village chaud*. On désigne ces eaux sous le nom d'*aquæ calidæ* dans la Table théodosienne, qui en représente la position par l'édifice carré où on distingue les lieux par où coulent les sources d'eau minérale; une voie romaine partait de Clermont, passait à Vichy, et de là conduisait à Autun.

ment d'une exactitude frappante. On connaît les éloges qu'elle donne aux campagnes environnantes (1). Le célèbre prédicateur Fléchier a fait aussi un voyage à Vichy, et sa relation annonce qu'il était enchanté de ce beau pays.

Vichy partageait l'abandon de tous les établissemens de ce genre, lorsqu'en 1785 l'usage de ces eaux fut conseillé à mesdames Adélaïde et Victoire de France, tantes du roi, et leur séjour, par l'effet de leur grande munificence, donna lieu à de grandes améliorations dans le bâtiment destiné à l'administration des eaux. Long-temps après, en 1814, son altesse royale Madame, duchesse d'Angoulême, aujourd'hui dauphine, est venue à Vichy, et depuis ce premier voyage l'établissement a pris un accroissement digne de son

---

(1) « Je vais être seule, et j'en suis fort contente (écrit madame de Sévigné à madame de Grignan). Pourvu qu'on ne m'ôte pas le pays charmant, la rivière de l'Allier, mille petits bois, des ruisseaux, des prairies, des moutons, des chèvres, des paysannes qui dansent la bourrée dans les champs, je consens de dire adieu à tout le reste; le pays seul me guérirait. » Que ne dirait pas de nos jours cette femme célèbre, si elle avait vu toutes les perfections qu'on y a ajoutées! « Partout, dit M. Longchamp, la nature a été respectée, mais partout elle a été embellie; et si l'on n'allait à Vichy pour y recevoir la santé, l'on irait certainement pour voir le soin que l'on a mis à en faire un séjour agréable. »

auguste protectrice. Quatre cours très-vastes, ayant au centre un réservoir d'eau douce, sont entourées de cabinets de bains; on y arrive par une très-belle galerie; au-dessus se trouvent des salons d'assemblée.

On traverse une vaste et magnifique promenade pour se rendre à un nouveau bâtiment de bains alimentés par la source dite de l'*Hôpital;* cette source a été rendue au service avec un tel avantage par M. le docteur Lucas, que déjà on s'aperçoit qu'elle suffit à peine aux besoins des malades. C'est d'après le rapport de ce savant médecin que M. le comte de Chabrol-Crouzol, alors sous-secrétaire d'état au ministère de l'intérieur, et aujourd'hui ministre de notre marine, fit construire la fontaine et toutes ses dépendances. L'administration de l'hospice de Vichy, en reconnaissance d'un tel bienfait, a affecté deux lits par chaque saison aux habitans du pays de ce ministre qui s'est rendu si recommandable par ce qu'il a fait pour l'humanité. (1)

A Vichy tout a le plus heureusement changé

---

(1) Le service qu'a rendu M. de Chabrol-Crouzol dans cette circonstance est au-dessus de tous les éloges. Il est béni tous les ans par ceux qui vont chercher la santé près de ces sources salutaires. Ce n'est pas sans raison qu'on a dit depuis long-temps que la bienfaisance était un attribut de

d'aspect depuis quelques années ; d'immenses plantations bordent de nouveaux chemins ; les habitans ont fait construire des hôtels, et nul établissement thermal n'offre aujourd'hui plus de ressources dans tous les genres aux personnes qui viennent y rétablir leur santé.

Ajoutons que les intérêts de la classe indigente et laborieuse n'ont pas été oubliés. L'hôpital de Vichy, spolié pendant la révolution, et privé des secours que procuraient les nombreuses aumônes des riches, prospère de nos jours par la sage administration des religieuses de Saint-Vincent-de-Paule. Il suffit aux besoins de vingt vieillards, vingt-quatre orphelins, et aux malades des communes environnantes. Il admet en outre cent quatre-vingts malades étrangers qui ont besoin de faire usage des eaux, et qui sont gratuitement reçus à trois époques de l'été. Les personnes qui, faute de lits disponibles, ne peuvent être admises, profitent du moins des avantages d'un traitement externe ; elles ont part aux conseils du médecin inspecteur, et reçoivent, sans aucun frais de leur

---

cette respectable famille. Puisque les eaux minérales comptent parmi nos produits sociaux, comment ne seraient-elles pas l'objet de la sollicitude des gouvernans ! On proclame partout les noms de ceux qui augmentent nos jouissances, que ne doit-on pas à ceux qui multiplient nos moyens de guérison !

part, les médicamens appropriés à leur état de maladie, ainsi que les eaux en boisson, en bains et en douches. L'hospice est sous l'invocation de la mère de Dieu et sous la protection de la fille de Louis XVI.

Les sources de l'établissement thermal de Vichy sont au nombre de sept :

1°. La source de la *Grande-Grille*. Une grille de fer l'environne. Sa température est de 32 à 34 degrés.

2°. Le *Petit-Puits carré*, ou puits *Chomel*. Il a 36 degrés.

3°. Le *Grand-Puits carré*, ou grand bassin des bains. Il est parfaitement clos; il fournit l'eau des bains. Il a 36 degrés et demi de chaleur.

4°. Le *Petit-Boulet*, ou fontaine des *Acacias*, 27 degrés.

5°. Le *Gros-Boulet*, ou la fontaine de l'*Hôpital*, 30 degrés.

6°. La source *Lucas*, 29 degrés. On l'employait en bains avant la construction du nouveau bâtiment.

7°. La fontaine des *Célestins*, 19 degrés.

En 1808, dans le mois de juin, on éprouva à Vichy les secousses d'un tremblement de terre qui éleva sensiblement la température de la source *Chomel* ou *Petit-Puits*. Sa direction était de l'ouest à l'est.

Propriétés physiques. Les sept sources de Vichy offrent des caractères physiques à peu près analogues ; elles ne diffèrent guère que par leur degré de température. Elles sont limpides et incolores. Mais, comme l'a remarqué M. Longchamp, on y aperçoit les rudimens cristallins de sous-carbonate de chaux qui se précipite au moment où elles arrivent à la surface du sol. On remarque à leur surface une grande quantité de bulles qui se dégagent continuellement et en plus ou moins grande quantité, selon la pression de l'atmosphère, phénomène qui s'observe dans toutes les eaux minérales de cet ordre. A la fontaine de l'*Hôpital* et à la fontaine *Lucas*, on croit sentir une odeur comme sulfureuse ; mais il est évident que cette odeur n'est point inhérente à ces eaux, et qu'elle est le résultat d'une décomposition accidentelle de l'eau et de l'acide sulfurique. On est frappé par l'odeur d'acide carbonique qui se dégage. On leur trouve un saveur piquante, acidule et comme lixivielle. La température des eaux de Vichy varie depuis $22 + 0$ du thermomètre centigrade, qui est celle de la source des *Célestins*, jusqu'à 46, qui est le degré de chaleur de la source de la *Grande-Grille*.

SUR LES EAUX MINÉRALES.

Propriétés chimiques. Depuis peu de temps M. Longchamp a publié un travail aussi exact qu'intéressant sur les eaux de Vichy. Nous nous empressons de faire connaître les résultats qu'il présente.

D'après cet habile chimiste, quatre kilogrammes ou quatre pintes d'eau des sources de Vichy, désignées ci-après, contiennent :

	Source de la Grande-Grille.	Source Chomel.	Source du Grand-Bassin.
Acide carbonique libre. .	3,7734.	3,9592.	4,2399.
Carbonate de soude. . .	19,9258.	19,9258.	19,9258.
Carbonate de chaux. . .	1,3993.	1,3985.	1,3719.
Carbonate de magnésie. .	0,3397.	0,3407.	0,3467.
Muriate de soude.	2,2803.	2,2803.	2,2803.
Sulfate de soude.	1,8900.	1,8900.	1,8900.
Oxyde de fer.	0,0116.	0,0123.	0,0266.
Silice.	0,2944.	0,2885.	0,2905.

	Source de l'Hôpital.	Source des Acacias.	Source Lucas.	Source des Célestins.
Acide carbonique libre. .	3,9176.	5,1450.	4,2807.	4,4582.
Carbonate de soude. . .	20,2054.	20,2054.	20,3454.	21,2961.
Carbonate de chaux. . .	2,1894.	2,2675.	2,0021.	2,4414.
Carbonate de magnésie. .	0,3807.	0,3886.	0,3880.	0,2910.
Muriate de soude.	2,1705.	2,1705.	2,1854.	2,3162.
Sulfate de soude.	1,6810.	1,6810.	1,5733.	1,1018.
Oxyde de fer.	0,0080.	0,0680.	0,0118.	0,0237.
Silice.	0,1911.	0,2040.	0,1662.	0,4525.

En prenant le quart des nombres ci-dessus dans chaque colonne, on aura la quantité de sels contenue dans une pinte d'eau de Vichy.

Mais on ne saurait parler des substances contenues dans les sept sources d'eau de Vichy sans faire mention de la matière végéto-animale qui se rencontre dans beaucoup d'eaux minérales, et dont M. Longchamp s'est particulièrement occupé. Je dois renvoyer à la lecture de son Livre (1) ceux qui veulent acquérir des notions plus étendues sur cet objet, en signalant l'auteur comme un des esprits les plus lumineux et les plus exacts que la science possède en ce moment. Son travail est sans contredit un chef-d'œuvre d'analyse chimique. Il doit servir de modèle à ceux qui s'engageront dans la même carrière.

On doit aussi consulter les Mémoires de M. Vauquelin et de M. D'Arcet. Ce dernier a constaté, par une longue suite d'observations faites avec la sévérité qu'on lui reconnaît, que l'eau de Vichy rend l'urine alcaline pendant tout le temps qu'on en fait usage, soit en boisson, soit en bains; que cet effet dure plus ou moins de temps, après qu'on a bu aux sources thermales (2); que ce phénomène est particulièrement manifeste chez les femmes, sans qu'on puisse en indiquer encore la

---

(1) *Analyse des Eaux minérales et thermales de Vichy*, faite par ordre du gouvernement. *Paris*, 1825.

(2) Il est même digne d'observation que les ouvriers qui travaillent dans les fabriques de sel de soude, en respirant les molécules de ce sel volatilisé, éprouvent le **même** résultat.

raison. Il a constaté enfin que lorsque l'urine est acide, il est possible de la rendre alcaline par l'emploi plus ou moins réitéré des eaux de Vichy. (1)

Il est un résultat chimique particulièrement dû aux recherches de M. D'Arcet; c'est que le gaz de Vichy n'est pas de l'acide carbonique contenant de l'azote; il y a trouvé un air atmosphérique contenant plus d'oxygène que l'air atmosphérique ordinaire, comme est celui des pluies et de la fonte des neiges.

Propriétés médicinales. Nous avons déjà parlé de tout le bien que M. Bertrand opère dans l'établissement du Mont-d'Or. Nous l'avons peint comme un médecin austère et rigoureux, presque toujours contraint à imposer à ses malades les restrictions les plus sévères. En effet, il est presque toujours consulté pour des affections où tout périclite, dont le moindre écart peut accélérer la marche, par des individus atteints de maladies de poitrine, d'hémorrhagies de toute espèce, d'anévrismes, de phlegmasies chroniques, qui ne guérissent que par un asservissement continuel aux

---

(1) M. D'Arcet obtient les mêmes effets avec des pastilles alcalines, confectionnées d'après ses instructions particulières, et dont on fait un grand usage à Vichy, aussi-bien qu'à Paris.

lois du régime, que par un repos salutaire et par l'abstinence de tout mouvement insolite ou forcé. Mais à Vichy il faut un système de conduite tout différent, et je suis persuadé que chaque eau minérale doit avoir son code et sa politique, s'il est permis de s'exprimer ainsi. Qui ne sait pas que ceux qui se rendent près des sources de la *Grande-Grille* ou des *Célestins* sont, pour la plupart, des malades *obstrués*, pour me servir du terme vulgaire, des hypochondriaques qui se présentent avec des volontés capricieuses, des goûts fantasques et presque toujours dépravés, avec le teint jaune et la face plombée, avec tous les maux que Stahl a si bien dépeints dans sa fameuse thèse *de Venâ Portâ, Portâ malorum?* La plupart de ces individus, sortis des hautes classes de la société, aiment à se nourrir de conceptions chimériques, refusent d'obéir, ou veulent juger ce qu'on leur a prescrit. Ici le médecin doit en quelque sorte tempérer son autorité, parce qu'il n'a souvent d'autres armes que celles de la persuasion. Il doit se permettre une complaisance, qui au Mont-d'Or serait abusive. Il faut qu'il converse avec ses malades, qu'il raisonne avec eux, qu'il les console à chaque instant de leurs mécomptes, qu'il prenne enfin un visage riant alors même qu'il n'a autour de lui que des visages tristes.

Pour déterminer les propriétés médicinales

des eaux de Vichy, je ne saurais mieux faire que de me servir des propres expressions de M. Lucas, qui a si bien approfondi le secret d'un pareil remède : « La classification des maladies pour lesquelles on doit employer les eaux de Vichy, dit-il, est d'autant plus difficile, que les symptômes des maladies chroniques ne révèlent pas toujours d'une manière positive le siége de la maladie ni le caractère des lésions des organes. Les souffrances que l'on ressent ne se font souvent éprouver que secondairement dans le siége où le malade les indique, soit par des réactions sympathiques, soit par la contiguité des organes affectés et des organes douloureux, soit enfin par suite des diverses méthodes de traitement qui ont été mises en usage. Les maladies à type périodique exigent l'emploi du quinquina ; mais souvent l'usage de ce spécifique contre la périodicité augmente l'irritation de l'estomac, des intestins, du foie, de la rate, etc., détermine des altérations organiques, des engorgemens, etc., qui ramènent les accès de fièvre intermittente, parce que la périodicité n'était qu'une forme et non le caractère de la maladie. C'est alors qu'il est vrai de dire que l'emploi du quinquina produit des obstructions, l'augmentation ou la diminution du volume des organes. »

L'abus des évacuations sanguines, surtout par

les sangsues, occasionne une débilité des organes, une disposition variqueuse de leur tissu. Dans ces deux états opposés des viscères, on peut faire usage avec succès des eaux de Vichy; mais leur emploi doit être méthodique. « Il exige, dit M. Lucas, une analyse exacte des symptômes qui ont accompagné le développement et la marche de la maladie dans son état aigu avant qu'elle soit passée à son état chronique; et lorsque l'observation la plus réfléchie ne procure aucun renseignement satisfaisant pour asseoir son jugement, l'emploi des eaux de Vichy peut encore être utile comme moyen perturbateur qui dégage l'inconnu ; c'est alors, il est vrai, de l'empirisme, mais c'est de l'empirisme rationnel. »

« D'après ces considérations sur la cause des engorgemens, sur la débilité ou l'hypertrophie des organes, on concevra que dans beaucoup de maladies qui sont sous la dépendance de l'état de souffrance des viscères du bas-ventre, et qui peuvent en imposer par la forme qu'elles affectent et par le siége de la douleur, les eaux de Vichy peuvent être employées avec succès, essayées avec espoir de soulagement. » Voilà la vraie thérapeutique des maladies chroniques; on croit entendre Stahl dans sa savante école.

Mode d'administration. Les eaux de Vichy s'emploient en boissons, en bains et en douches, pures ou mélangées, selon les indications. Il est difficile d'établir *à priori* la préférence qu'on doit accorder à l'une des sources sur l'autre; les conditions du tempérament primitif ou acquis du malade, la susceptibilité de l'organe souffrant, et surtout du système digestif, exigent un *tâtonnement* qui peut d'abord inquiéter le malade, diminuer même sa confiance; mais le résultat lui sera avantageux, et le confirmera dans la docilité qu'il doit montrer pour l'observance des prescriptions du médecin, lequel souvent ne se trouve embarrassé que parce que le malade a exagéré ses maux. C'est l'abus en excès qui souvent aggrave l'affection chronique, en la faisant passer d'une manière trop brusque à l'état aigu.

Il est impossible, d'après les considérations ci-dessus, de déterminer le temps du séjour que l'on doit faire aux eaux de Vichy. La saison commence au 13 mai et finit au 20 septembre. On peut se rendre aux eaux pendant la durée de ces quatre mois. Les grandes chaleurs nécessitent une plus grande surveillance de la part de l'inspecteur; les eaux de Vichy étant très-actives, il est souvent utile de leur associer des substances qui puissent en modifier l'effet. Dans les temps d'orage, dit M. Lucas, il faut les boire avec précaution; car elles sont d'une digestion laborieuse; elles causent, comme l'a souvent observé le savant praticien que nous venons de nommer, un ballonnement du ventre incommode tellement apparent, qu'on le regarde comme précurseur du changement qui doit s'opérer dans l'atmosphère.

BOURBON-L'ARCHAMBAULT.

On éprouve un grand embarras, quand il s'agit de classer les sources de Bourbon-l'Archambault, à cause de leurs diverses qualités, qui semblent répondre à des indications différentes. Toutefois, la vapeur qui se montre continuellement sur les réservoirs, vapeur qui fait éprouver une sorte de gêne aux organes de la respiration, le pétillement continuel qui se fait entendre à leur surface, quelques autres phénomènes plus ou moins appréciés, me déterminent à les ranger provisoirement parmi les eaux gazeuses, tout en tenant compte de leurs propriétés salines et ferrugineuses.

Bourbon-l'Archambault est une petite ville du département de l'Allier, située à soixante-cinq lieues de Paris, à sept lieues de Moulins, à quinze de Bourges, à dix de Nevers, à trente-deux de Lyon. Pendant les orages révolutionnaires, on ne la désignait que sous le nom de *Burges-les-Bains*. Sur la carte de Danville, elle porte celui de *Castrum Borboniense*, nom qu'elle a donné aux princes qui nous gouvernent.

Les eaux de Bourbon-l'Archambault ont été fréquentées à toutes les époques connues, et leur origine se perd dans la nuit des temps; nommer Catherine de Médicis, Gaston d'Orléans, le duc du Maine, les ducs et duchesses d'Orléans, les princes de Condé, de Conti, les Larochefoucault, les Maintenon, les Montespan, les Sévigné, les Boileau, les Chabot, les Turenne, les Talleyrand de Périgord, c'est rappeler en même temps les illustrations de la France et une très-petite partie de ceux que des souvenirs historiques attestent avoir cherché leur guérison dans l'usage de ces sources. Aussi les premiers intendans des eaux minérales nommés par le roi, sur la présentation de son premier médecin, furent-ils donnés à Bourbon-l'Archambault, et l'on voit honorablement placés parmi leurs successeurs l'aïeul et le père de l'inspecteur actuel.

La renommée des eaux de Bourbon-l'Archambault est si ancienne, qu'on ne peut faire des fouilles près des réservoirs sans trouver des vestiges de travaux exécutés en différens temps pour favoriser leur administration; mais l'affluence des malades et leurs besoins ont fait remplacer successivement tous les anciens thermes par des établissemens modernes : on ne voit plus de traces que de ceux élevés sous Henri II, sous Louis XIII, sous Louis XIV, sous Louis XV, et ils sont heureusement liés à tout ce qui a été fait de nos jours, de manière à marquer les progrès de l'industrie.

Les débris d'un beau monument, le château de Bourbon-l'Archambault, attestent encore leur illustre origine. On aime à se rappeler qu'il fut assiégé et pris par Pépin-le-Bref, l'an 759; que Charlemagne donna cette principauté à son neveu l'an 770, et en fit le premier baron de Bourbon. On sait que de lui et sa lignée descendait Agnès, mariée en secondes noces avec Robert, duc de France et comte de Beauvoisis, l'an 1268, et que Béatrix leur fille unique épousa, l'an 1271, Robert, comte de Clermont, cinquième fils cadet de Saint-Louis, qui fut le père de Louis 1er, créé duc de Bourbon par Philippe v, l'an 1317. De ce duc est issu Jacques de la Marche son fils cadet, qui se maria, l'an 1335, avec Jeanne de Châtillon, et qui devint la souche des aïeux de Henri IV et de ses successeurs.

La défection du connétable de Bourbon, l'an 1527, fit confisquer la principauté du Bourbonnais. Elle devint le douaire des reines-mères, et ce n'est que l'an 1661 qu'elle fut échangée par Louis XIV, avec Louis II, prince de Condé, contre le duché d'Albret.

Trois tours encore entières sont les seuls restes

de ce château de Bourbon qui, pendant tant de siècles, en offrit vingt-quatre, et on cherche en vain dans son enceinte cette sainte chapelle, élevée dans le quinzième siècle par Anne de France, femme du sire de Beaujeu, dont la structure hardie et les vitraux peints excitaient l'admiration. Le vandalisme n'a pas su épargner ce que le temps avait respecté.

Les eaux de Bourbon-l'Archambault offrent la réunion de trois sources principales et également utiles.

1°. L'eau minérale froide connue sous le nom d'*eaux de la fontaine de Jonas;* elle ne s'employait, il y a quelques années, qu'en boisson, pour remplacer l'eau de forges. Aujourd'hui de nombreuses observations ont appris le succès qu'on devait attendre de leur usage en lotions et douches sous forme de gouttes dirigées sur le globe des yeux, les paupières fermées, dans le traitement de quelques paralysies commençantes des nerfs optiques, des névralgies oculaires et de quelques affections chroniques des paupières. M. Faye a imaginé un appareil qui assure les avantages de l'administration de cette espèce nouvelle de douches à l'arrosoir.

2°. L'autre source minérale froide, appelée *eaux de la fontaine de Saint-Pardoux*, était presque inconnue il y a vingt ans, et s'exporte aujourd'hui dans tout l'intérieur de la France. Sa boisson, toujours utile aux personnes attaquées d'affections scrophuleuses et scorbutiques, de maladies lymphatiques, de leucophlegmatie, d'aménorrhée et d'hématurie, sera un jour pour les gens riches un moyen d'hygiène comme les eaux de Seltz.

3°. Mais c'est surtout la source d'eau minérale thermale qui depuis si long-temps rend célèbre le nom de Bourbon-l'Archambault, par ses vertus, par son volume immense, par sa température qui s'élève au thermomètre centigrade jusqu'à 60 degrés, et par sa bonne administration, toujours confiée à des médecins estimés. De nombreuses baignoires et des conduits multipliés ont été créés par les soins de M. l'inspecteur, pour faire circuler ces eaux, modifier sans aucun mélange leur température, et subvenir aux besoins de deux établissemens destinés l'un au public, l'autre aux malheureux de tous les pays sous le nom d'*hôpital*.

L'établissement public réunit aujourd'hui tous les moyens d'administration désirables : la bonne tenue et le luxe, s'il est permis de le dire; l'abondance des eaux et leur distribution, variée de manière à leur permettre de se renouveler dans les cabinets de bains et de douches, comme une rivière à une température convenable, qu'on peut changer en un instant et élever de 0 à 60 degrés.

L'hôpital des eaux les reçoit directement dans son enceinte et elles s'y administrent avec le même succès, mais par des moyens moins dispendieux, et cinq cents malades peuvent y trouver chaque année l'espoir d'une guérison dont leur indigence semblait devoir les priver. Ainsi le pauvre et le riche prennent les eaux de Bourbon-l'Archambault avec le même avantage, quoique séparément.

On assure que le gouvernement s'occupe à y créer une nouvelle promenade et un salon de réunion qui manquent, et l'exécution de ce projet déjà commencé remplira le double but d'offrir un lieu de distraction et d'exercice, et d'ajouter encore à la salubrité de la ville en la découvrant.

Propriétés physiques. Le dégagement du gaz acide carbonique occasionne, comme nous l'avons déjà dit, un pétillement continuel dans ces eaux, au point de faire croire qu'elles sont dans un état d'ébullition. Leur couleur, verdâtre dans leurs réservoirs et dans les bassins, devient blanchâtre à leur surface. L'odeur du gaz hydrogène sulfuré que répandent ces eaux devient quelquefois très-forte et dangereuse; elle s'accroît avec la vapeur, et rien n'est plus important que de renouveler l'air, pour ne pas s'exposer à l'asphyxie. Leur saveur varie selon leur température; chaudes, elles sont acidules; et lorsqu'elles sont froides, leur goût piquant se perd, elles deviennent alcalines. Leur température est de 58 à 60 degrés au thermomètre centigrade, à la source; la manière d'être de cette chaleur, relativement au corps humain, présente les mêmes phénomènes que les autres eaux thermales. Les organes de la digestion supportent très-bien ces eaux, sans en être fatigués ni brûlés. Les malades y plongent des corolles de fleurs sans qu'elles subissent la moindre altération par l'eau thermale (1). La pesanteur spécifique des eaux de Bourbon-l'Archambault est à peu près la même que celle de l'eau distillée. Il se forme dans ces eaux des dépôts de diverses natures. On y remarque une matière gélatineuse, des incrustations terreuses et ferrugineuses, une espèce de gravier et de boue noire.

Propriétés chimiques. M. le médecin inspecteur

---

(1) Ce phénomène est propre à presque toutes les eaux minérales. On le remarque à Vichy, etc. « Je mis hier moi-même une rose dans la fontaine bouillante, dit madame de Sévigné; elle y fut long-temps saussée et ressaussée; je l'en tirai comme de dessus la tige. J'en mis une autre dans une poêlonnée d'eau chaude; elle y fut en bouillie en un instant. »

de ces eaux s'est occupé, il y a fort long-temps, de l'examen de ces eaux; cette analyse a dû vieillir, et on attend avec impatience celle de M. Longchamp. M. Faye a néanmoins déterminé, à l'aide des réactifs et de l'évaporation, la proportion des gaz et des principes minéralisateurs. Elles tiennent en dissolution de l'hydrochlorate de chaux, de magnésie et de soude, du sulfate de soude, du sulfate de magnésie, du sulfate de chaux, du carbonate de fer, de la silice, une certaine proportion de gélatine, du gaz acide carbonique, une quantité inappréciable de gaz hydrogène sulfuré. M. Longchamp a trouvé une grande quantité de gaz azote dans quelques eaux thermales, et particulièrement dans celles de Bourbon-l'Archambault. Ce gaz, qu'on ne soupçonnait même pas il y a quelques années, paraît influer puissamment sur tous les phénomènes qui se développent lorsque les eaux se refroidissent. Cette découverte ajoute aux doutes que fait naître l'explication médicale résultant de l'analyse chimique. Elle semble prouver que l'observation éclaire bien plus spécialement cette partie de la thérapeutique.

Propriétés médicinales. Il semble que chaque eau minérale ait en quelque sorte une propriété spéciale : on va au Mont-d'Or pour les maladies de poitrine, pour les affections consomptives, etc.; à Vichy, pour les mélancolies, les hypochondries, les hémorrhoïdes, les dégénérescences abdominales ; mais on va spécialement à Bourbon-l'Archambault pour les paralysies, les rhumatismes chroniques, musculaires ou articulaires ; pour les rétractions des membres, pour les maladies des os ; pour les vieilles plaies déterminées par les armes à feu ; pour les contusions, les entorses, les luxations. On y va pour une multitude d'affections secondaires qu'il serait trop long d'énumérer. Il y a des boues dont on profite comme à Saint-Amand. L'action médicinale des eaux de Bourbon-l'Archambault est parfaitement dirigée ; M. l'inspecteur a un avantage qui le distingue, c'est qu'il est très-actif dans les recherches ; c'est qu'il a fait une étude particulière de toutes les eaux pour les comparer avec celles qui lui sont confiées. On ne saurait croire combien cette manière fait voir de plus haut la science pratique d'un tel médicament.

Mode d'administration. Les principes volatils des eaux de Bourbon-l'Archambault s'évaporent si facilement, et les principes qu'elles contiennent se déposent avec tant de rapidité, qu'il convient de les boire à la source. La dose ordinaire est d'une ou de deux pintes. Quand le malade est retenu dans son lit, on va puiser l'eau toutes les fois qu'il en a besoin, tant on est convaincu qu'elle perd. Les mois de juin, juillet, août, sont les mois préférables pour se rendre aux thermes; car les bains ne réussissent jamais mieux que dans les saisons chaudes. C'est au médecin à déterminer la durée des saisons; en effet, on a vu des personnes qui ont dû prendre les eaux pendant plus d'un mois. L'objet de cet agent thérapeutique étant de déterminer dans l'économie un travail nouveau, en secondant toutefois les vues de la nature, il faut nécessairement agir selon l'âge, le sexe, le tempérament et la maladie. M. Faye a émis des opinions très-justes sur les accidens que peut causer l'emploi des eaux. Lorsqu'elles constipent, elles jettent les malades dans l'insomnie, augmentent les douleurs des rhumatisés; elles aggravent la paralysie, et peuvent hâter le développement des phénomènes apoplectiques. On est souvent obligé de recourir aux purgatifs salins, aux ventouses, etc. On doit agir avec une extrême prudence; il faut modérer les effets perturbateurs. Alors même que les habitudes sont mauvaises, il ne faut pas les changer trop vite.

AUDINAC.

Le vallon d'Audinac prend son nom d'un hameau ainsi appelé qui fait partie de la commune de Mont-Joie, canton de Saint-Lizier, arrondissement de Saint-Girons, département de l'Arriége. M. Lacanal, médecin d'une grande instruction, nous a donné une description très-exacte de ce lieu, dont les eaux minérales sont avec raison très-fréquentées. Le pays environnant présente une agréable variété de monticules boisés, dont les intervalles sont remplis par de belles prairies et des champs fertiles. La nature du sol est argilo-calcaire, d'une couleur de cire. Les sources minérales sourdent dans un enfoncement dont les bords, du côté méridional, sont médiocrement élevés et s'appuient, en s'étendant au loin, sur une masse de chaux carbonatée grise et informe, que traversent quelques couches de spath calcaire cristallisé; tandis que, du côté du nord, le terrain va en s'élevant à une bien plus grande hauteur, et forme un immense amphithéâtre que couronne majestueusement la montagne dite *Calivert*. La roche qui sert de support à cet amphithéâtre septentrional est mélangée de chaux carbonatée proprement dite, de chaux carbonatée magnifère, et de chaux carbonatée solide. Un vaste hôtel construit à une centaine de pas de distance des fontaines minérales, avec lesquelles il communique par une belle allée de platanes, sert à loger les étrangers malades; il est bâti sur une hauteur, au bord de la grande route qui conduit à Saint-Girons, et à deux mille toises de cette ville qui est le chef-lieu d'un arrondissement.

Propriétés physiques. Considérées sous le rapport de leurs propriétés physiques, ces eaux sont très-limpides, ordinairement inodores, exhalant dans quelques circonstances indéterminées une légère odeur de gaz hydrogène sulfuré; leur limpidité n'est jamais troublée, quelles que soient l'abondance et la durée des pluies atmosphériques. Leur quantité est aussi constamment la même, et elle est telle qu'elle peut suffire au service de seize baignoires, de quatre douches, et à la boisson du public. Leur température, en hiver comme en été, est de 16 à 18 degrés du thermomètre de Réaumur. L'eau minérale d'Audinac mousse aisément par l'agitation; elle produit chez certains individus qui en ont bu quelques verres, un sentiment de pesanteur de tête et d'étourdissement analogue à l'état d'ivresse. Elle jaillit de bas en haut dans deux bassins principaux, où l'on voit des bulles aériformes se dégager sans cesse du fond de l'eau et s'élever à sa surface; ces bulles sont formées par du gaz acide carbonique : exposée à l'air et laissée en repos, l'eau se couvre bientôt d'une pellicule blanchâtre qui, après quelques heures, prend une teinte rouge irisée, le reste du liquide conservant sa limpidité; on voit au fond des bassins un sédiment ocracé.

Propriétés chimiques. Il y a une très-bonne analyse des eaux d'Audinac, qui a été exécutée par MM. Lafont et Magnes, l'un des plus habiles pharmaciens de Toulouse. Il résulte de leurs diverses expériences que ces eaux contiennent, dans des quantités que leur travail a fort bien déterminées, du gaz acide carbonique, du gaz hydrogène sulfuré, des sulfates de chaux et de magnésie, de l'hydro-chlorate de magnésie, des carbonates de chaux et de fer; c'est ce qui a déterminé M. Lacanal, qui dirige l'administration de ces eaux pour l'avantage de ses compatriotes, à les classer parmi les eaux gazeuses et par conséquent acidules, sans oublier le principe ferrugineux dont elles sont imprégnées.

Propriétés médicinales. On avait parlé des essais de quelques médecins sur les propriétés médicinales de ces eaux; mais ce sont particulièrement ceux qui sont le résultat de l'expérience de M. Lacanal qu'il importe de citer. Cette boisson excite presque toujours les urines, et le plus souvent aussi les évacuations alvines; dans certains cas, elle semble, au contraire, produire la constipation; ce qui devient quelquefois un avantage relativement à l'état maladif que l'on doit combattre, dit l'habile médecin de Saint-Lizier; toutefois, lorsque cet effet constipant est un inconvénient, on y remédie par l'administration de quelques laxatifs. Les eaux minérales d'Audinac conviennent pour rétablir les fonctions digestives de l'estomac et des intestins; elles favorisent la transpiration cutanée. L'existence du gaz acide carbonique et du carbonate de fer dans l'eau d'Audinac, explique ses bons effets pour exciter la menstruation et pour tonifier tous les systèmes organiques en général.

Aussi remarque-t-on que presque toutes les maladies soumises aux soins éclairés de M. le docteur Lacanal, dans cet établissement, dépendent d'un état de faiblesse. Dans ce nombre, il faut ranger les affections arthritiques et rhumatismales non fébriles, les engorgemens des viscères du bas-ventre, les hypochondries, les embarras hémorrhoïdaires, la gêne du sang dans le système de la veine-porte, la paresse du foie, la chlorose, l'aménorrhée, la leucorrhée, qui tiennent à un relâchement local; les catarrhes vésicaux; les tumeurs scrophuleuses des ganglions lymphatiques, etc.

Il y a plusieurs faits dans la pratique de M. Lacanal qui mériteraient d'être cités : Un enfant de six ans, rachitique depuis sa naissance, fut porté à Audinac pour y essayer l'action des eaux contre une atrophie des extrémités inférieures qui l'avait empêché de marcher jusqu'alors, et même de se servir de ses jambes ; après une quinzaine de jours de l'usage des bains et des douches à la température de 30 degrés de Réaumur, pendant lesquels il buvait chaque matin quelques verres d'eau minérale, à laquelle M. le médecin-inspecteur faisait ajouter tous les jours un demi-gros de teinture de Mars tartarisée, cet enfant laissa ses béquilles et marcha seul. Une autre observation également digne d'être citée, est celle d'une hématurie dans un homme de soixante-trois ans, d'un tempérament sec et irritable. Cette infirmité existait depuis plusieurs années et avait résisté au traitemeut des plus habiles praticiens de Toulouse. Le malade vint à Audinac, y but les eaux, prit des bains pendant un mois, et vit cesser sa maladie. Il put se livrer impunément à des courses à pied, tandis que jusqu'alors le moindre exercice provoquait chez lui les plus graves accidens.

Mode d'administration. L'eau minérale d'Audinac s'emploie en boisson, en bains et en douches. On la boit par verres, que l'on remplit en les plongeant dans l'un ou l'autre des deux bassins. La dose ordinaire est depuis deux jusqu'à dix verres tous les matins, suivant le tempérament des malades, la nature de leurs maladies, et les effets que l'on veut produire. Quand l'eau constipe, on y ajoute une certaine quantité de sulfate ou de carbonate de magnésie.

Pour être employée en bains, l'eau d'Audinac

est chauffée dans une grande cuve de cuivre, où on la fait monter du bassin principal à l'aide d'une pompe. Elle est ensuite dirigée dans les baignoires, et on lui donne le degré de température que l'on désire, en y mêlant de l'eau minérale non chauffée. Il y a quatre appareils pour les douches, et l'eau en est prise dans la grande cuve qui sert à faire l'eau pour les bains. Ces appareils pourraient être mieux disposés pour obtenir l'effet désiré, mais les propriétaires de l'établissement manquent de moyens sans doute pour faire exécuter ces améliorations ; l'intérêt public exigerait peut-être qu'ils fussent généreusement secondés dans leurs intentions bienfaisantes. (1)

---

(1) Il y avait à Audinac des abus dont tous les malades se plaignaient, et qu'il importe de signaler. Il est souvent arrivé, et peut-être arrive-t-il encore, que les personnes employées aux bains, par cupidité, distribuent les eaux de leur propre gré à quiconque se présente, sans faire intervenir un médecin qui détermine les maladies pour lesquelles on les réclame. Il s'ensuit qu'il est des cas où ces eaux peuvent devenir nuisibles. Cet usage abusif doit trouver son anéantissement dans l'exécution de l'ordonnance royale du 18 juin 1823, et du réglement du 22 mars 1808, lequel est consigné dans les registres de toutes les préfectures. Il est du devoir du propriétaire de faire observer dans son établissement ces deux actes importans de l'autorité avec une religieuse exactitude.

USSAT.

Village du département de l'Arriége, à une demi-lieue de Tarascon, à trois lieues d'Ax qui a aussi des eaux minérales dont nous aurons occasion de parler. Les bains sont situés dans une gorge formée par deux chaînes de montagnes calcaires ; c'est dans cette gorge que passe la rivière d'où le département a pris son nom. L'habile chimiste M. Figuier, qui a procédé autrefois à un examen très-particulier de ce lieu, en vante beaucoup l'heureuse situation ; il parle surtout de la montagne qui est au sud-est des bains. « Dans son intérieur, dit-il, il y a des grottes très-spacieuses qui offrent un des beaux spectacles de la nature ; les voûtes et le sol de ces souterrains sont tapissés de belles stalactites et stalagmites très-variées dans leurs formes ; dans plusieurs endroits, les stalactites et les stalagmites forment, par leur réunion, une suite de colonnes dont la vue est infiniment agréable. » Jadis c'était M. Pilhes qui dirigeait cet établissement ; aujourd'hui c'est M. Guerguy, digne à tous égards de la confiance publique, et qui, par son zèle autant que par ses talens, justifie si bien le choix qu'on a fait de lui.

Les cuves étaient au nombre de dix-huit, distinguées seulement par l'ordre numérique ; mais, dans le courant de l'année 1822, M. le baron de Mortarieu, préfet du département, a obtenu de la munificence du gouvernement le montant des frais nécessaires pour faire établir huit baignoires de plus, ce qui en porte le nombre aujourd'hui à vingt-six. Cette augmentation était nécessaire pour la facilité du service, et pour satisfaire un plus grand nombre de personnes à la fois. Ces nouvelles baignoires, creusées dans le sol, dans le lit même du ruisseau thermal souterrain, sont en partie intercalées dans des espaces assez considérables qui séparaient les anciennes; il en est qui sont placées immédiatement au-dessus d'elles, dans le même alignement, au pied de la montagne. On annonce la reconstruction d'une maison propre à loger plus commodément les pauvres que l'hôpital de Pamiers y envoie annuellement; une partie de celle qui les recevait a croulé depuis peu, et déjà elle était beaucoup trop exiguë pour sa destination. On doit tout attendre du zèle de M. le baron de Mortarieu, qui est déjà regardé comme le restaurateur des bains d'Ussat.

Propriétés physiques. Les eaux d'Ussat sont limpides, inodores, presque insipides, douces et onctueuses au toucher. Elles laissent dégager de temps en temps du gaz acide carbonique en bulles, qui viennent crever à la surface de l'eau. Ce dégagement n'a pas également lieu dans toutes les cuves. La température de chacune offre aussi des différences. Cette température se trouve circonscrite entre 26 et 31 degrés du thermomètre de Réaumur.

Propriétés chimiques. M. le professeur Figuier, auquel on doit une très-bonne analyse de ces eaux, a trouvé qu'elles contenaient de l'acide carbonique libre, des sulfates et des carbonates de chaux et de magnésie, de l'hydro-chlorate de magnésie. On trouve au fond des cuves un sédiment composé d'alumine, de silice, de carbonate, de sulfate de chaux, et de fer oxydé ou carbonaté. Il y a une matière végéto-animale, qui se dépose à mesure que les eaux se refroidissent. Elle est gluante et en flocons demi-transparens, comme le frai des grenouilles.

Propriétés médicinales. Les sources thermales d'Ussat, pendant long-temps négligées et presque abandonnées à cause de la mauvaise construction des bains et de l'insouciance des administrateurs, recouvrèrent un certain éclat, grâces aux améliorations qui furent indiquées par M. Pilhes, et exécutées avec autant d'intelligence que d'activité. Dès-lors les malades y affluèrent, et les registres du temps attestent qu'à cette époque il y eut une multitude de guérisons qui accrurent de jour en jour la confiance publique. M. Goût, médecin de l'hospice de Foix, et spécialement chargé du service militaire, cite plusieurs cures obtenues aux bains d'Ussat, entre autres celle d'un jeune officier qui, à la suite de plusieurs blessures provenant de coups de feu, était tombé dans le marasme et la consomption; ses extrémités étaient atrophiées, et il ne pouvait plus se tenir debout. On le colportait sur le dos pour le faire entrer dans une voiture. M. Goût lui prescrivit les bains d'Ussat. Dès le cinquième bain, on vit la plaie se circonscrire et diminuer peu à peu d'étendue. A mesure qu'il continua ce traitement, son mieux s'accrut, et par des soins méthodiques il parvint bientôt à pouvoir se promener, soit à pied, soit à cheval. M. le docteur Chrestien, de Montpellier, dont le nom est certainement une autorité en médecine pratique, n'est pas moins favorable à l'action salutaire de ces bains.

M. Guerguy, qui a fait une longue étude de l'action particulière de ces bains sur l'économie animale, les regarde comme spécialement propres à combattre certains désordres du système nerveux. Il pense que si l'établissement était entouré d'habitations commodes et analogues aux besoins ainsi qu'aux habitudes de la classe opulente de Paris et des autres grandes villes, ils pourraient être fréquentés avec le plus grand avantage, sous le point de vue que nous venons d'indiquer. Il ne balance point en conséquence à les conseiller dans les diverses affections du système utérin, dans les flux leucorrhéiques et les ménorrhagies dépendantes d'un excès de sensibilité, dans les menstruations irrégulières, mais surtout dans les vapeurs hystériques. Les malades atteints de spasmes convulsifs, comme, par exemple, de la danse de saint Guy, du tic facial, etc., y trouvent d'ordinaire un certain soulagement; ces bains sont pareillement efficaces dans quelques rhumatismes qui prennent le masque des névralgies.

M. le docteur Guerguy a fait, pendant la saison de 1822, une observation intéressante que nous nous empressons de consigner ici; c'est que durant ce temps les malades habitués à ces bains éprouvèrent généralement plus d'agitation que dans les années antérieures, en sorte qu'on crut voir que leur activité était sensiblement augmentée. M. l'inspecteur crut devoir attribuer ce phénomène à la diminution du volume ordinaire de l'eau thermale, occasionnée par la grande sécheresse, d'où devait probablement résulter la concentration des principes fixes ou gazeux minéralisateurs des eaux. Mais, en diminuant la durée des bains et leur nombre sur les personnes douées d'une excessive sensibilité, il obvia à cet excès d'action de l'eau thermale, et par cette modification les résultats furent à peu près les mêmes.

Mode d'administration. Les eaux d'Ussat ne sont point employées à l'intérieur; on n'y vient que pour se baigner. Sous cette forme, on emploie les eaux à 30 ou 31 degrés du thermomètre de Réaumur. On favorise souvent l'action des bains par des frictions sèches, et par l'usage interne de quelque boisson tempérante ou des eaux d'Ax, qu'on fait apporter sur les lieux.

CHATEAUNEUF.

Ces eaux sont encore trop peu connues peut-être pour les classer d'une manière convenable; mais il est intéressant d'en parler, à cause du bien qu'elles produisent. Elles sont situées à l'extrémité nord-est du département du Puy-de-Dôme, arrondissement de Riom, dans la commune de Châteauneuf. Elles sont inspectées par M. le docteur Colin, médecin très-zélé pour accréditer leur succès. Elles sont à quatre lieues de Riom, à six de Clermont-Ferrand et à une de Saint-Gervais.

Ces eaux paraissent avoir été suivies de temps immémorial. Au milieu de la presqu'île de Saint-Cir, dit M. le docteur Colin, on remarque les masures d'une église, qui était celle paroissiale de ladite commune de Châteauneuf, et qui portait le nom de paroisse de Saint-Cir. Cette église avait été élevée sur les fondemens d'un ancien château, où résidaient les seigneurs de ce temps. C'est auprès de cet édifice qu'existent les *Bains des Méritis ;* il n'y avait dans le voisinage aucune habitation, et l'on avait totalement négligé ces thermes. Lors de leur décombrement, qui remonte à un grand nombre d'années, on trouva les anciennes cuves avec le ciment des Romains.

Les eaux minérales de Châteauneuf sont divisées en deux parties principales ; savoir : la première au lieu de *Bordas,* où il y a trois bains ou cuves.

1°. Celui appelé le *Grand Bain;* 24 degrés;
2°. Le *Bain de M. Chevarrier;* 24 degrés ;
3°. Le *Bain rafraîchissant;* 24 à 25 degrés.

Il y a aussi une fontaine qu'on désigne sous le nom de *Petit-Rocher,* qui a 16 degrés.

La seconde partie se trouve au lieu des *Méritis,* à un quart de lieue de la première : elle se compose de deux bains.

1°. L'un appelé le *Grand-Bain chaud,* à 31 degrés ;
2°. Le *Bain tempéré,* à 25 degrés.

Plus une fontaine attenant au *Grand-Bain chaud,* appelée *Grande-Fontaine.*

Il existe diverses autres petites sources chaudes ou froides, disséminées dans la commune de Châteauneuf; entre autres la fontaine froide de *Birard*, qui contient beaucoup d'acide carbonique.

Ces eaux minérales se trouvent placées sur la rive gauche de la Sioule. Le débordement de cette rivière, repoussé à sa rive gauche par un rocher, les a souvent comblées, et forcé les eaux à se frayer de nouveaux passages.

Celles du *Bordas* sont également sujettes aux inondations d'un ruisseau qui, dans l'endroit d'où s'échappent les eaux minérales, dépose une quantité assez considérable de petits cailloux.

L'air est assez pur, dit M. Colin, pendant la prise des eaux qui commence le 1er mai jusqu'à la fin d'octobre. La chaleur se fait assez sentir en été et en automne, à cause des montagnes qui bordent la Sioule : cette rivière fournit du poisson qui est d'une qualité exquise.

Propriétés physiques. Ces eaux sont limpides, incolores; sur quelques-unes on aperçoit des pellicules brunâtres et luisantes. Par l'odorat, on a cru y apercevoir quelquefois des traces de gaz hydrogène sulfuré.

Propriétés chimiques. Je crois superflu de donner ici en détail l'analyse de chaque source, puisqu'elles ont toutes à peu de chose près les mêmes principes minéralisateurs. C'est du sulfate de soude et de potasse, de l'hydro-chlorate de soude, du carbonate de soude, de chaux et de magnésie, de la silice, une matière végéto-animale, souvent des traces d'oxyde de fer dans une plus ou moins grande quantité de gaz acide carbonique; dans d'autres, du gaz hydrogène sulfuré très-sensible à l'odorat : tout cela décèle des vertus énergiques.

Propriétés médicinales. M. le docteur Colin a obtenu beaucoup de cures parmi les malades qu'il a observés à Châteauneuf. Il y a traité des rhumatismes chroniques, des gouttes atoniques, des claudications par déplacement spontané de la tête du fémur, des ulcères fistuleux, des chutes de l'utérus, des déplacemens du vagin, et autres affections analogues.

Mode d'administration. Les eaux de Châteauneuf s'administrent le plus souvent en bains et en douches. On en use en injection pour les femmes attaquées de pertes blanches.

CHATEL-GUION.

Ce village est situé dans le département du Puy-de-Dôme, à une lieue de Riom, peu éloigné de la grande route qui conduit à cette ville; ce qui facilite le transport des malades qui voudraient aller sur les lieux. Ces sources sont disséminées à peu de distance les unes des autres; elles sont au nombre de cinq : il en est une surtout dont on parle le plus, sous le nom de source d'*Asan*. Le pays est fertile et agréable.

Propriétés physiques. Ces eaux sont remarquables par leur saveur piquante, aigrelette et un peu amère; elles n'ont pas de couleur qui leur soit particulière; elles sont transparentes et d'une grande limpidité. La température des eaux de Chatel-Guion s'élève à 30 + 0 du thermomètre centigrade.

Propriétés chimiques. Il n'y a aucune analyse récente des eaux de Chatel-Guion; je vais reproduire ici celle que j'ai publiée autrefois, et qui est le résultat des travaux de Cadet. Lorsqu'il la soumit à son examen, il y trouva une petite quantité de fer, de l'hydro-chlorate de soude, du sulfate de magnésie, de la magnésie et de la chaux, qui vraisemblablement étaient, ainsi que le fer, tenus en dissolution dans cette eau par le gaz acide carbonique.

Propriétés médicinales. Les eaux de Chatel-Guion ne sont pas sans renommée dans le département du Puy-de-Dôme. On les fait boire dans une multitude de maladies chroniques, spécialement dans les maladies des viscères abdominaux ; les jeunes filles chlorotiques en font usage pour relever les forces de leur estomac. Ceux qui vont prendre des bains chauds ainsi que des douches à Châteauneuf, devraient boire de l'eau de Chatel-Guion, qu'il serait très-facile d'y transporter à cause du voisinage.

Mode d'administration. Ces eaux sont bues le matin, à la dose de plusieurs verres, de demi-heure en demi-heure. Il faut n'en prendre qu'une petite quantité, à cause de leur propriété enivrante ; il est vrai que lorsqu'on en use avec abondance elles deviennent laxatives.

SAINT-MART.

Voici encore des eaux dont on fait quelque usage dans le Puy-de-Dôme. On les rencontre à un quart de lieue de Clermont-Ferrand, dans un vallon très-agréable. Les habitans de cette ville viennent souvent les boire pour se procurer quelque distraction.

Propriétés physiques. Leur saveur est agréable et légèrement astringente. Leur couleur n'est altérée par aucun accident. Leur température est d'environ 24 à 28 + 0 au thermomètre de Fahreinheit.

Propriétés chimiques. Elles contiennent du gaz acide carbonique, et des sels analogues à ceux qui se trouvent dans toutes les sources de Clermont-Ferrand ; l'acide gallique y démontre la présence d'une petite quantité de fer, sans doute carbonaté.

Propriétés médicinales. On regarde les eaux de Saint-Mart comme très-efficaces dans la langueur des organes digestifs, qui est fréquemment la suite des fièvres muqueuses et intermittentes. Elles sont aussi très-salutaires dans la chlorose, dans les affections catarrhales chroniques, etc. On les fait prendre aux personnes qui relèvent de quelque longue maladie et dont la convalescence est pénible.

Mode d'administration. On boit ces eaux : mais on les fait surtout réchauffer pour les donner sous forme de bains, contre la roideur des articulations, contre la paralysie et les anciens rhumatismes.

DAX.

Dax est une petite ville sur l'Adour, dans le département des Landes, à la distance de dix lieues de Bayonne et de Bordeaux, à quatorze lieues de la ville d'Aire. Les auteurs qui font mention de ces eaux les rangent parmi les eaux thermales salines; ils sont peut-être fondés en cela que jusqu'ici l'analyse n'y a pas démontré la proportion de gaz acide carbonique qui s'y trouve réellement contenue. Toutefois je propose d'attendre un nouvel examen, avant de les classer définitivement dans le rang qui leur convient.

On sait qu'il y a beaucoup de sources à Dax. On y distingue :

1°. La fontaine de *Nelse*, ou *fontaine chaude;*
2°. Les sources des *Fossés;*
3°. Les sources des *Baigrets;*
4°. Les sources *Adouriennes.*

Dufau, qui avait jadis un nom célèbre dans ces contrées méridionales, a écrit sur ces eaux un mémoire qu'il faut consulter, ainsi que le mémoire de Meyrac. Ces bains doivent être un sujet de sollicitude pour les administrateurs; car ils pourraient devenir très-importans; ils le sont déjà par toutes les commodités et tous les agrémens qu'ils offrent, mais on pourrait singulièrement mettre à profit leurs propriétés médicinales; car, sous ce point de vue, la nature a été prodigue pour l'agréable ville de Dax. De nouveaux chimistes, de nouveaux entrepreneurs devraient se transporter dans des lieux si intéressans; ils ne pourraient manquer d'y recueillir des renseignemens utiles.

Propriétés physiques. Ces eaux sont claires et limpides; leur odeur est nulle, à moins que ce ne soit celle que fait éprouver quelquefois la présence du gaz acide carbonique et qu'il est difficile de définir; quand on les goûte on leur trouve une saveur aigrelette, ce qui les rend peu agréables à prendre, c'est peut-être parce qu'elles sont trop chargées d'autres principes minéralisateurs. La température des diverses sources varie depuis 25 à 66 + o du thermomètre centigrade.

Propriétés chimiques. La présence du gaz acide carbonique s'y démontre à chaque instant, par la quantité de bulles qui viennent crever à la surface des eaux; les sels qu'on y rencontre sont les hydrochlorates de soude et de magnésie, le sulfate de soude, le carbonate de magnésie, le sulfate de chaux.

Propriétés médicinales. La température élevée des bains fait qu'ils sont très-avantageux dans les rhumatismes, dans les paralysies, dans les vieilles plaies, etc.

Mode d'administration. Il n'y a qu'une source dont on puisse boire, ou dont on boive communément. On va surtout à Dax pour prendre des bains; il y en a pour les riches et pour les pauvres; il y a aussi des médecins habiles, qui apprennent aux personnes qui arrivent la manière de les employer.

On y met en usage des douches ainsi que des boues thermales. On peut aller à Dax dans trois saisons de l'année; on y trouve tous les moyens nécessaires pour assurer le mode d'administration. Si on le veut bien, rien ne manquera à l'intéressante ville de Dax pour la prospérité future de son établissement.

SAINT-ALBAN.

C'est le voisinage de Lyon qui fait et entretient la réputation de ces eaux. Saint-Alban n'est qu'un hameau qu'on trouve à deux lieues de Roanne, sur la rive gauche de la Loire. Il y a de bons logemens pour les personnes qui viennent boire sur les lieux. Ces eaux sont inspectées par M. le docteur Cartier, qui est un médecin savant et très-recommandable. Il faut lire ce qu'il a écrit sur ces sources.

Propriétés physiques. Ces eaux sont d'un goût piquant et aigrelet : elles sont très-claires et limpides à la vue; la présence du gaz acide carbonique s'y décèle à chaque instant, par l'énorme quantité de bulles qui crèvent à sa surface. Leur température constante, d'après le médecin inspecteur, est de 15 degrés de l'échelle de Réaumur.

Propriétés chimiques. On cite une analyse de M. Barbe, pharmacien de Roanne, qui constate dans les eaux de Saint-Alban la présence du nitrate de chaux, du carbonate de soude, du sulfate de chaux, du carbonate de chaux, de l'oxyde de fer; il y a une terre argileuse, etc. Parmi les principes volatils, c'est l'acide carbonique qui prédomine.

Propriétés médicinales. On va boire les eaux à Saint-Alban pour les maladies chroniques. On dit qu'on en débite par an environ dix-huit mille litres, sans compter celles qu'on exporte.

Mode d'administration. On boit les eaux dans le mois de mai; on peut faire réchauffer les eaux pour les employer en bains. Quelques particuliers ont créé chez eux des salles fort commodes pour les malades qui s'y rendent.

ARTICLE DEUXIÈME.

Eaux gazeuses froides.

POUGUES.

Pougues forme un gros bourg très-bien bâti, situé sur la grande route de Paris à Lyon par Moulins, entre deux villes, Nevers, chef-lieu du département de la Nièvre, et la Charité-sur-Loire. Ces deux villes ne sont éloignées l'une de l'autre que de cinq lieues; Pougues partage cette distance en deux parties égales : sa situation est des plus agréables. Les petites montagnes qui l'entourent de toutes parts, excepté du côté de la Loire, forment un vallon très-riche, offrant des points de vue très-variés. L'air est très-salubre. Les coteaux environnans sont couverts de vignes qui donnent d'excellens vins. L'agriculture y a fait d'utiles progrès; les prairies donnent des fourrages de première qualité. Pougues se trouve dans le voisinage de superbes établissemens qui, sous tous les rapports, sont dignes de la curiosité des étrangers. La plupart des habitans de Pougues sont logés de manière que, à très-peu de frais, ils peuvent recevoir un grand nombre de buveurs : plus de cent lits complets sont dans ce moment à la disposition des étrangers. La proximité de Nevers permet aux habitans du bourg de s'y procurer tous les jours les objets qui peuvent se rencontrer dans cette ville populeuse et très-riche par son commerce.

Les eaux de Pougues jaillissent dans deux réservoirs, et la distance qui les sépare porterait à croire qu'il y a deux sources différentes. La plus éloignée du bourg est dans un état d'abandon qui en rend l'usage presque impossible. Les eaux douces et les terres voisines s'y mêlent sans cesse, et lui donnent une saveur saumâtre, une couleur grisâtre. Il faudrait réparer ce réservoir, faire une bonne analyse comparative des deux sources, les employer concurremment pendant quelques mois, et l'on saurait alors les variations et les analogies que la chimie y aurait découvertes. On apprendrait le prix que doit y attacher la médecine. Aujourd'hui les animaux seuls en boivent ; ils la préfèrent aux eaux du voisinage, et prouvent ainsi sa minéralisation.

La source usitée à Pougues, et qui forme l'établissement minéral, se composait autrefois de deux filets d'eau, reçus dans deux fontaines appelées l'une de *Saint-Léger*, l'autre de *Saint-Marcel*. On les a réunies dans un réservoir en forme de puits, qui vient d'être reconstruit en pierre de taille par les soins de M. le marquis de Villeneuve, qui a rendu les services les plus éminens à ses administrés. Cette source est entourée d'un joli jardin et d'une belle galerie dans laquelle les malades peuvent se promener.

Situé au pied de montagnes cultivées jusqu'à leur sommet, dans un bassin que les eaux couvrent une partie de l'année, le bourg de Pougues se trouve pendant l'hiver dans une constitution froide et humide, tandis qu'il en a une assez chaude et assez saine pendant l'été. En effet, la Loire l'enveloppe de brouillards à la première époque, tandis que dans la seconde ce fleuve sert au contraire d'écoulement aux eaux pluviales que n'absorbe pas la végétation vigoureuse du pays; peut-être doit-on y craindre l'humidité causée par la rosée ou le serein; mais les étrangers qui viennent y boire les eaux peuvent se préserver d'une telle influence, et depuis long-temps on n'observe parmi les habitans ni épidémie ni maladie endémique. Dans ses environs, l'établissement minéral offre d'ailleurs des promenades délicieuses; il y a quelques années que les malades aimaient surtout à aller se promener sur la route qui conduit à Nevers. « Cette route, dit M. Vaïsse de Villiers, s'élève insensiblement à travers les vignes jusqu'au sommet d'une colline, d'où l'œil découvre un des plus riches points de vue qui soient en France. On a derrière soi les jolis coteaux et les jolis bassins de Pougues, se perdant à l'est dans une échappée de vue prolongée, et venant se terminer vers le couchant à la vallée de la Loire : devant soi, le superbe développement de cette immense vallée, qu'embellissent mille nuances de verdure et qu'argentent au loin les eaux brillantes du fleuve. C'est là qu'elles reçoivent dans leur sein celles de l'Allier, dont la surface moins étendue ne s'aperçoit guère à cette distance, que lorsque les pluies les ont gonflées. Si j'avais à choisir un lieu pour une maison de plaisance, ajoute l'auteur, je la bâtirais sur le tournant du coteau qui offre cette double perspective. »

Propriétés physiques. L'eau, examinée dans la source, paraît être en ébullition ; ce bouillonnement est produit par le dégagement du gaz acide carbonique, qui s'y rencontre en grande quantité ; puisée dans un verre, l'eau est limpide, sans odeur ; son goût est aigrelet et alcalin ; sa saveur est piquante : elle a beaucoup de ressemblance avec l'eau de Seltz. Abandonnée dans un vase découvert, le gaz se dégage, le carbonate de fer se précipite ainsi qu'une partie des autres principes minéralisateurs.

Propriétés chimiques. L'eau minérale de Pougues forme un précipité blanc par l'eau de chaux : elle verdit les couleurs bleues végétales. Combinée avec l'infusion de noix de galle, après quelques heures le mélange prend une teinte légèrement brune-noire. Il y a plusieurs analyses de l'eau minérale de Pougues, entre autres celle de Costel; mais on donne encore la préférence à celle d'Hassenfratz. Son travail, qui fut fait en 1789, y démontre la présence de l'acide carbonique libre, des carbonates de chaux et de soude, de l'hydro-chlorate de soude, du carbonate de magnésie, de l'alumine et de la silice mêlée d'oxyde de fer.

Propriétés médicinales. Les eaux de Pougues sont d'une efficacité médicinale très-marquée, et une négligence coupable les laissait tomber dans l'oubli. Il faut espérer qu'elles reprendront le rang qu'elles méritent, sous M. Martin, l'un des médecins les plus recommandables du Nivernais. Certes, il eût été difficile de faire un meilleur choix. D'après les observations recueillies par cet estimable praticien et ses prédécesseurs, il est constant que ces eaux sont essentiellement toniques et purgatives; qu'elles conviennent dans toutes les maladies où il importe de ranimer les forces digestives. On va à Pougues pour les affections du foie et de la rate; pour des jaunisses invétérées, pour des menstruations irrégulières, pour des pertes passives de l'utérus. Par l'usage des eaux de Pougues, administrées à haute dose et pendant plusieurs saisons de vingt-un jours, M. le docteur Martin a vu des néphrétiques rendre beaucoup de graviers sablonneux, et plusieurs d'un volume considérable. Un avocat d'Avalon en rendit un qui avait presque le volume d'une olive : M. l'inspecteur le possède dans son cabinet. On a vu pareillement à Pougues deux dames guérir d'un vomissement ancien qui avait résisté à tous les autres moyens : l'une d'elles avait été dirigée par M. Landré-Beauvais, doyen de la Faculté de Paris, qui a pu constater le rétablissement de sa santé.

Mode d'administration. Dans le principe, les eaux de Pougues étaient transportées chez les malades, et chacun d'eux les buvait chez soi, souvent même à une très-grande distance de la source; mais il arriva qu'on prescrivit à M. le prince de Conti d'aller les prendre sur les lieux, avant de se rendre à Bourbon-l'Archambault. Le succès couronna ce double voyage; le prince guérit d'un rhumatisme articulaire accompagné d'embarras de la vessie et des voies urinaires, et sa guérison décida beaucoup de malades à suivre son exemple. On boit les eaux le matin après le lever du soleil, à la dose de quatre, cinq, jusqu'à dix verres. Il est des cas où il faut les administrer avec précaution et à une moindre dose : on les coupe alors avec le lait, le petit lait ou quelque tisane adoucissante. L'eau de Pougues pourra aussi être administrée sous forme de bains. Par les soins de M. le docteur Martin, dont la présence est un bienfait pour les malades, on va, dit-on, construire plusieurs cuves ou appareils près de la source. Les plus sûrs moyens seront mis en usage pour communiquer à l'eau la quantité nécessaire de calorique, sans déperdition de gaz ou autres principes volatils qui influent incontestablement sur ses vertus.

CHATELDON.

Petite ville à trois lieues de Cusset et de Vichy, et à huit lieues de Clermont. Il y a deux sources :

1°. Celle des *Vignes*, au bas d'un coteau ;
2°. Celle de la *Montagne*.

Propriétés physiques. Ces eaux ont une saveur piquante, qui devient ensuite légèrement alcaline et astringente. Leur température est inférieure à celle de l'atmosphère.

Propriétés chimiques. Tout ce qu'on a écrit sur la nature chimique de ces eaux est vague et inexact. Il a fallu procéder à un nouvel examen qui a constaté une proportion assez considérable d'acide carbonique, des carbonates de soude et de magnésie, de l'hydro-chlorate de soude, et du fer tenu en dissolution par l'acide carbonique.

Propriétés médicinales. La même confusion

règne sur ce qu'on a publié relativement aux vertus des eaux de Chateldon. On peut présumer, d'après quelques observations, peu exactes à la vérité, qu'elles ont été salutaires dans la leucorrhée constitutionnelle, le catharre chronique de la vessie, l'incontinence d'urine, la faiblesse des organes digestifs, etc.

Mode d'administration. On boit les eaux de Chateldon jusqu'à la quantité de deux chopines. Les gourmets les font porter chez eux pour les mêler avec du vin.

BAR.

Village près Saint-Germain-Lambron, à neuf lieues de Clermont. On y voit plusieurs sources, dont trois seulement sont abondantes; elles sourdent d'un petit monticule.

Propriétés physiques. Elles sont limpides; leur saveur est légèrement acide et salée; leur température est froide.

Propriétés chimiques. L'analyse de ces eaux a été faite par Monnet. Elles contiennent des carbonates de magnésie et de soude, du sulfate de chaux, et une certaine proportion d'acide carbonique.

Propriétés médicinales. On loue les eaux de Bar dans les engorgemens chroniques des viscères abdominaux. Monnet assure qu'elles ont quelquefois opéré la guérison de fièvres intermittentes qui avaient résisté au quinquina.

Mode d'administration. On ne les donne qu'en boisson.

SAINT-MYON.

Village situé sur une éminence, à un quart de lieue d'Artonne, et à deux lieues de Riom, département du Puy-de-Dôme. Plusieurs sources jaillissent au pied de la colline.

Propriétés physiques. Les eaux de Saint-Myon sont claires, transparentes; elles ont un goût piquant et acidule; leur température est froide.

Propriétés chimiques. Les principes contenus dans l'eau de Saint-Myon sont des carbonates de soude et de chaux, de l'hydro-chlorate de soude; le premier de ces sels y est à un état savonneux : cette eau est en outre imprégnée d'une très-grande quantité d'acide carbonique.

Propriétés médicinales. La réputation de ces eaux n'est pas aussi répandue qu'elle mériterait de l'être. Hoffmann les loue beaucoup dans plusieurs de ses ouvrages. On sait que le grand Colbert leur accordait une grande confiance. Des observations recueillies avec soin constatent qu'elles sont très-avantageuses dans l'atonie de l'appareil digestif, dans les engorgemens des viscères abdominaux, dans les affections catarrhales chroniques, etc. Raulin, qui les a examinées comparativement aux eaux de Seltz, leur donne la préférence sur ces dernières.

Mode d'administration. Les eaux de Saint-Myon se prennent très-froides. On peut les boire le matin, ou aux repas; elles supportent très-bien le vin, qu'elles rendent piquant et plus frais.

MÉDAGUE.

Les eaux de Médague sourdent dans une prairie sur les bords de l'Allier, près du bourg de Josse, département du Puy-de-Dôme, à trois lieues de Clermont : on y voit deux sources.

Propriétés physiques. Les qualités sensibles de ces eaux se rapprochent beaucoup des précédentes; elles ont la même limpidité. Leur saveur est acidule, et ensuite légèrement alcaline. Leur température n'est pas supérieure à celle de l'atmosphère.

Propriétés chimiques. Leurs principes offrent la même analogie. On y trouve des carbonates de soude et de chaux, et de l'hydro-chlorate de soude. L'acide gallique y décèle la présence d'une petite quantité de fer, qui se trouve à l'état de carbonate. Ces eaux contiennent aussi une grande proportion d'acide carbonique.

Propriétés médicinales. Raulin leur accorde de grandes vertus. Il assure qu'elles sont très-efficaces dans les engorgemens chroniques des viscères du bas-ventre, dans les phlegmasies lentes de la membrane muqueuse intestinale. Elles ont quelquefois arrêté les fièvres intermittentes rebelles.

Mode d'administration. Les habitans du pays les boivent par verres, toutes les fois qu'il leur est resté des engorgemens à la rate et aux autres viscères abdominaux. Ils sont purgés quand ils en boivent jusqu'à deux chopines.

VIC-LE-COMTE.

Petite ville à cinq lieues de Clermont, département du Puy-de-Dôme. Les eaux s'écoulent par deux sources :

1°. La fontaine de *Sainte-Marguerite*, située sur la rive droite de l'Allier ;

2°. La fontaine du *Tambour*, qui se trouve sur la rive gauche de cette rivière. Villefeu a écrit jadis sur les eaux de Vic-le-Comte.

Propriétés physiques. Ces eaux sont transparentes, froides; elles ont une saveur aigrelette et astringente.

Propriétés chimiques. On peut voir, malgré l'inexactitude de l'analyse qu'on a faite des eaux de Vic-le-Comte, qu'elles tiennent en dissolution de l'hydro-chlorate de soude et de l'acide carbonique, dont une partie est combinée avec une petite quantité de chaux et de fer. L'eau de la fontaine du *Tambour* contient, outre ces mêmes principes, du sulfate de soude.

Propriétés médicinales. On regarde l'eau de la fontaine *Sainte-Marguerite* comme tonique, et on l'administre dans la débilité de l'estomac, la chlorose, l'engorgement du foie, etc. Celle de la fontaine du *Tambour* est légèrement purgative, à cause du sulfate de soude qui y est dissous.

Mode d'administration. On peut boire le matin cinq ou six verres des eaux de Vic-le-Comte.

MONT-BRISON.

Ville du département de la Loire, sur la petite rivière de Vezize, à quinze lieues de Lyon, et à cent lieues de Paris. Les trois sources qu'on remarque près de la ville sont:

1°. La source *Romaine*, qui se trouve voisine des vestiges d'un temple de Cérès;

2°. Celle de l'*Hôpital* ou des *Ladres;*

3°. Celle de la *Rivière.*

Propriétés physiques. Les eaux des trois sources sont froides, d'une saveur acidule et un peu austère.

Propriétés chimiques. Les mêmes principes ne sont pas également répandus dans les eaux des trois sources. Celle de l'*Hôpital* contient des carbonates de soude et de magnésie. La source de la *Rivière* a en outre un peu de fer, qui se trouve à l'état de carbonate, et dans une proportion plus marquée dans la source *Romaine.*

Propriétés médicinales. La renommée des eaux de Mont-Brison paraît remonter à un temps très-reculé, et leur réputation n'est point déchue de nos jours. On les préconise contre plusieurs maladies. Celles de la source de l'*Hôpital* sont très-utiles dans les cas d'engorgemens des viscères abdominaux et dans les affections scrophuleuses. On vante l'eau de la source *Romaine* contre la leucorrhée constitutionnelle, l'aménorrhée accompagnée d'un état de langueur et d'un affaiblissement général, etc.

Mode d'administration. Ces eaux se boivent de la même manière et aux mêmes doses que celles de Vic-le-Comte.

SAINT-GALMIER.

Petite ville située sur le penchant d'un coteau, près de la Coyse, département de la Loire, à trois lieues de Mont-Brison. La source se nomme *Font-Forte*; elle est sur le bord de la rivière.

Propriétés physiques. Cette eau est limpide, et a un goût vineux très-agréable. Il s'élève de la source de grosses bulles d'air qui éclatent à la surface de l'eau. La source se perd dans le petit ruisseau de *Couasse*, dans lequel il se fait un bouillonnement très-marqué. Cette eau acidule est toujours froide.

Propriétés chimiques. La proportion d'acide carbonique que les eaux de Saint-Galmier contiennent est très-considérable. Une partie se trouve libre, et l'autre combinée avec une base alcaline, qui paraît être de la soude; il s'y trouve aussi un peu de sulfate de chaux.

Propriétés médicinales. Les médecins qui ont observé les effets de ces eaux assurent que leur usage est très-salutaire dans les maladies catarrhales des vieillards, dans les affections calculeuses des reins, et dans la polysarcie.

Mode d'administration. On la donne à la dose

d'une pinte le matin, dans les affections calculeuses surtout; on la mêle au vin des repas.

LANGEAC.

Ville du département de la Haute-Loire, à sept lieues du Puy, et à dix-sept de Clermont. La source se trouve dans une prairie près de la ville. On la nomme fontaine de *Brugeirou*.

Propriétés physiques. L'eau de Langeac est claire, fraîche et limpide; sa saveur acidule et légèrement ferrugineuse la rend très-agréable à boire.

Propriétés chimiques. Il existe une analogie assez marquée entre les principes des eaux de Langeac et ceux des eaux de Saint-Myon : comme ces dernières, elles tiennent en dissolution des carbonates de soude et de magnésie, du gaz acide carbonique libre; mais elles ont de plus un peu de fer, qui se trouve combiné avec ce dernier gaz.

Propriétés médicinales. Les eaux de Langeac mériteraient plus de célébrité qu'elles n'en ont, et l'on doit penser avec Raulin qu'il ne leur manque, pour être mieux appréciées, que des échos qui répètent les guérisons nombreuses qu'elles ont opérées : elles sont spécialement utiles dans la langueur des organes digestifs, les engorgemens chroniques du foie, les affections catarrhales des vieillards. Dans quelques cas, elles excitent fortement l'action de l'appareil urinaire.

Mode d'administration. On boit cette eau dans la matinée, par verres; quelques malades la mêlent avec le vin des repas. Sous cette forme, elle est agréable comme l'eau de Spa ou celle de Seltz.

ALFTER.

Ancienne seigneurie du comte de Salm, dépendante de la commune de Rœsdorf, sur les frontières des anciens départemens de la Roër auquel elle appartient, et de Rhin-Moselle; à une lieue de Bonn et à quatre de Cologne. La source est située, d'une manière pittoresque, à l'entrée du village de Rœsdorf, au pied d'un promontoire riche en vin et abondant en fruits délicieux (1). Des monumens authentiques attestent que cette fontaine salutaire et très-abondante a été connue des Romains : on voit avec étonnement qu'elle se trouve entre deux autres sources, dont la première, distante de sept toises, est une eau pure, et la seconde, éloignée

---

(1) Il serait possible que ces eaux se trouvassent encore dans les appartenances de madame la princesse de Salm, qui s'est rendue justement célèbre par des compositions en prose et en vers; femme supérieure, dont le nom est cher à l'humanité comme il l'est aux lettres.

de vingt-huit toises, est une eau si ferrugineuse qu'on n'en peut faire aucun usage.

Propriétés physiques. L'eau présente une limpidité cristalline; elle a un goût agréable, salin, acidule; sa température est froide; sa pesanteur spécifique est à celle de l'eau distillée comme 10089 à 10000.

Propriétés chimiques. L'eau minérale d'Alfter a été analysée presque en même temps par M. François Petezzi et par M. Vauquelin, qui n'ont pas obtenu les mêmes résultats. D'après le travail du savant professeur de Paris, qui nous semble beaucoup plus exact, l'eau d'Alfter contient un volume d'acide carbonique égal à celui du liquide examiné, du carbonate, de l'hydrochlorate et du sulfate de soude, des carbonates de chaux et de magnésie, et une très-petite quantité de fer carbonaté.

Propriétés médicinales. On observe que les habitans des environs d'Alfter jouissent d'une santé florissante, et ne sont presque jamais atteints de maladies de poitrine ni d'obstructions viscérales; tels sont en effet les cas dans lesquels on emploie ces eaux avec un succès presque constant : elles se prennent avec du lait, ou, dans l'usage habituel, mêlées au vin avec un peu de sucre, ce qui le fait mousser comme du vin de Champagne; elles se conservent très-long-temps, résistent aux voyages de mer les plus lointains, et sous la ligne : on en envoyait à Batavia et dans toutes les colonies hollandaises, mais point en France; c'est pourquoi elles y sont trop peu connues.

Mode d'administration. On en boit plusieurs verres le matin. Il faut avoir soin de boucher les cruches.

SULZMATT.

Village du département du Haut-Rhin, à quelques lieues de Colmar. On trouve près de ce village six sources qui sortent du pied de la montagne de Heidemberg; on les nomme :

1°. La *Fontaine acide;*
2°. Celle de *Cuivre;*
3°. La *Purgative;*
4°. La *Sulfureuse;*
5°. La *Fontaine d'Argent;*
6°. La *Fontaine d'Or.*

Propriétés physiques. Elles sont limpides et d'une transparence remarquable; elles sont pourvues d'une onctuosité qui les rend très-douces au toucher; leur saveur est piquante, aigrelette; à l'air, et dans l'état de repos, elles se dénaturent, et n'ont plus le même goût.

Propriétés chimiques. On a procédé à l'examen chimique des six sources : quelques-unes d'entre elles contiennent du gaz hydrogène sulfuré. L'eau de la *Source acidule* est imprégnée d'une grande quantité d'acide carbonique : on y trouve aussi du carbonate de soude, du carbonate de magnésie, et du sulfate de chaux. Il faudrait analyser toutes les sources : il y a une fontaine qui donne des signes de la présence du gaz hydrogène sulfuré.

Propriétés médicinales. Les renseignemens les plus exacts que nous avons sur les eaux minérales de Sulzmatt sont dus au docteur Meglin. On trouve dans son ouvrage plusieurs observations intéressantes sur les bons effets qu'elles produisent dans quelques maladies chroniques, semblables à celles dont j'ai fait mention dans l'histoire des propriétés médicinales des eaux acidules froides. Dix années auparavant, en 1769, Guérin avait aussi préconisé leurs avantages dans son travail sur les eaux minérales de l'Alsace. Nous avons eu occasion de donner des soins à quelques malades qui avaient pris avec beaucoup de succès les eaux de Sulzmatt.

Mode d'administration. Ces eaux se boivent le matin, à la dose de plusieurs verres. On peut aller jusqu'à une pinte par jour; quelques personnes les font chauffer pour les faire servir en bain, et ce n'est pas sans succès. Le mois de mai est particulièrement convenable pour mettre en usage l'action médicinale de ces eaux.

SELTZ OU SELTERS.

Cette célèbre fontaine est située près du bourg de Nieder-Selters, sur la grande route qui va de Francfort à Cologne, dans une vallée riante qu'arrose la petite rivière d'Ems, à trois lieues de Limbourg, à dix de Mayence, à onze de Coblentz, etc. Il importe qu'on ne confonde pas ce village, composé d'environ cent vingt-huit maisons, avec d'autres qui portent aussi le nom de Selters, et qui font également partie du duché de Nassau. Ceux qui sont nés près de ce lieu se félicitent d'être à portée de profiter des avantages d'une aussi précieuse source, dont l'eau est servie sur toutes les tables, dont on fait commerce dans toute l'Europe, et dont la réputation ne s'éteindra jamais.

Propriétés physiques. Ces eaux sont claires, transparentes, acidules; elles ont un goût piquant qui flatte agréablement les papilles de la langue, chez tous les peuples. Si on les mêle avec du vin et si on y ajoute un peu de sucre, on les voit fumer avec un léger bruit et fournir des bulles abondantes, en sorte que toute la mixture paraît laiteuse. Il y a continuellement au-dessus du puits un nuage formé par les gaz qui s'échappent de la source, qu'on peut recueillir et joindre à l'eau commune ; ce qui la rend aigrelette.

Propriétés chimiques. On a trouvé dans ces eaux du sous-carbonate de soude, de l'hydro-chlorate de soude, du carbonate de magnésie, du sulfate de soude, du carbonate de chaux, de l'oxyde de fer, de la silice, et surtout une grande proportion de gaz acide carbonique, qui la rend, sous ce point de vue, l'une des eaux minérales les plus précieuses de l'Allemagne.

Propriétés médicinales. Les vertus précieuses des eaux de Seltz sont connues de tous les médecins. M. le docteur François les a beaucoup accréditées. Il n'est pas d'eau minérale dont l'usage soit plus généralement répandu. On les administre avec le plus grand succès dans le scorbut, dans les fièvres adynamiques, dans les leucorrhées et les ménorrhagies passives, dans les débilités des organes digestifs ; il est des cas où elles augmentent singulièrement la proportion des urines ; on les administre dans la diathèse calculeuse ; elles conviennent, comme on l'a dit souvent, à tous les genres de personnes, aux enfans, aux adultes, comme aux vieillards, aux jeunes filles, comme aux femmes enceintes ou qui allaitent. Il faut lire tout ce qu'en a dit l'illustre Frédéric Hoffmann. Zimmerman l'appelait l'*eau des poètes et des gens de lettres.*

Mode d'administration. On peut boire l'eau de Seltz toute pure, mais souvent on la mêle avec les vins des pays où l'on se trouve. Quelques médecins la prescrivent avec le lait de chèvre ou d'ânesse; rien n'est meilleur que de la donner avec de l'eau d'orge dans les fièvres ardentes qui se manifestent pendant l'été. Quand on va à Seltz pour maladie, ils est bon de se préparer à boire les eaux en nettoyant les premières voies par les laxatifs ou par quelques légers émétiques. Il faut continuer la cure, autant que la maladie l'exige. Il faut du reste diriger l'emploi de ces eaux d'après l'espèce de crise qu'elles semblent vouloir produire; car il est des temps où elles purgent, et il en est d'autres où elles poussent à la diaphorèse. Il importe ici, comme dans tous les cas, de suivre les tendances de la nature, et de se mettre en accord avec ses opérations.

ORDRE TROISIÈME.

Eaux ferrugineuses.

Le fer, répandu sur toute la surface de la terre avec une bienfaisante profusion, qui fait partie de la plus grande masse des composés inorganiques et même organiques du globe, se rencontre aussi dans beaucoup d'eaux minérales. Il n'est pas difficile de reconnaître ces eaux qui paraissent être fort abondantes; elles ont une saveur analogue à celle du métal qu'elles contiennent; elles impriment au goût une sensation de stypticité et d'astringence.

Leur aspect suffit quelquefois pour les faire distinguer, et lorsqu'elles ont été long-temps exposées au contact de l'air atmosphérique, leur surface présente une couche ou pellicule ferrugineuse, d'une couleur irisée ou rougeâtre. Tous les chimistes savent d'ailleurs que lorsqu'on traite ces eaux par l'infusion de noix de galle, on obtient un précipité noir ou brun.

L'état sous lequel on rencontre communément le fer dans les eaux minérales est celui de sel ou de carbonate, et rarement de sulfate; mais d'après des observations récentes de M. Longchamp, on a tort de croire que c'est toujours l'acide carbonique qui tient le fer à l'état de dissolution dans les eaux; car on trouve le fer dans beaucoup d'eaux qui ne contiennent pas cet acide; et d'ailleurs, ajoute-t-il, il suffit d'avoir vu quelques-unes de ces sources ferrugineuses qui sont si communes, pour être convaincu que ce n'est pas l'acide carbonique qui dissout l'oxyde de fer.

En effet, à peine ces eaux sont-elles sorties du sein de la terre, qu'elles laissent précipiter la plus grande partie de l'oxyde de fer qu'elles contiennent; or, si l'oxyde avait été dissous par l'acide carbonique, comme cet acide est retenu par l'eau avec assez de force lorsqu'il n'y est qu'en petite quantité, il ne s'échapperait point au moment où l'eau ferrugineuse arrive au contact de l'air; mais puisque cette petite quantité d'acide carbonique aurait suffi pour dissoudre l'oxyde de fer dans le sein de la terre, il devrait encore suffire pour le dissoudre lorsqu'il sort. Cependant nous voyons que l'oxyde de fer se sépare de l'eau, du moins pour la plus grande partie, dans le moment même où elle se montre à la surface du sol. Ce point important de l'étude des eaux ferrugineuses mérite donc de fixer l'attention des chimistes.

Il est d'ailleurs une observation toute nouvelle et que l'on doit à M. Longchamp, c'est que très-souvent dans les eaux minérales l'oxyde de fer se trouve combiné à la chaux; de manière que cet oxyde fait, à l'égard de cette base, les fonctions d'un acide qu'il appelle *ferrique*. Ainsi la plupart des sédimens calcaires ferrugineux que déposent les eaux minérales seraient donc formés en grande partie de *ferrate de chaux*, au lieu d'oxyde de fer et de carbonate de chaux, comme on l'avait pensé.

La présence du fer dans les eaux minérales n'est pas toujours constatée avec autant de facilité qu'on le pense par les réactifs ordinaires, tels que la noix de galle et le prussiate de potasse. Il peut arriver, ainsi que M. Longchamp l'a remarqué, que dans les eaux où le prussiate de potasse dénote le plus de fer, la noix de galle n'en indique pas vestige, et *vice versâ*. Ces résultats bien constatés sur l'eau de Vichy, où le fer se trouve en quantité très-faible, prouveraient que, dans quelques circonstances, l'état de combinaison du fer peut causer ces différences. Nous devons cependant dire que dans les eaux minérales essentiellement ferrugineuses qui composent cet ordre, le métal est rendu sensible à la fois par ces deux réactifs.

J'ai néanmoins rapproché les eaux ferrugineuses des eaux gazeuses, parce qu'elles contiennent du gaz acide carbonique; le gaz hépatique s'y rencontre aussi dans quelques circonstances. En général, ces eaux diffèrent beaucoup entre elles par le nombre, la variété, l'abondance et l'activité de leurs principes. On remarque qu'elles sont inégalement réparties sur divers points de la France : c'est ainsi, par exemple, qu'elles sont très-peu abondantes dans les plaines de la Garonne, si fertiles d'ailleurs en autres productions. Mais, comme l'observe très-ingénieusement M. le docteur Tarry, la nature toujours bienfaisante fait rouler par intervalles dans ce fleuve des torrens d'eau ferrugineuse, qui font une eau minérale précieuse. Ce phénomène a lieu à l'époque où les terres ferrugineuses sont entraînées par des pluies abondantes dans le Tarn, qui, en mêlant ses eaux à la Garonne, forme un mélange d'un rouge de sang; la filtration sépare la matière ochracée surabondante, qui n'est que suspendue dans ces eaux; elles sont alors limpides, transparentes, et conservent néanmoins une saveur styptique très-marquée, qui décèle leur principe minéralisateur.

ARTICLE PREMIER.

Eaux ferrugineuses thermales.

RENNES-LES-BAINS.

Ces eaux se trouvent dans un petit village du département de l'Aude, à sept lieues de Carcassonne, à cinq de Limoux, et à quinze de Narbonne; on vante avec raison le site de Rennes qui est aussi doux qu'agréable. Ces sources étaient très en vogue chez les Romains. Elles sont au nombre de cinq, trois chaudes et deux froides.

1°. Le bain de *la Reine*. Cette source est la moins élevée en température des trois que nous avons désignées comme chaudes; elle vient des rochers pour se distribuer dans plusieurs baignoires. Cette source a 32 degrés au thermomètre de Réaumur.

2°. Le *Bain-Fort*. On le trouve au milieu du village. Ces eaux jaillissent au niveau de la rivière de la Salz. On y établit une douche et un bain de vapeurs; on l'appelle *Bain-Fort*, parce qu'il a 41 degrés de chaleur.

3°. Le *Bain-Doux* ou bain *des Ladres*. Ce bain est ainsi désigné parce qu'il servait autrefois aux lépreux : il y a des baignoires très-bien disposées pour les deux sexes. L'eau a 32 degrés et demi.

4°. La source *du Cercle*. Elle est froide. Elle serpente à travers les couches des rochers, et on peut la recueillir dans un petit réservoir où elle ne fait que passer.

5°. La source *du Pont*. On use beaucoup de cette source, quoique elle soit assez éloignée du village.

Propriétés physiques. Ces eaux sont toujours claires, transparentes et limpides. Durant l'hiver elles ne subissent point la congélation. On remarque néanmoins que le froid qui règne dans l'atmosphère diminue parfois leur température. On a observé quelques différences dans l'odeur des sources; le *Bain-Doux*, quand on vide les bassins, a des exhalaisons manifestement hépatiques; la source du *Cercle* manifeste cette odeur *sui generis* qui caractérise d'ordinaire les eaux ferrugineuses. Les autres sources sont nulles sous ce rapport. On doit croire que la saveur de ces sources n'est pas absolument la même. Cette dernière est d'un goût styptique. L'eau du *Bain-Fort* a quelque amertume; l'eau du bain *de la Reine* est un peu austère, et celle du *Bain-Doux* un peu salée. Il faut surtout faire mention de l'onctuosité qui caractérise l'eau du bain *des Ladres*, et qui communique à la peau une souplesse très-remarquable.

Propriétés chimiques. On trouve dans les Annales de chimie un excellent travail de MM. Julia et Reboul sur les eaux de Rennes. Il en résulte que ces eaux contiennent du carbonate de fer, du carbonate de chaux et de magnésie, des hydro-chlorates de chaux, de magnésie et de soude, une substance siliceuse et du gaz acide carbonique. Dans le *Bain-Doux* ou bain *des Ladres* on remarque une certaine proportion de gaz hydrogène sulfuré.

Propriétés médicinales. Rennes-les-Bains pourrait comme autrefois devenir un établissement thermal très-important, à cause de la variété de ses sources, propres à remplir des indications différentes. De là vient que les médecins du pays qui ont fait une étude particulière de ces thermes ont grand soin d'indiquer la source vers laquelle ils désirent diriger plus particulièrement leurs malades. Les personnes douées d'une constitution frêle et délicate, les femmes atteintes de spasmes, d'atonie dans les forces de l'estomac, d'accidens chlorotiques, d'aménorrhée, etc., profitent particulièrement des effets salutaires du bain *de la Reine*. Mais, pour ce qui est du bain *des Ladres*, sa vieille dénomination justifie en quelque sorte son action puissante pour les maladies de la peau. J'ai été consulté par un négociant de la province, qui a trouvé dans l'emploi de ce bain un soulagement qu'il avait inutilement cherché aux Pyrénées, pour un *prurigo formicans*, devenu très-incommode dans sa vieillesse. Nul doute que cette source ne soit particulièrement favorable au traitement de l'ichthyose et des affections herpétiques, qui altèrent plus ou moins gravement les fonctions exhalantes de la peau.

Le *Bain-Fort* est spécialement réservé pour les maladies chroniques invétérées, qui ne cèdent qu'à des perturbations énergiques. Les vieux militaires perclus de rhumatismes ou de paralysies, à la suite des vieilles blessures, pourraient y trouver les mêmes avantages qu'à Bourbon-les-Bains, et même qu'à Bourbon-l'Archambault. Sous le double rapport de la température et des principes minéralisateurs, le principe ferrugineux qui les imprègne est un tonique précieux qui peut amener des crises très-favorables. Les médecins du département de l'Aude ont aussi des documens que l'expérience leur a suggérés, relativement à l'emploi intérieur de l'eau du *Cercle* et de celle du *Pont*. Il convient de lire à ce sujet l'excellent Essai de M. Cizaire Violet, qui répond à beaucoup de questions, et qui est très-propre à satisfaire les praticiens. Plusieurs auteurs, qui ont fait aussi mention de ces eaux thermales, rendent très-bonne justice à un établissement thermal auquel il ne manque que d'être à la mode pour rivaliser avec Balaruc, lequel est en ce moment trop négligé par ses propriétaires.

Mode d'administration. Les eaux de Rennes se prennent en bains, à l'aide desquels on peut susciter des sueurs abondantes. Dans le *Bain-Fort,* on administre des douches qui sont très-louées, parce qu'on peut en diriger le jet à volonté, et qu'on peut aussi, selon l'instruction, en accroître ou en diminuer la chaleur. Pendant la durée de la saison des bains, les malades boivent l'eau du *Cercle,* à la dose de deux ou trois verres dans la matinée; ils en tempèrent souvent l'activité en la mêlant avec des décoctions mucilagineuses, avec l'eau d'orge ou de gruau, avec l'eau de gomme, etc.; dans certaines occasions on l'associe au lait de vache. On fait grand cas de la source du *Pont* pour entretenir les évacuations alvines, et les personnes habituellement inquiétées par un état de constipation en usent avec des avantages très-marqués, soit en commençant leur cure, soit en la terminant.

SAINT-HONORÉ.

M. le docteur Pillien, auteur d'un excellent *Essai historique, topographique et médical sur les eaux thermales de Saint-Honoré,* les a fait connaître particulièrement à Paris, et en a fait apprécier tous les avantages. Saint-Honoré est un petit bourg, agréablement situé dans les montagnes du Morvan, à treize lieues de Nevers, à huit d'Autun, à quatre de Château-Chinon, à trois de Luzy, à deux de Moulins-Engilbert. Il est, dit-on, peuplé d'un millier d'individus, remarquables par leur stature, leur constitution robuste et leur santé florissante.

Les bains de Saint-Honoré jouissaient dans l'antiquité la plus reculée d'une très-grande réputation. Les Romains y formèrent des établissemens magnifiques, dans lesquels la solidité s'alliait avec la commodité. Négligés pendant une longue suite de siècles, on les arracha enfin à un injuste oubli. M. le docteur Regnault en entretint l'ancienne Société royale de médecine, et son Mémoire fut très-favorablement accueilli. On lui doit d'avoir procédé le premier à l'analyse de ces eaux et d'en avoir signalé les propriétés. Un chirurgien d'Aunay, M. Lorry, a aussi beaucoup contribué à les faire connaître. Il a cité des faits intéressans qui prouvent leur énergie et leur efficacité. Il faut lire pareillement ce qu'en a écrit le respectable docteur Bacon, ancien médecin de Catherine II, impératrice de toutes les Russies, lequel s'en est rendu propriétaire depuis son retour en France.

Avant lui et son prédécesseur, ces bains étaient négligés : les malades s'y rendaient, il est vrai, par une route sûre et commode; mais ils ne trouvaient à leur arrivée ni cuve, ni douches, ni même des logemens convenables. Ils n'ont presque rien à désirer aujourd'hui sur ce point : on a fait en outre de nouvelles fouilles; et on croit avoir trouvé la source-mère, perdue pendant plusieurs siècles.

Quant à la situation topographique du lieu, elle est des plus avantageuses. Cette source et le bourg Saint-Honoré, dit M. Bacon, sont bornés dans toute la partie orientale, depuis le sud jusqu'au nord, par une chaîne de montagnes plus ou moins élevées, et à différentes distances depuis une demi-lieue jusqu'à une lieue. La partie occidentale a une vue plus étendue, sur un pays moins montagneux. La source a l'aspect du midi, en partie, et sort, par différens endroits très-rapprochés, au pied d'une petite montagne de l'élévation de quarante à cinquante pieds. L'air que l'on y respire est très-salubre et s'y renouvelle facilement.

Propriétés physiques. L'eau thermale de Saint-Honoré est claire, diaphane, incolore et presque insipide; elle ne diffère pas sensiblement par son poids de l'eau commune; elle exhale une odeur sulfureuse. L'eau de cette source, selon M. Bacon, est à la température ordinaire des bains domestiques, c'est-à-dire à 26 degrés du thermomètre de

Réaumur. Dans la suite, il ne serait pas étonnant qu'on trouvât des sources d'une chaleur plus considérable.

Propriétés chimiques. C'est encore à l'illustre Vauquelin qu'est due la meilleure analyse de l'eau thermale de Saint-Honoré. Ce grand chimiste y a reconnu la présence des carbonates de fer, de chaux et de magnésie, du sous-carbonate de potasse, de l'hydro-chlorate et du sulfate de soude, de la silice, et d'une quantité impondérable de soufre et de matière végéto-animale. D'après l'examen des bains de Saint-Honoré, on ne voit pas que ces eaux contiennent une assez grande proportion de fer pour les considérer comme des eaux martiales. Plusieurs médecins les rangent parmi les eaux hydro-sulfureuses thermales; mais elles figureraient tout aussi bien parmi les eaux salines. Il faut attendre d'ultérieures recherches.

Propriétés médicinales. Les bains de Saint-Honoré sont vantés dans les maladies chroniques de l'abdomen, dans les douleurs rhumatismales et goutteuses. On cite madame la comtesse d'Ax, qui, revenant du Mont-d'Or avec un asthme convulsif sans avoir été soulagée, se trouva bien de ceux de Saint-Honoré; on rapporte aussi la guérison d'un ecclésiastique qui ne pouvait marcher qu'avec des béquilles, et qui recouvra l'usage de ses jambes. Leur utilité pour les affections herpétiques a été enfin attestée par M. Vincellet, médecin à Moulins-Engilbert; par M. Lecœur, médecin très-distingué à Château-Chinon; et par M. Vialay, maire de cette dernière ville, et médecin inspecteur de ces eaux.

Mode d'administration. On va boire les eaux de Saint-Honoré, à la dose de cinq ou six verres, en se promenant. On peut, disent les médecins, les associer au lait, au petit-lait, à des distances qu'indique le genre de maladie. On a recours, du reste, à tous les modes d'administration. On emploie les bains, les douches, les vapeurs, même les boues, etc., comme dans les établissemens les mieux accrédités.

CARLSBAD.

Les eaux de Carlsbad, au premier examen, semblent contenir trop peu de fer pour appartenir à l'ordre dans lequel nous les rangeons provisoirement : mieux vaudrait peut-être les placer à côté de celles de Chaudes-Aigues, dont elles se rapprochent naturellement par la hauteur de leur température, par l'abondance de leurs principes minéralisateurs, par le nombre de leurs sources, par le merveilleux de leurs incrustations. (1)

---

(1) M. Berzélius remarque en effet que si l'on fait atten-

Quoi qu'il en soit, ces eaux appartiennent pour ainsi dire à tous les peuples; leur réputation est européenne. Carlsbad est une petite ville de quatre cent cinquante maisons, et d'environ deux mille cinq cents habitans. Elle est devenue célèbre non-seulement par ses bains, mais par le congrès qui s'y est tenu, et qui a fixé les destinées de plusieurs peuples. Elle est adossée à de hautes montagnes. On trouve autour d'elle des bois, des forêts, des rochers, tout ce qui rend un pays agréable et pittoresque.

On n'est pas d'accord sur l'époque de la découverte de ces bains, qui ont acquis tant de renommée. Les uns la font remonter à plus de deux mille ans; d'autres rapportent qu'on en eut la première connaissance dans une chasse où se trouvait Charles IV, empereur des Romains et roi de Bohême : un chien, qui s'était détaché de la meute pour poursuivre un cerf, se sentit brûler le train de derrière dans une mare d'eau bouillante où il était tombé. Cet animal attira dès-lors beaucoup de monde par ses hurlemens. Il faut ajouter que peu de temps après le prince dont je viens de parler, par le conseil de son médecin, en fit un usage heureux pour

---

tion aux quantités de sulfate et de carbonate de soude contenus dans ces eaux, on trouvera qu'elles sont assez considérables, et qu'il est même étonnant qu'on n'ait pas songé à en faire un objet de spéculation et de commerce.

une jambe dont il était impotent; cette circonstance accrédita singulièrement leur emploi. La source prit dès-lors le nom de *Bains de l'empereur Charles*. Les auteurs qui ont écrit sur les bains de Carlsbad sont innombrables : il serait trop long de les indiquer. On connaît les dissertations de Payen, de Summer, de Bendenius, de Strobelberger, d'Hullinger, de Schmutzen, de Straussius, et surtout celle intitulée *Nimpha Carolina*, soutenue par Henri Plumtre, sous la présidence de Frédéric Hoffmann. Mais, dans ces derniers temps, le savant Berzélius, ayant été à ces thermes se mettre à l'usage des eaux pour le rétablissement de sa santé (1), fut singulièrement frappé des phénomènes qu'elles présentent. Dans le but de satisfaire plusieurs personnes, il entreprit une série de recherches qui ont été l'objet d'un Mémoire très-important pour la science. Nous ne suivrons pas l'auteur dans tous les détails où il est entré, mais nous ne pouvons résister au désir d'extraire de son Mémoire quelques-uns des beaux résultats qu'il a obtenus.

---

(1). C'est ainsi qu'en France M. D'Arcet a rendu pareillement si utile le voyage qu'il a fait à Vichy pour le même motif que M. Berzélius. J'ai déjà fait mention des observations qui ont été le fruit de ses loisirs; ce rapprochement intéresse entre deux hommes contemporains qui servent aussi bien la science que l'humanité.

Ces eaux, devenues si célèbres, se trouvent dans une étroite et profonde vallée, traversée par un ruisseau qu'on nomme le *Tepel*. Sur les deux bords de ce ruisseau ont jailli une multitude de sources. Nous ne nommerons que les principales, qui ne sont séparées que par de très-petites distances :

1°. Le *Sprudel* (mot énergique qui exprime son bouillonnement) : c'est la source la plus ancienne, la plus chaude et la plus forte. Elle est couverte d'un beau pavillon avec des colonnes; il y a une belle allée d'arbres pour les promeneurs. Elle a 165 degrés Fahreinheit.

2°. L'*Higgiea*, qui se trouve pareillement sous un pavillon soutenu par des colonnes de granit.

3°. Le *Muhlbrunnen*, ou source du *Moulin*, ainsi désignée à cause du moulin qui est à côté. Elle a 138 degrés.

4°. Le *Neubrunnen*, ou *Source-Neuve*. Elle se trouve sous une colonnade à côté de la précédente. Elle a 145 degrés.

5°. Le *Théresienbrunnen*, ou la source de *Marie-Thérèse*, couverte d'un pavillon de bois en forme de temple, sur lequel on a mis, en lettres d'or, la devise du couronnement de l'impératrice : *Imitari malim, quam vocari*. Elle a 135 degrés.

6°. Le *Bernharssbrunnen*, ou source de *Saint-Bernard*, qui tire son nom de la statue du saint, laquelle est placée sur un rocher du voisinage. Elle a 150 degrés et plus.

7°. Le *Spitalsbrunnen*, ou la source de l'*Hôpital*, parce qu'elle sert particulièrement aux pauvres.

On voit les sources s'échapper à travers les ouvertures pratiquées dans une immense croûte calcaire; et pour la commodité de l'homme, l'art vient ici au secours de la nature. Plusieurs conduits sont habilement creusés et disposés pour pousser l'eau jusqu'à une hauteur déterminée, mécanisme qui s'effectue au moyen de la pression de la masse inférieure. Ce qui intéresse l'attention de l'observateur, c'est que la pierre calcaire doit absolument sa formation aux eaux elles-mêmes, qui, partout où elles coulent, laissent déposer des masses concrétionnées d'une texture fibreuse. Pareil phénomène se remarque journellement à Clermont; aussi voit-on à Carlsbad de pauvres femmes qui cherchent à vendre aux étrangers des objets incrustés que certains curieux aiment à placer dans leurs cabinets, comme par exemple des écrevisses, des poissons, des oiseaux, des bouquets, certains fruits et autres productions analogues.

M. Berzélius rapporte que vers la fin du siècle dernier (dans les années 1713 et 1727) la croûte calcaire fut brisée par l'effort de l'eau chaude, qui se répandit immédiatement dans le *Tepel*. « On résolut alors, dit-il, tant pour savoir la cause de ce changement que pour découvrir les moyens d'empêcher des ruptures semblables, de percer ce calcaire, et de voir à cette occasion d'où les eaux venaient; à peine eut-on fendu la croûte supérieure, que l'eau chaude sortit avec force, et que l'on vit un certain nombre de cavités plus ou moins grandes remplies de liquide, dont le fond était également une croûte calcaire. On perça aussi celle-là, et on découvrit sous elle des cavités semblables d'où l'eau sortit avec une force plus grande encore, et dont le fond consistait en une troisième croûte calcaire. Lorsqu'on eut pénétré à son tour dans cette dernière croûte, on découvrit un grand réservoir d'eau qui a reçu le nom de *Chaudron du Sprudel (Sprudel Kessel).* » Ce bassin est immense, et les vapeurs chaudes qui s'en exhalent ne permettent guère d'en apprécier l'étendue.

Propriétés physiques. Physiquement considérées, ces eaux méritent toute l'attention des observateurs de la nature; elles sont claires, transparentes, et sans couleur particulière. Puisées à la source, elles ont, dit-on, le goût du bouillon; elles laissent dans l'intérieur de la bouche un arrière-goût alcalin qui donne des nausées à certaines personnes, mais auquel on finit par s'accoutumer; il est même des personnes qui les prennent avec plaisir; elles sont absolument inodores. La quantité d'eau qui s'écoule à Carlsbad est si étonnante, qu'on a fait de vains efforts pour la mesurer. Suivant le calcul encore restreint de Straussius, la source principale donne douze cents quintaux d'eau dans les vingt-quatre heures, ou cent vingt mille livres. Elle en fournit certainement le double, si l'on a égard à toute la quantité perdue ou consommée.

L'eau de Carlsbad s'élance avec tant d'impétuosité, qu'elle atteignait autrefois la hauteur des maisons voisines. Aujourd'hui même la force, quoique diminuée par l'éruption d'autres sources, est encore telle qu'on la contient par une couverture placée à hauteur d'homme, et contre laquelle elle vient frapper de toute sa masse avec un bruit violent. La chaleur des eaux ne saurait être plus grande : les œufs qu'on y plonge durcissent promptement; les plumes des oiseaux, les poils et soies se détachent du corps des animaux lorsqu'on les y trempe une ou deux fois. Les eaux de Carlsbad n'ont point d'odeur qui leur soit propre; jamais on n'a pu y découvrir la moindre trace de gaz hydrogène sulfuré.

Propriétés chimiques. Il y a un grand nombre de travaux chimiques sur les eaux de Carlsbad. Ce qui les a fait classer jusqu'à nos jours parmi les eaux ferrugineuses, c'est le précipité jaunâtre qu'elles déposent, lorsqu'on les laisse quelque temps reposer dans un vase clos ; ce précipité est manifestement de nature martiale. On connaît les travaux d'Hoffmann, ceux de Becher, de Klaproth, etc. Des eaux d'une telle importance devaient être soumises à l'analyse d'un aussi grand chimiste que M. Berzélius. Les nombreux principes dont il a constaté l'existence sont le sulfate de soude, le carbonate de soude, le chlorure de sodium, le carbonate de chaux, l'hydro-fluate de chaux, le phosphate de chaux, le carbonate de strontiane, la magnésie pure, le sous-phosphate d'alumine, l'oxyde de fer, l'oxyde de manganèse et la silice. Ajoutons à ces produits fixes une immense quantité de gaz acide carbonique qui s'échappe par les ouvertures.

Propriétés médicinales. On va à Carlsbad pour une multitude de maux qu'il serait difficile de préciser. La goutte est, comme on le sait, une affection qui s'est en quelque sorte *naturalisée* dans les plus hautes sociétés de l'Europe. Les individus qui viennent visiter le *Sprudel* sont souvent de vieux podagres qui cherchent à frayer des crises favorables aux douleurs fâcheuses qui les tourmentent, et à régulariser la marche de leurs accès ; des hommes accablés sous le poids de leur corpulence, qui ont tari chez eux toutes les sources de la vigueur originelle ; des vieillards engourdis ; souvent des riches énervés, qui veulent changer de situation. On va aussi aux bains de Carlsbad pour une foule de maladies protéiformes, qui ne cèdent qu'à des moyens violens de perturbation et qui quelquefois résistent si long-temps aux moyens de l'art, qu'on serait tenté de les regarder comme incurables : telles sont, par exemple, l'hypochondrie et l'hystérie, qui, au dire de Sydenham, font vivre continuellement les malades sous l'empire des viscères abdominaux ; c'est là que l'on guérit cette torpeur opiniâtre des intestins, ces constipations continuelles, ces rapports nidoreux, signes infaillibles d'une digestion mal élaborée, ces gênes constantes dans le système respiratoire, ces contractions convulsives et anomales du poumon, qui se déclarent par intervalles ; ces tourmens fixes au scrobicule du cœur ; ces palpitations soudaines qui mènent à la suffocation, ces céphalalgies, ces *clous* fixes au péricrâne, ces vomissemens porracés, ces flux spontanés d'urine, ces sueurs nocturnes, ces sputations fréquentes, qui semblent épuiser les sucs des membranes ; ces insomnies, ces réveils en sursaut, déterminés par la crainte ; ces alarmes exagérées, ces aliénations de l'esprit, cette instabilité dans les idées, cet abattement des facultés morales, ces mélancolies profondes qui s'établissent sans motif et sans cause, ces soupirs, ces gémissemens, ce confus assemblage de symptômes sans règle et sans type, qui vont irrégulièrement vers leur fin. Est-il des hommes plus malheureux? hélas! au milieu de ce tumulte, comment veut-on qu'un médecin soit sûr de ses méthodes? Stoëhr recommande beaucoup les eaux de Carlsbad contre les graviers des voies urinaires.

Mode d'administration. Je l'ai déjà dit; l'eau de Carlsbad est désagréable à boire; cependant on s'y accoutume; on en avale trois ou quatre verres dans les premiers jours; on va successivement plus loin. On use surtout de la source du *Moulin*, parce qu'elle est laxative. La *Source-Neuve* (le *Neubrunnen*) est surtout affectionnée par les étrangers, parce qu'en 1748 elle fut particulièrement recommandée par un médecin saxon de grande réputation, qui prédit qu'elle serait un jour la plus recherchée. Il y a enfin une source que les femmes préfèrent à toutes les autres, c'est celle de *Marie-Thérèse* (le *Theresienbrunnen*). Le meilleur temps pour prendre les eaux est de cinq à huit heures du matin. On voit néanmoins des personnes qui en boivent encore dans la soirée; il est utile de se promener autour de la source, pour que le liquide passe mieux. Il est des malades auxquels on prescrit de mettre dans le premier verre d'eau qu'ils avalent une demi-once du sel que l'on prépare à Carlsbad, et sur lequel on a tant disserté dans les ouvrages publiés en Allemagne. Quant aux bains, on les prend à la source du *Moulin* ou dans les maisons particulières.

TÉPLITZ.

Je dirai de ces eaux, ce que j'ai déjà dit des eaux de Carlsbad, dont elles se rapprochent beaucoup par leurs caractères; c'est qu'elles seraient tout aussi bien rangées dans l'ordre des salines que dans celui des ferrugineuses. Téplitz est un gros bourg de Bohême, qui compte à présent deux cent quatre-vingts maisons. Il est situé dans un lieu orné de tous les charmes de la nature : autour, on voit des collines, des bois, des villages, des châteaux, des couvens; enfin, tout ce qui peut animer et vivifier un pays. Ajoutons que les trésors de la minéralogie et de la botanique s'offrent de toutes parts aux recherches de l'observateur. (1)

---

(1) Téplitz est composé de deux mots qui signifient *rue chaude*. Ce lieu était très-anciennement inhabité, et couvert d'une forêt de chênes. Dans un village voisin résidait un riche chevalier nommé Kolostug. Il possédait, dit-on, beaucoup de troupeaux. Un jour quelques pourceaux de ses métairies furent chassés par des pâtres, et poussés dans la source bouillante, jusqu'alors inconnue. Plusieurs s'y enfoncèrent et y trouvèrent la mort. C'est ce qui donna lieu à des recherches sur la nature de ces eaux, et à la découverte de leur efficacité dans les maladies.

A Téplitz on distingue principalement :

1°. Le bain des *Hommes*;

2°. Les bains des *Dames*, situés dans la ville ;

3°. Les bains des *Dames*, situés dans le faubourg ;

4°. Le *Furstenbad* ou bain des *Princes*, composé de sept bains particuliers ;

5°. Le *Gurtlerbad*, qui est la propriété particulière d'un bourgeois, et qui reçoit son nom de la source du bain de la ville ;

6°. Le bain des *Juifs*;

7°. La source du *Jardin de l'Hôpital*.

Le bain des *Hommes* est le plus considérable, et fournit à presque tous les autres. Les eaux jaillissent avec une force extraordinaire. A l'époque du tremblement de terre de Lisbonne, elles présentèrent un phénomène remarquable : elles devinrent d'abord troubles, puis leur couleur fut pendant une heure et demie d'un jaune foncé. Enfin, elles s'arrêtèrent tout à coup ; elles reparurent ensuite épaisses et d'un rouge jaunâtre, en telle quantité et avec tant de force, qu'elles débordèrent tous les bains. Elles s'éclaircirent au bout d'une demi-heure, en laissant déposer une matière d'un rouge brun.

Propriétés physiques. L'eau des sources principales est parfaitement claire et transparente : elle ne prend que dans les bains une couleur *vert-d'eau*; elle n'a aucune odeur ; sa saveur est légèrement salée ; sa quantité est si grande, que le bain des *Hommes* fournit en une minute plus de quatre cents livres d'eau, et le bain des *Dames* plus de deux cents, etc. Leur température est de 117 degrés et demi au thermomètre de Fahrenheit.

Propriétés chimiques. Toutes les sources fournissent une eau ferrugineuse, saline et alcaline. Suivant le docteur Ambrozzi, on y trouve du sulfate de soude, de l'hydro-chlorate de soude, du carbonate de soude, du carbonate de chaux, de la silice, de l'oxyde de fer, une matière extractive et résineuse, du gaz acide carbonique.

Propriétés médicinales. Les eaux de Téplitz sont employées dans les mêmes circonstances que les eaux de Carlsbad, c'est-à-dire dans mille affections atoniques de l'estomac, des intestins, du système lymphatique et du système nerveux. Hufeland regarde comme un des moyens les plus héroïques cette triple union des principes alcalins, salins et ferrugineux.

Mode d'administration. On boit à la source du *Jardin*, quatre à six verres, pendant quinze jours ou un mois, de bon matin, et l'on se baigne le soir.

ARTICLE DEUXIÈME.

Eaux ferrugineuses froides.

PASSY.

Bourg qui touche à l'une des barrières de Paris, sur la rive droite de la Seine; les eaux qui y sourdent se distinguent en anciennes et en nouvelles. On y compte trois sources qui sont la propriété de M. Benjamin Delessert, l'un des citoyens les plus éclairés et les plus recommandables de la capitale; sur l'emplacement de l'une de ces sources, en quelque sorte tarie, et pour cette raison abandonnée, s'est élevée une raffinerie. Les deux autres sont consacrées à l'exploitation de l'eau minérale; elles ne sont pas sans célébrité. Depuis plus de cent ans on les préconise. Boulduc, qui est un des oracles de la pharmacie, en fit le plus grand éloge dans un mémoire lu à une séance publique de l'Académie royale des Sciences, le 13 novembre 1726. Lémery, Geoffroy, Venel, Cadet, et son digne petit-fils M. Félix Cadet-Gassicourt, etc., n'ont pas moins contribué à les faire connaître. Il existe surtout un travail de M. Deyeux, qui mérite les plus grands éloges; M. Planche s'en est aussi occupé. Elles sont très-agréablement situées et pourraient être bien plus utiles, si on savait les apprécier comme elles le méritent.

Propriétés physiques. Les eaux de Passy sont claires et limpides; leur surface se couvre d'une pellicule légère et roussâtre lorsqu'on les expose à l'air; elles ont un goût ferrugineux, légèrement acide; elles déposent un sédiment orangé; elles éprouvent des altérations dans les temps d'orages.

Propriétés chimiques. On doit au savant M. Deyeux une analyse des eaux de Passy. Il les a examinées telles qu'on les puise à la source; et il a démontré qu'elles diffèrent essentiellement de celles qui ont subi l'épuration. La comparaison des produits fournis, d'après les recherches comparatives de MM. Deyeux et Barruel, démontre que l'eau que l'on désigne sous le nom d'eau non épurée de Passy, contient plus de principes salins, et que ces principes ne sont pas de la même nature dans l'eau qui a subi l'épuration. Il en résulte que ces eaux, telles qu'elles jaillissent du sein de la terre, sont généralement trop fortes, trop actives pour l'usage intérieur; la grande proportion de substances salines et surtout du sulfate de fer, produit dans la bouche et dans l'estomac une impression désagréable, un sentiment de pesanteur, d'astriction, d'où résultent des nausées et souvent même des vomissemens; de là vient qu'on ne peut en user qu'avec une extrême circonspection. Quant aux eaux épurées par le temps et le repos, elles sont dépouillées de tout principe irritant, et présentent un nouveau mode de combinaison. Le fer n'existe plus à l'état de sulfate acide; il est donc moins fatigant pour les organes. Les principes minéralisateurs de l'eau de Passy sont le sulfate de chaux, le proto-sulfate de fer, le sulfate de magnésie, l'hydro-chlorate de soude, l'alun, le carbonate de fer, le gaz acide carbonique, et des traces de matières bitumineuses.

Propriétés médicinales. On les administre dans les engorgemens des viscères, dans les dyspepsies, dans les inappétences. Je les ai prescrites pour mon compte dans des cas où il y avait langueur de l'appareil digestif, dans la chlorose, dans les hémorrhagies passives, et je puis affirmer qu'on peut les ranger parmi les eaux ferrugineuses les plus puissantes. Je me souviens d'un hypochondriaque, bibliothécaire de sa profession, très-morose, à face plombée, qui parvint à se guérir complétement de ses maux d'entrailles, en allant tous les matins à pied, boire à la source deux ou trois verres de cette eau salutaire. Cet exercice dura environ un mois; il m'a souvent dit depuis que rien ne lui avait été plus favorable.

Mode d'administration. On boit l'eau de Passy à la dose de deux ou trois verres par jour. L'eau épurée peut se prendre en plus grande proportion. On a proposé de les donner en bains, en douches, en les faisant transporter dans les maisons de santé qui se trouvent peu éloignées de sa source. Il me semble, en effet, que les médecins qui dirigent ces établissemens pourraient en tirer un grand profit pour leurs malades. M. Benjamin Delessert, qui est plein de philanthropie et de bienfaisance, fait distribuer gratuitement cette eau aux indigens qui la réclament, d'après les prescriptions des médecins attachés aux divers dispensaires.

FORGES.

Bourg à vingt-cinq lieues de Paris, à neuf lieues de Rouen, situé dans l'agréable vallon de Bray, département de la Seine-Inférieure. On a beaucoup écrit sur ces eaux, qui sont devenues mémorables par le séjour qu'y firent Louis XIII et l'infante d'Autriche. Cette princesse, l'honneur de son sexe, et l'ornement de sa cour, trouva le moyen, disent les historiens, d'y réparer tous les inconvéniens d'une santé frêle et délicate; après deux ans d'une stérilité présumée, elle devint enceinte de Louis XIV; événement heureux que toute la France attribua aux eaux minérales dont elle avait fait usage. C'est à cette même époque, qu'on examina attentivement les sources de Forges. Tous les chimistes et médecins du temps s'en occupèrent. On leur imposa les noms qui suivent :

1°. La *Reinette*, parce que la reine en avait fait usage;

2°. La *Royale*, c'est celle qui avait servi à Louis XIII;

3°. La *Cardinale*, le ministre Richelieu, gravement malade à cette époque, avait accompagné le roi à Forges. Les eaux de cette source lui avaient procuré un grand soulagement;

Propriétés physiques. Les eaux de Forges sont claires, limpides et froides. Leur saveur est d'une astringence métallique très-marquée, ce qui ne l'empêche pas d'être agréable. Ces eaux sont très-influencées par les orages.

Propriétés chimiques. Le meilleur travail chimique que nous possédons sur les eaux de Forges, est sans contredit celui de M. Robert, pharmacien de l'Hôtel-Dieu de Rouen. Il a lu à l'Académie des Sciences de cette ville, en 1813, un mémoire qui fait le plus grand honneur à son talent. Toutes les recherches de ses prédécesseurs dans cette étude, y sont savamment et justement appréciées. Il conste d'ailleurs, d'après ses recherches, que les eaux de Forges contiennent dans différentes proportions, selon les sources, de l'acide carbonique, du carbonate de chaux, du carbonate de fer, de l'hydro-chlorate de soude, du sulfate de chaux, de l'hydro-chlorate de magnésie, du sulfate de magnésie, de la silice.

Propriétés médicinales. Ces eaux sont spécialement sous la direction médicinale de M. Cizeville, qui porte un nom cher à ces contrées, et qui le soutient avec autant d'honneur que de talent. On les administre comme un excellent tonique, dans les leucorrhées anciennes, dans les hydropisies, dans les engorgemens abdominaux. C'est surtout contre la stérilité que quelques auteurs les recommandent ; aussi voit-on tous les ans plusieurs jeunes femmes qui vont chercher auprès de ces eaux un espoir que le hasard réalise quelquefois, et qui double alors la confiance générale. Mais il est facile de sentir combien ce qu'on a dit à ce sujet est vague et incertain.

Mode d'administration. On boit les eaux de Forges par verres, en accordant la préférence à celles de la *Reinette*. Quand on agit plus énergiquement, on passe à la *Royale*. Il faut aller par degrés insensibles ; je l'avais conseillée à une dame qui éprouva des agitations fébriles, et fut contrainte de l'abandonner, pour revenir à la première. On regarde la *Cardinale* comme enivrante et trop perturbatrice. Cependant, il est des circonstances où son secours est nécessaire, particulièrement dans les paralysies. Il faut commencer par un seul verre.

AUMALE.

Aumale est une très-petite ville située près de la

rivière de Bresle, dans le département de la Seine-Inférieure. Elle est à quatorze lieues de Rouen et à huit d'Amiens. On attribue à un religieux la découverte des trois sources, qui sont :

1°. La *Bourbonne*;
2°. La *Savari*;
3°. La *Malon*.

L'Essai analytique que M. Dizengremel a publié sur ces eaux doit être consulté.

Propriétés physiques. La saveur styptique de ces eaux est plus prononcée que celle des eaux de Forges; d'ailleurs même transparence, même température; on assure qu'elles répandent une odeur de gaz hydrogène sulfuré.

Propriétés chimiques. Les ingrédiens minéralisateurs sont l'acide carbonique, le soufre dissous par l'hydrogène, le carbonate de fer, le carbonate de chaux, et l'hydro-chlorate de chaux.

Propriétés médicinales. Elles sont réputées comme toniques, stimulantes et apéritives.

Mode d'administration. On boit ces eaux pendant un mois, à la dose d'une chopine. La saison est depuis juin jusqu'en septembre.

ROUEN.

Ville qui est le chef-lieu du département de la Seine-Inférieure, à trente lieues de Paris. Les sources qui se trouvent dans la ville ou dans les environs sont très-nombreuses. Les eaux des fontaines de la Marecquérie sont celles qui sont le plus communément en usage. Les trois sources qui alimentent ces fontaines sont :

1°. La *Royale ;*
2°. La *Dauphine ;*
3°. La *Reinette.*

Propriétés physiques. L'eau de ces sources est transparente, limpide, inodore ; sa saveur est fraîche, mais elle laisse sur la langue un goût atramentaire dominant; sa pesanteur spécifique est presque égale à celle de l'eau.

Propriétés chimiques. C'est M. Dubuc, pharmacien très-laborieux de Rouen, qui a procédé à l'examen des sources qu'on observe dans cette ville. Il a trouvé que chaque pinte d'eau de la Marecquérie contient un grain de carbonate de fer, trois grains d'hydro-chlorate de chaux, trois quarts de grain de carbonate de chaux, un à deux grains d'une matière extractive végétale, enfin un trentième de gaz acide carbonique interposé.

Propriétés médicinales. Plusieurs médecins recommandables de Rouen ont loué ces eaux contre les fièvres intermittentes rebelles, l'engorgement du foie, l'ictère, les leucorrhées dépendantes d'une faiblesse générale, quelques éruptions cutanées, etc.

Mode d'administration. On use des eaux de la Marecquérie à la dose de trois ou quatre verres, qu'on boit le matin, en se promenant. Il faut les prendre à la source, car elles se corrompent avec la plus grande facilité.

CONTREXEVILLE.

Contrexeville est un petit village du département des Vosges, qui faisait autrefois partie de la Lorraine. Il est situé à quatre lieues de Mirecourt et à six de Bourbonne-les-Bains ; il est composé d'environ cent cinquante maisons et six cent soixante individus. Il se trouve dans un vallon étroit, ouvert du nord au midi, sur la petite rivière du Vair, qui y prend sa source ; l'air y est très-salubre. L'établissement y est en bon état, et les malades y sont assez bien logés. Sous ce point de vue, il y a néanmoins des choses importantes à exécuter : il serait à souhaiter qu'on s'en occupât.

Les eaux de Contrexeville étaient jadis inspectées par Thouvenel, le meilleur et le plus savant des hommes, qui avait singulièrement accru leur célébrité. C'était un médecin de bonne et haute compagnie, dont les conseils étaient très-suivis. Aujourd'hui l'établissement est dirigé par M. Mamelet, praticien instruit qui n'a besoin que d'être secondé par un entrepreneur actif et industrieux.

Propriétés physiques. Les eaux de Contrexeville sont sans aucune odeur sensible; elles sont limpides et transparentes; elles ne s'altèrent point à l'air; elles se couvrent néanmoins d'une pellicule légèrement irisée, qui par l'agitation se dissipe entièrement en se mêlant à l'eau, et reparaît de nouveau par le repos. Quoique elles conservent leur transparence dans le bassin de la fontaine et dans le canal qui les y conduit, elles déposent un sédiment ochracé et onctueux qui s'attache à leurs parois, et que l'on trouve même dans la rivière du Vair à plusieurs mètres du lieu où elles tombent. Cet enduit desséché prend une couleur d'un rouge orangé foncé; leur saveur est fraîche, douceâtre: si on les agite dans la bouche, elles sont légèrement acidules, styptiques; elles laissent un goût de fer. La température est la même pendant les grandes chaleurs comme pendant les grands froids. Leur pesanteur diffère peu de celle de l'eau distillée.

Propriétés chimiques. M. Mamelet remarque

très-bien qu'il n'y a pas concordance dans les diverses analyses qui ont été faites de ces eaux, et cet estimable médecin se propose de les soumettre à un nouvel examen. Elles contiennent, d'après les travaux les plus récens, de l'acide carbonique, du carbonate de chaux libre, du carbonate de chaux, de l'hydro-chlorate de chaux, du sulfate de chaux, du sulfate de magnésie et du carbonate de fer.

Propriétés médicinales. En général, ces eaux produisent une accélération de la circulation, de la respiration; elles augmentent les sécrétions muqueuses, déterminent les selles, les urines et la transpiration. Ces eaux sont d'une efficacité incontestable dans les affections calculeuses des reins et de la vessie, quand toutefois les graviers ne sont pas trop volumineux, et peuvent franchir les passages; car elles sont nuisibles dans le cas contraire. M. Mamelet a recueilli des faits intéressans sur les effets médicinaux de ces eaux dans un grand nombre d'affections des voies urinaires, mais surtout dans le catarrhe vésical, dans la gravelle compliquée de goutte, dans la goutte accompagnée d'hémorrhoïdes, dans les vices de la menstruation, dans les leucorrhées, dans les débilités des voies digestives. Quand la plupart de ces maladies sont dues à un transport métastatique d'une maladie de peau, les eaux de Contrexeville exercent une action révulsive; elles les rappellent à l'extérieur. On remarque surtout qu'elles sont très-favorables aux personnes atteintes d'affections arthritiques, et qu'elles rendent les accès plus rares. Quand on les emploie à l'extérieur, on s'aperçoit qu'elles sont favorables à la cicatrisation des vieux ulcères, particulièrement lorsqu'ils sont entretenus par la présence d'un vice scrofuleux; les ulcères des paupières réclament quelquefois leur emploi.

Mode d'administration. Dans les premiers jours, les eaux se prennent à la dose de deux ou trois verres, à un quart d'heure d'intervalle; si elles passaient mal, on mettrait un plus long espace entre chaque verre : les jours suivans on augmente et on peut porter la dose jusqu'à douze ou à quinze; quelques personnes douées d'une forte constitution vont à vingt et même plus. Sur la fin de la saison, on en diminue le nombre : toutes ces règles, du reste, sont subordonnées à l'idiosyncrasie des individus, que M. Mamelet sait très-bien juger d'après les lumières que lui fournit son expérience. Pour ne rien perdre de leur gaz, qui est très-fugace, on doit les boire à la fontaine, et immédiatement après les avoir puisées. Si le gaz ne convenait pas aux buveurs, quelques minutes de leur exposition à l'air libre, dans le verre où on vient de les recueillir, suffisent pour le dégager. On boit les eaux de Contrexeville en se promenant;

on peut aussi les prendre dans son lit ou auprès du feu.

BUSSANG.

Village situé dans les montagnes des Vosges, à dix lieues de Plombières, près des sources de la Moselle, à sept lieues de Remiremont. On y distingue :

1°. L'ancienne fontaine ;
2°. La fontaine d'en haut ;
3°. Trois sources innominées.

Les eaux de Bussang sont sur un plateau. Quelques tilleuls ombragent le bâtiment assez simple dans lequel sont reçues deux sources assez rapprochées l'une de l'autre. L'une d'elles, la seule qui soit bien enchambrée, est placée sous le bâtiment même, et arrive dans un grand réservoir de pierre très-bien fermé, et remarquable par le soin que l'on a eu de faire pencher l'eau de haut en bas, en remontant vers son niveau, et d'établir des canaux de décharge dans sa partie inférieure, en sorte que le gaz qui se dégage n'est jamais perdu. Il est même comprimé par le poids de l'eau elle-même. Ces précautions très-simples ont été négligées dans les autres établissemens d'eaux minérales, notamment à Bade en Suisse, où les réservoirs, très-solides et d'une grande dimension, annoncent, par leur construction, qu'ils ont été faits pour éviter la perte de gaz. On n'y a point réussi, parce qu'on a mal disposé les tuyaux afférens et déférens. Je reviens aux eaux de Bussang, dont les sources sont d'ailleurs assez mal entretenues et auraient besoin d'être réparées.

Propriétés physiques. On retrouve dans les eaux de Bussang tous les caractères physiques des eaux acidules ferrugineuses froides, par leur couleur, leur saveur, etc.; elles sont tout aussi agréables que les eaux de Seltz; elles font sauter le bouchon et perdent difficilement l'acide carbonique qu'elles contiennent : elles déposent une matière ferrugineuse.

Propriétés chimiques. Du carbonate de fer, du carbonate de soude, de l'acide carbonique à nu, voilà ce que l'on trouve dans les eaux de Bussang.

Propriétés médicinales. Les eaux de Bussang, qui sont à peu de distance de Plombières, sont très-utiles à ceux qui fréquentent ces bains. M. Gendrin, qui a eu occasion de les prescrire, en a retiré un grand avantage. Il les faisait prendre non-seulement dans les repas, mais encore dans le bain, pour combattre les douleurs chroniques de l'estomac et des intestins : elles sont indiquées dans beaucoup de maladies des voies urinaires.

Mode d'administration. On boit ces eaux par verres, dans la matinée ou aux repas du jour.

PROVINS.

C'est une petite ville du département de Seine-et-Marne, aussi célèbre par la qualité des roses que son terrain produit, que par ses eaux minérales (1). Elle est située à vingt lieues de Paris, à douze de Meaux. La fontaine ferrugineuse est sur une des plus belles promenades. De deux sources qu'on y voyait, il n'en reste plus qu'une, désignée sous le nom de source de *Sainte-Croix ;* l'autre qui existait autrefois, et dont Legivre fait mention, s'appelait la source de *Notre-Dame*.

Propriétés physiques. Un goût astringent et styptique, une limpidité assez vive, une légèreté bien marquée, qui est due à une certaine quantité de gaz acide, sont les principaux caractères phy-

---

(1) Les roses que l'on cultive à Provins ont une supériorité bien remarquable sur celles que l'on fait venir dans d'autres lieux. C'est sans fondement que Parmentier avait avancé une opinion contraire; cette opinion fausse fut dans le temps nuisible à cette excellente ville, qui faisait à cette époque un commerce considérable sur les conserves si estimées, qu'on vendait sous le nom de *conserves de roses de Provins*.

siques des eaux de Provins. Lorsque le temps est orageux elles se troublent ; on les voit blanchir et fournir une grande quantité de bulles d'air.

Propriétés chimiques. Deux de nos plus illustres chimistes, MM. Thenard et Vauquelin, ont analysé les eaux de Provins. Il résulte de leur excellent travail qu'elles contiennent du carbonate de chaux, du fer oxydé, de la magnésie, du manganèse, de la silice, de l'hydro-chlorate de soude, quelques traces d'hydro-chlorate de chaux et de matière grasse, de l'acide carbonique. Je renvoie au mémoire publié par ces savans ceux qui veulent avoir des notions positives sur les proportions des principes minéralisateurs. Il convient de lire aussi ce qui a été écrit par le respectable M. Opoix, dont le nom et l'existence ont été dans tous les temps si honorables pour la ville de Provins.

Propriétés médicinales. La ville de Provins a toujours possédé des médecins très-habiles, qui ont su administrer avec plus ou moins de succès les eaux ferrugineuses de Provins. Le souvenir de Legivre n'est point effacé ; il avait opéré un grand nombre de cures. Aujourd'hui on peut citer M. Gallot, qui jouit d'une réputation bien méritée. En général on a recours aux eaux de Provins pour les fièvres intermittentes rebelles, pour combattre les accidens de la chlorose, pour consolider les convalescences qui sont retardées par un état de langueur.

Mode d'administration. Ces eaux sont meilleures à la source, comme le dit très-bien le savant et vertueux M. Opoix, d'après cet adage : *dulciùs ex ipso fonte bibuntur aquæ.* Quand on ne peut jouir de cet avantage, on les fait apporter sur les lieux où résident les malades, dans des bouteilles bien bouchées, et on les boit sans aucun délai. M. Opoix recommandait des bouteilles de moitié dimension, pour pouvoir user l'eau dans un court intervalle; car il suffit d'en prendre deux ou trois petits verres dans la matinée.

LA CHAPELLE-GODEFROI.

La Chapelle-Godefroi est située sur la rive gauche de la Seine, à une demi-lieue de Nogent, département de l'Aube. On y voit deux sources, dont l'une jaillit avec beaucoup d'impétuosité.

Propriétés physiques. L'eau des deux sources est limpide; sa surface est couverte d'une pellicule irisée; sa saveur est styptique. Le gaz qu'elle contient se dégage avec un léger pétillement lorsqu'on la transvase.

Propriétés chimiques. L'action des réactifs sur les eaux de la Chapelle-Godefroi et leur évaporation ont fait connaître à feu Cadet-Gassicourt la nature des sels qu'elles tiennent en dissolution : ces sels sont des carbonates de chaux et de fer ; il y existe aussi une certaine quantité de gaz acide carbonique libre ; mais elles ne contiennent aucun sulfate, d'après les savans chimistes que je viens de mentionner.

Propriétés médicinales. On ne peut point encore invoquer l'expérience en faveur des eaux de la Chapelle-Godefroi, puisqu'on les a peu employées. Toutefois la nature de leurs principes indique assez quels avantages on pourrait en retirer, et l'on ne saurait trop engager les praticiens qui habitent près de ces sources à tenter quelques essais. Je crois que leur administration pourrait produire de très-bons effets dans la faiblesse de l'appareil digestif.

Mode d'administration. On n'en use point encore.

TONGRES.

Ville très-ancienne, située sur les bords de la petite rivière de Geer, à trois lieues de Maëstricht, sur la rive gauche de la Meuse. Les sources sont au nombre de deux : l'une est appelée la fontaine de *Saint-Gilles*, l'autre n'a point reçu de nom particulier. Elle est regardée par quelques auteurs comme celle que Pline a désignée très-clairement dans son Histoire naturelle ; mais M. Payssé observe très-bien que si c'est la même source, ses propriétés sont entièrement changées.

Propriétés physiques. Les eaux de ces deux sources offrent quelques différences dans leurs propriétés physiques. La première est claire, limpide ; son odeur et sa saveur sont ferrugineuses. L'aréomètre de Beaumé s'y enfonce jusqu'à zéro. Le goût ferrugineux est moins fort dans l'eau de la seconde source. Elle a un coup d'œil trouble ; une pellicule irisée en couvre toute la surface.

Propriétés chimiques. Les expériences intéressantes que M. Payssé a faites sur les eaux de Tongres ont parfaitement révélé la nature des principes qu'elles tiennent en dissolution : ce sont des carbonates de fer et de soude. Ces deux sels se trouvent dans des proportions un peu plus considérables dans la seconde source que dans la première.

Propriétés médicinales. Si l'eau de la ville de Tongres est celle dont Pline a voulu parler, il lui attribue des propriétés bien énergiques : *Purgat corpora, tertianas febres calculorumque vitia discutit,* etc. Il est à croire qu'elles sont, ainsi que les eaux de la même classe, éminemment toniques, et que leur emploi est indiqué dans les cas de faiblesse des organes digestifs, la chlorose, la leucorrhée, etc.

Mode d'administration. Elles sont fortes; il faut les boire à petite dose.

SAINT-GONDON.

Petite ville du département du Loiret, près des rives de la Loire, à trois lieues de Sully. La source d'eau minérale est peu éloignée de la ville.

Propriétés physiques. Analogues à celles des eaux acidules ferrugineuses froides en général.

Propriétés chimiques. Les analyses que nous possédons sur ces eaux sont très-incomplètes, et il faudrait recommencer ce travail. Outre un peu de gaz acide carbonique libre, elles tiennent en dissolution des carbonates de fer, de chaux, de magnésie, etc.

Propriétés médicinales. L'action spéciale des eaux de Saint-Gondon semble se diriger sur les organes de l'appareil urinaire, dont elles augmentent la sécrétion d'une manière assez marquée. On sent qu'elles peuvent être très-avantageuses dans la faiblesse de la vessie, ou dans le catarrhe chronique qui attaque cet organe chez les vieillards. Dans quelques cas, elles peuvent être purgatives.

Mode d'administration. Les habitans du pays la boivent à la dose d'une chopine tous les matins.

NOYERS.

Ce bourg, à cinq lieues de Montargis, département du Loiret, est situé entre deux collines. Au bas de celle de l'ouest, jaillit une source d'eau minérale.

Propriétés physiques. Ces eaux ont une odeur et une saveur qui décèlent leur nature ferrugineuse; elles sont limpides, transparentes, et laissent déposer un précipité jaunâtre assez abondant.

Propriétés chimiques. Les eaux de Noyers contiennent une assez grande proportion de gaz acide carbonique. Les principes fixes sont du carbonate de fer et du carbonate de soude.

Propriétés médicinales. Feu M. Gastellier regardait les eaux de Noyers comme toniques, fébrifuges, etc. Il pensait qu'on pouvait les employer utilement dans les engorgemens abdominaux, les fleurs blanches, l'hypochondrie, etc.

Mode d'administration. Le respectable docteur Gastellier ordonnait ces eaux en boisson.

FONTENELLE.

L'abbaye de ce nom se trouvait près de Roche-sur-Yon, à dix lieues de Nantes, dans le département de la Vendée; la source ferrugineuse coule dans un pré.

Propriétés physiques. Semblables à celles des eaux du même genre.

Propriétés chimiques. Les eaux de Fontenelle ont été autrefois analysées par Cadet. Elles contiennent du fer qui s'y trouve dissous à l'état de carbonate, de l'hydro-chlorate de soude, et du gaz acide carbonique libre.

Propriétés médicinales. Ces eaux sont regardées par les médecins des contrées environnantes comme très-efficaces dans les cas d'atonie des viscères digestifs, d'engorgemens lymphatiques, et contre quelques maladies de la peau.

Mode d'administration. La dose est de quelques verres.

WATWEILER.

Cette petite ville, du département du Haut-Rhin, se trouve au pied des Vosges, sur le penchant d'un coteau. Il y a deux sources d'eaux acidules ferrugineuses froides.

Propriétés physiques. Elles ont une saveur martiale, aigrelette.

Propriétés chimiques. On trouve dans les eaux de Watweiler des carbonates de fer, de chaux, de soude; de l'hydro-chlorate de soude, et de l'acide carbonique libre.

Propriétés médicinales. On les emploie dans les engorgemens des viscères, les maladies lymphatiques, etc.

Mode d'administration. On les boit par verres.

CRANSAC.

Cransac est un petit bourg, ou plutôt un village du département de l'Aveyron, situé à cinq lieues de Villefranche, et à la même distance de Rodez. Il est bâti sur une colline placée au milieu d'un vallon agréable, et domine des prairies qui s'étendent au couchant jusqu'à la petite ville d'Aubin. On y respire un air doux et tempéré, et on y est garanti de la violence de presque tous les vents par les montagnes, couvertes de forêts de châtaigniers d'une végétation vigoureuse, de vergers ou de vignes qui l'avoisinent presque de toutes parts. A environ cinq cents pas, et au nord du village, on voit jaillir les sources d'eau minérale qui depuis nombre de siècles ont rendu Cransac célèbre dans le midi de la France.

M. le docteur Auzouy, l'un des correspondans les plus éclairés de l'Académie royale de Médecine, s'est livré à des recherches topographiques qui sont d'un grand intérêt pour l'objet dont nous nous occupons. J'ai pareillement eu occasion de consulter les rapports intéressans du respectable inspecteur M. le docteur Murat, dont les lumières égalent l'expérience (1). Toutes les montagnes situées au nord de Cransac et d'Aubin contiennent des mines de houille d'une richesse inépuisable. Exploitées sans art et machinalement par les gens du pays, elles sont envahies tantôt par l'eau, tantôt par le feu, et rendent cependant des produits assez considérables (2). Depuis nombre d'années on extrait le sulfate d'alumine des scories mêlées d'efflorescences et de sublimations, résultant d'un feu souterrain qui brûle depuis plus de deux mille ans. On obtient, par le procédé de la lixiviation,

---

(1) On trouve aussi, dans le Bulletin de la Société médicale d'Émulation, des recherches médico-chimiques sur la nature et les propriétés des eaux minérales de Cransac. Elles appartiennent à M. J. F. Victor Murat jeune, l'un des élèves les plus distingués des hôpitaux et de l'École de Médecine de Paris.

(2) On a découvert récemment une mine de fer, et l'on fait, dit-on, tous les préparatifs convenables pour en tirer parti.

de très-beaux cristaux et une grande quantité de ce sel.

La célébrité des eaux de Cransac remonte à une époque fort reculée; elles étaient déjà avantageusement connues en l'an 900, c'est-à-dire la troisième année du règne de Charles-le-Simple, où elles furent données par une dame aux moines de Conques, comme il conste d'après une charte de cette ancienne abbaye, déposée aujourd'hui aux archives de Rodez.

Dès le commencement de juin on voit arriver à Cransac un grand nombre de malades. Leur séjour ne dure ordinairement que huit ou dix jours, et le départ des derniers venus a lieu dès les premiers froids de l'automne. Les gens riches de tous les départemens voisins, attirés par la réputation de M. le docteur Murat, inspecteur des eaux, se fixent le plus souvent à Aubin, lieu de sa résidence, distant de Cransac d'une demi-lieue; ils y trouvent l'avantage d'être plus à portée de consulter leur médecin, et en même temps celui de se procurer des logemens commodes. Il y a aussi près des eaux des établissemens où l'on est fort bien traité; et l'on trouve dans tout ce pays, à très-bas prix, tous les moyens d'alimenter parfaitement une bonne table. Le gibier et le poisson n'y sont pas rares. Il y a des fruits pleins de saveur et en abondance, de la viande de toute espèce et de très-bonne qualité; mais surtout du mouton engraissé dans les pâturages des montagnes voisines, couvertes de serpolet et d'autres plantes aromatiques.

On divise les sources de Cransac en deux sections :

1°. Les sources *Anciennes*, dites aussi sources *Richard*, lesquelles sont distinguées à leur tour en source *haute* ou *forte*, et en source *basse* ou *douce*.

2°. Les sources *Nouvelles*, ou sources *Béselgues*, distinguées pareillement en *forte* et *douce*. Celles-ci ne sont connues que depuis l'an 1811.

Au milieu de la montagne au bas de laquelle naissent les eaux minérales, au centre d'un bois de châtaigniers touffus, on trouve des étuves, espèces de cavernes ténébreuses creusées en pente douce, près des feux souterrains des houillères embrasées, au bas desquelles on a pratiqué une niche avec un siége. Ces excavations ont sept à huit toises en tous sens. L'air qu'on y respire est extrêmement chaud et chargé de vapeurs sulfureuses. Dans la niche du fond, la température s'élève de 35 à 40 degrés du thermomètre de Réaumur; aussi les malades qui y demeurent de vingt à trente minutes sont baignés d'une abondante sueur. Cet établissement, trop peu connu et beaucoup trop négligé, serait susceptible de grandes et importantes améliorations. Les rhumatismes chroniques les plus invétérés, les douleurs arthritiques des grandes articulations, les névralgies les plus opiniâtres, spécialement les sciatiques rebelles, ont souvent été guéris comme par enchantement après cinq ou six bains d'étuves. Une maison bâtie à portée et pourvue de bons lits pour recevoir les malades au sortir de ces bains serait d'une grande ressource, et pourrait donner un établissement spécialement destiné au traitement des militaires qui auraient contracté des infirmités analogues par suite des intempéries du bivouac et des fatigues de la guerre. L'estimable et savant docteur M. Auzouy, qui a visité ces lieux, n'hésite pas à placer ces étuves au premier rang, sous le rapport de leur utilité, parmi celles dont on fait usage dans les établissemens les plus renommés. Il serait donc à désirer pour le bien de l'humanité que l'on ajoutât les perfectionnemens nécessaires à ce précieux moyen de curation. Dans l'état actuel des choses, les malades perdent une partie du fruit qu'ils pourraient retirer des bains de vapeur, étant obligés, au sortir des étuves, de s'exposer aux impressions de l'air atmosphérique en descendant la montagne et traversant le vallon pour gagner leur auberge, enveloppés dans des couvertures de laine qui leur donnent l'apparence de fantômes errans. Il faudrait aussi remédier à un autre inconvénient qui se rencontre dans ces étuves, c'est la présence des serpens, qui, attirés par la chaleur des lieux, vont fréquemment se placer à côté des malades; et, quoique l'on assure qu'il n'en est jamais résulté d'accident, un pareil voisinage n'en est pas moins incommode.

Propriétés physiques. Les eaux de Cransac, bien observées à la source, sont claires, limpides, pétillantes quand on les agite; elles sont piquantes et salées à la dégustation. Les sources *Fortes* ont une saveur manifestement styptique et ferrugineuse. L'eau des sources est plus ou moins abondante, selon les pluies ou les sécheresses.

Propriétés chimiques. Le meilleur travail chimique qu'on ait publié sur les sources *Anciennes* appartient à M. J. F. Victor Murat jeune, dont nous avons déjà fait mention. Je renvoie mes lecteurs aux analyses qu'il a consignées dans les recueils scientifiques. Il en résulte que ces eaux contiennent, sous des proportions diverses, du sulfate de magnésie, des sulfates d'alumine, de fer et de chaux, des carbonates de magnésie, de chaux et de fer, des quantités indéterminées d'acide carbonique. M. Vauquelin a fait dans le temps l'examen de l'eau appartenant à la source *douce* de Bé-

selgues. Il y a trouvé des sulfates de chaux et de fer, et une quantité notable de sulfate de manganèse; fait important qui fait de cette eau minérale une espèce à part.

Propriétés médicinales. C'est encore M. Murat, c'est encore M. Auzouy qui nous guideront dans l'appréciation des qualités médicinales des eaux de Cransac. Elles sont utiles, dit ce dernier, toutes les fois qu'il s'agit d'exercer une *stimulation* douce, mais directe et prolongée, sur la membrane muqueuse des voies digestives, et sympathiquement sur toute l'économie animale, laquelle est si puissamment influencée par les organes de la digestion. Les maladies dans lesquelles l'expérience a démontré leurs effets salutaires sont celles où l'estomac est débilité, l'appétit nul, pourvu que ces symptômes ne constituent qu'un simple embarras gastrique ou intestinal, et ne coexistent pas avec ceux qui décèlent le principe d'une véritable phlegmasie. Elles sont utiles dans les affections exemptes de toute complication inflammatoire, telles que le scorbut, les scrophules, les hémorrhagies passives, les leucorrhées chroniques, les aménorrhées de même nature, l'anémie, la chlorose, toutes les fois qu'elle n'est point accompagnée d'un état d'irritation; enfin dans toutes les maladies qui semblent dépendre d'un état d'affaiblissement.

Les eaux de Cransac sont pareillement employées comme un dérivatif puissant et efficace contre les rhumatismes chroniques, les douleurs anciennes qui ne sont pas liées à un état de surexcitation des voies digestives, dans les catarrhes opiniâtres. M. Auzouy a vu guérir par leur usage, continué pendant deux à trois semaines, et combiné d'ailleurs avec l'emploi stimulant de tous les autres moyens indiqués, des odontalgies rebelles, des otites, des ophthalmies, des céphalalgies, qui revenaient périodiquement tous les soirs depuis plusieurs années, et avaient jusque-là résisté à toutes les ressources de l'art. Elles réussissent dans les fièvres intermittentes rebelles, dans l'hypochondrie, dans certains cas de paralysie, dans les affections du foie et de la rate.

Mais si leur utilité ne doit point être révoquée en doute dans les circonstances où elles sont convenablement appliquées, il est aussi une multitude de cas où leur administration imprudente hâterait la terminaison funeste des maladies, et convertirait ainsi, pour les malheureux qui en feraient un usage intempestif, un remède précieux en un poison promptement mortel. Il faut les interdire dans toutes les phlegmasies aiguës et même chroniques, si elles sont accompagnées de fièvre, d'irritation et de douleur vive; dans toutes les maladies où domine la pléthore sanguine, dans les anévrismes, dans la phthisie pulmonaire, dans toutes les suppurations internes, enfin dans tous les cas où il serait dangereux d'accroître l'activité du système circulatoire. Les personnes d'un tempérament nerveux et irritable doivent s'en abstenir.

Mode d'administration. On prend les eaux de Cransac par verres. Leur administration doit être surveillée par un médecin prudent qui sache modérer à propos l'impression irritante qu'elles produisent. On peut les mêler avec de l'eau de veau, de l'eau de poulet, de l'eau de gomme ou d'orge, du lait, du petit-lait ; il faut aussi apprécier la différence qui existe entre la source dite *Forte* ou *Haute*, qui contient les mêmes principes minéralisateurs, mais plus concentrés et en plus grande quantité ; et les sources *Douces*, qui coulent au bas de la montagne, et dont l'activité est beaucoup moindre. Il ne faut pas non plus perdre de vue qu'après une longue sécheresse les eaux minérales, plus pures et exemptes de tout mélange d'eaux pluviales, ont plus de force et de vertu, et doivent être prescrites en moindre quantité. Une trop forte dose peut occasionner de grands accidens, et même la mort. On se souvient encore à Cransac de la fin tragique d'un malheureux paysan auvergnat venu pour prendre les eaux. Croyant avoir le droit d'en user gratuitement, il refusa de donner la modique rétribution d'un franc vingt centimes, exigée de chaque buveur par le propriétaire. Après avoir long-temps contesté, il se décida enfin à payer cette petite somme, et résolut de se dédommager de la perte de son argent en faisant une ample consommation de l'eau minérale dont il pouvait désormais boire à discrétion. Il débuta par en avaler cinquante verres, et mourut le soir même. Ce fait ressemble à celui que j'ai déjà raconté relativement à Bagnères-Adour.

SAINTE-MARIE DU CANTAL.

C'est M. le docteur Mourguye qui, le premier, nous a fait connaître ces eaux, et nous nous empressons d'inscrire ici les documens précieux que ce médecin estimable a bien voulu nous communiquer.

Sainte-Marie, bourg du département du Cantal, à deux lieues sud de Pierrefort, à trois lieues ouest de Chaudes-Aigues, situé à l'extrémité d'une plaine riante et assez fertile, couronne et domine le vallon pittoresque et profond formé par la Truyère. Ce joli petit endroit, bien bâti, dont la population est d'environ cinq cents âmes, offre une position heureuse; il jouit d'un vaste horizon qui présente à l'œil étonné les contrastes les plus frappans, les effets les plus variés et les plus bizarres; ici, un abîme immense dont les yeux n'osent sonder la profondeur; là, des roches énormes qui pendent en ruines au-dessus du précipice; ailleurs un bois touffu cache une prairie émaillée de fleurs ou un champ cultivé; partout un mélange étonnant de la nature sauvage et de la nature cultivée : plus loin, on découvre les nombreux détours de la Truyère, qui tantôt roule ses flots avec fracas au milieu des rochers qui obstruent son cours, et tantôt les précipite en bruyantes cascades. Le pays est bien boisé et abonde en gibier; la rivière et les ruisseaux voisins fournissent du poisson en abondance, et la proximité de Pierrefort et de Chaudes-Aigues permet de se procurer à peu de frais tout ce qui est nécessaire aux besoins de la vie. La grande route de Saint-Flour à Rodez n'est éloignée de Sainte-Marie que de vingt minutes; le chemin vicinal que l'on ouvre de Pierrefort à cette route passe dans l'endroit même, et facilitera singulièrement les communications.

Le sol est de nature schisteuse, et néanmoins assez productif; les habitans y jouissent en général d'une honnête aisance, bien éloignée de l'opulence, mais qui suffit à leurs besoins : les fortunes les plus considérables s'élèvent de cinquante à soixante mille francs : *Aurea mediocritas*.

Propriétés physiques. A un quart d'heure sud

de Sainte-Marie, dans le vallon, est le hameau de Roublet, où sourdent deux sources d'eau minérale froide, limpide, laissant déposer un sédiment ochracé.

Propriétés chimiques. Ces eaux contiennent du fer et une grande quantité d'acide carbonique. Quoique placées seulement à trois mètres de distance l'une de l'autre, l'eau d'une source contient moins d'acide carbonique que l'autre, et le sédiment ochracé est beaucoup plus abondant. L'état hygrométrique de l'atmosphère influe singulièrement sur leur qualité; la saveur aigrelette et piquante est très-prononcée dans un temps sec, mais elle est diminuée considérablement par un temps humide.

Propriétés médicinales. Ces eaux sont assez fréquentées; leur usage a produit de très-bons effets dans plusieurs affections morbides, telles que la chlorose, l'aménorrhée avec langueur, l'atonie de l'estomac, les hémorrhagies passives produites par une affection scorbutique, etc... Les nombreuses guérisons déjà opérées attestent leur efficacité. Il serait à désirer qu'un inspecteur particulier y fût attaché.

Mode d'administration. On boit l'eau le matin à la dose de trois ou quatre verres.

SAINT-MARTIN DE VALMEROUX.

Saint-Martin de Valmeroux, canton de Salers, Cantal, bureau de poste, situé sur la route de Clermont-Ferrand à Cahors, à trois lieues sud-sud-est de Mauriac, à cinq lieues nord d'Aurillac, a une population de huit cents âmes. Placé dans un site riant, au milieu du beau vallon arrosé par la Maronne qui court de l'est à l'ouest-nord-ouest, il est un des petits endroits les plus agréables de la Haute-Auvergne.

Le sol est en général marneux et très-fertile en blé, seigle, sarrazin. D'immenses prairies naturelles fournissent une abondante pâture à de nombreux troupeaux : les bestiaux qu'on y élève sont d'une très-belle espèce et peuvent soutenir la concurrence avec ceux de la Suisse. Les jardins sont reconnus les meilleurs du département; on y cultive avec succès du lin d'une très-grande beauté, qui rivalise avec celui de Flandre ; on y récolte aussi de très-beaux fruits. Les habitans y sont en général dans l'aisance, et il n'est pas rare d'y rencontrer des fortunes depuis cinq jusqu'à vingt mille francs de rente. Le pays est assez boisé ; le hêtre et le frêne sont les arbres dominans de la contrée.

Propriétés physiques. A un quart d'heure ouest

de Saint-Martin, jaillit une source d'eau minérale, limpide, inodore, d'une température très-froide, appelée *Fonsainte (Fons-Sancta)*; elle sort de terre à gros bouillons et laisse déposer un sédiment ferrugineux. Mélangée avec le vin elle en altère la couleur, et bue à l'instant elle lui communique une saveur aigrelette très-agréable. Les bestiaux la recherchent avec avidité.

Propriétés chimiques. La teinture de noix de galle y a démontré la présence du fer, et l'eau de chaux celle d'une énorme quantité d'acide carbonique : cette eau est moins piquante dans les temps pluvieux, ce qui paraît tenir au dégagement de l'acide carbonique. Aucune analyse n'a encore été tentée.

Propriétés médicinales. Cette source est assez fréquentée dans les mois de juillet et d'août. On a retiré de grands avantages de l'usage de cette eau dans l'atonie de l'appareil digestif, la chlorose, l'aménorrhée, les affections scorbutiques, scrophuleuses, et dans les convalescences des fièvres intermittentes.

Mode d'administration. On la prescrit à la dose de deux à trois chopines tous les matins, divisée ordinairement en trois prises de trois à quatre verres chaque, et à demi-heure d'intervalle.

SERMAISE.

Bourg sur la rive de la Saulx, à huit lieues de Châlons, département de la Marne. La source des eaux ferrugineuses se trouve près d'un bois, à un quart de lieue du bourg.

Propriétés physiques. Elles ont une saveur martiale et salée, et leur surface est recouverte d'une pellicule.

Propriétés chimiques. Navier, qui a procédé à l'analyse de ces eaux, y a trouvé du sulfate de fer et du sulfate de chaux.

Propriétés médicinales. Les eaux de Sermaise sont toniques. On en vante les effets dans les affections calculeuses des reins et de la vessie, dans la chlorose, etc.

Mode d'administration. Navier en prescrivait trois verres dans la matinée.

FERRIÈRES.

Petite ville du département du Loiret, sur la rivière du Cléry : elle est à deux lieues et demie de Montargis, à quatre lieues de Nemours, et à huit lieues de Fontainebleau. La fontaine sourde de la montagne de Mirbeau, qui se trouve située au couchant de la ville.

Propriétés physiques. La limpidité de ces eaux est très-vive; elles prennent une couleur bleuâtre perlée; une pellicule irisée couvre leur surface. Leur saveur est astringente, styptique, et a beaucoup de rapport avec celle de l'encre. Elles ont aussi une légère odeur sulfureuse. Leur pesanteur paraît plus grande que celle de l'eau commune.

Propriétés chimiques. Des essais très-ingénieux par les réactifs et par leur évaporation ont prouvé qu'elles contiennent une certaine quantité de sulfate de fer, des sulfates de chaux et de magnésie.

Propriétés médicinales. M. Gastellier a consigné, dans un Mémoire qu'il m'a communiqué sur les eaux de Ferrières, plusieurs observations très-exactement recueillies, qui constatent les bons effets de ces eaux. Il les a notamment données avec succès dans la dysenterie chronique, l'ictère, suite de l'engorgement du foie, la dyspepsie.

Mode d'administration. Trois verres suffisent.

SEGRAY.

La fontaine minérale de ce nom est à une demi-lieue de Pithiviers, département du Loiret, dans un vallon charmant environné de collines couvertes de vignes et de bois. L'aimable poète Colardeau a décrit ces sites délicieux et la source de Segray, dans son épitre à Duhamel, avec cette grâce enchanteresse et touchante qui anime toutes ses compositions.

Propriétés physiques. Ces eaux ont une saveur styptique et ferrugineuse, une transparence très-belle; elles sont semblables aux eaux de Ferrières.

Propriétés chimiques. Les expériences chimiques sur les eaux de Segray sont trop anciennes pour qu'on puisse leur accorder une grande confiance. Gastellier, qui a procédé à quelques nouveaux essais analytiques, a trouvé que ces eaux contenaient les mêmes principes que celles de Ferrières, c'est-à-dire du sulfate de fer, des sulfates de chaux et de magnésie.

Propriétés médicinales. Les eaux de Segray jouissent d'une réputation méritée. On les vante surtout dans la chlorose et dans quelques maladies de langueur. Plusieurs médecins avaient prétendu qu'elles jouissaient d'une propriété lithontriptique très-marquée; mais on sait ce qu'il faut penser de ces prétendus remèdes.

Mode d'administration. La dose est d'une chopine.

ALAIS.

Ville du département du Gard, au pied des Cévennes, à quatorze lieues de Montpellier, et à cent quarante de Paris. Les fontaines minérales de

Daniel sont à un quart de lieue de la ville; elles sont formées de deux sources, la *Comtesse* et la *Marquise*.

Propriétés physiques. Analogues à celles des autres eaux ferrugineuses sulfatées.

Propriétés chimiques. Le sulfate de fer est le seul minéralisateur des eaux d'Alais, au rapport des chimistes qui les ont examinées.

Propriétés médicinales. Sauvage recommande l'emploi de ces eaux dans les maladies bilieuses, la dysenterie chronique, etc.

Mode d'administration. La dose est de trois verres.

BOULOGNE-SUR-MER.

Nous avons déjà parlé de Boulogne, ville considérable du département du Pas-de-Calais, à l'occasion de ses bains de mer. Mais c'est maintenant le cas de parler de sa source minérale, qui porte le nom de *Fontaine de Fer*; elle n'est pas très-éloignée des remparts de la haute ville.

Propriétés physiques. Sa saveur est légèrement piquante, âpre, ferrugineuse; elle pèse un peu plus que l'eau distillée et moins que l'eau de puits. Elle contient plus d'air atmosphérique que l'eau ordinaire.

Propriétés chimiques. Il résulte de l'analyse faite par M. Bertrand, que deux livres de l'eau minérale de Boulogne contiennent six grains de carbonate de fer avec excès d'acide carbonique, huit grains et demi de sulfate de soude, un grain et demi de sulfate de chaux, deux grains de chaux, douze grains d'hydro-chlorate de chaux, et deux grains de matière extractive.

Propriétés médicinales. Les observations de divers médecins et les recherches de M. Bailly semblent prouver l'efficacité de ces eaux spécialement dans l'atonie des organes digestifs, dans les altérations des viscères abdominaux, à la suite des fièvres intermittentes mal traitées.

Mode d'administration. Il faut boire l'eau de Boulogne avec méthode pendant une quinzaine de jours, à la dose de quelques verres, le matin.

VALS.

Vals est un bourg du département de l'Ardèche, situé dans un agréable vallon, à six lieues de Privas et à huit du Puy. On y compte six sources, qui sont entre ce bourg et le torrent de la Volanne :

1°. La source de la *Magdelaine* ;
2°. La *Marie* ;

3°. La *Marquise*;

4°. La *Dominique*;

5°. La *Saint-Jean*;

6°. La *Camuse*.

La quantité de ces sources est, dit-on, toujours la même, quelle que soit l'intempérie des saisons.

Propriétés physiques. Les six sources présentent quelques différences dans leurs caractères physiques, qui dépendent de la plus ou moins grande quantité de gaz acide carbonique qu'elles contiennent. Aussi les voit-on se décomposer avec une rapidité extrême quand on les fait reposer à l'air; elles laissent alors précipiter un sédiment ochracé qui décèle leur qualité ferrugineuse. L'eau de la source *Marie* est acidule, pétillante; celle de la *Marquise*, de la *Saint-Jean*, de la *Camuse* a une saveur moins aigrelette et plus salée; enfin la *Dominique* a un goût atramenteux très-marqué. Toutes ces eaux sont d'ailleurs claires et limpides.

Propriétés chimiques. Quoique ces eaux contiennent à peu près les mêmes principes, les proportions varient dans chacune de leurs sources; elles tiennent toutes en dissolution des carbonates de soude et de fer, du chlorure de sodium, du sulfate d'alumine et du sulfate de fer. Ce dernier principe se trouve en plus grande quantité dans les eaux de la *Dominique* : l'acide carbonique est plus abondant à la source *Marie*, et les autres sources renferment une plus grande proportion de sels à base alcaline et terreuse.

Propriétés médicinales. Les éloges que les auteurs donnent aux eaux de Vals sont mérités. On en préconise l'emploi dans plusieurs maladies chroniques, notamment dans la leucorrhée, le scorbut, les hémorrhagies passives, etc. J'ai donné des soins à un individu sexagénaire sujet à une hématurie chronique déterminée par des varices de la vessie urinaire, affection qui l'avait singulièrement affaibli, et pour laquelle il avait inutilement tenté tous les moyens usités en pareil cas. Les eaux de Vals, qu'il but pendant deux saisons consécutives, lui procurèrent un soulagement qu'il n'attendait pas, et qui fut assez durable. M. le docteur Embry, inspecteur actuel, a rassemblé des faits non moins intéressans. En 1821, il vit arriver dans l'établissement une dame qui habitait la campagne, et qui était atteinte d'un engorgement considérable du système hépatique; son teint était safrané, terreux, son visage amaigri; elle éprouvait des dégoûts et des douleurs vives à la moindre pression exercée sur la région précordiale; elle prit sur les lieux les eaux de la *Marie*, et ensuite chez elle les eaux de la *Marquise*.

Après huit ou neuf semaines de traitement ses forces se ranimèrent, et elle parvint à une guérison complète, qu'elle confirma par un second voyage à Vals.

Parmi les personnes qui viennent boire les eaux de Vals, on remarque beaucoup de villageois qui sont fatigués des travaux de la moisson, ou quelques commerçans qui arrivent de la foire de Beaucaire. Ces sortes d'individus, aveuglés sur leurs propres intérêts, ont là comme partout ailleurs des habitudes qui tournent à leur préjudice. A la moindre indisposition, ils accourent à la fontaine minérale qui est la plus en renommée dans leur voisinage, et qu'ils envisagent comme une panacée. Ils en boivent à outrance, comme si elle agissait sur eux d'une manière absolue. Pas un médecin n'est consulté dans cette occurrence. Voilà des abus funestes propres à discréditer le meilleur établissement, et ce n'est pas ici la faute de notre art.

Mode d'administration. Les eaux de Vals sont très-énergiques; il faut consulter un médecin instruit sur la manière de les prendre. La dose est de quatre ou six verres. L'estimable docteur M. Embry use principalement de la source qu'on nomme la *Marie*. Il fait couper l'eau minérale avec l'eau de veau, avec l'eau de poulet, ou toute autre boisson analogue; il l'édulcore avec du sirop, etc. Il a opéré des cures remarquables, par ses soins prudens autant qu'éclairés, dans les vomissemens chroniques, dans les chloroses, dans la suppression des menstrues, dans quelques éruptions boutonneuses. Une dame de Lyon avait éprouvé des chagrins par la mort d'une personne chérie : elle eut des vomissemens de sang ; sa sensibilité nerveuse devint excessive. Après un long traitement, cette dame fit usage des eaux de Vals transportées, qui lui procurèrent beaucoup de soulagement. Elle vint les continuer sur les lieux, et après un séjour de vingt jours elle partit dans un état de santé très-amélioré, qui donnait les plus grandes espérances. On dit que la source la *Marquise* provoque le vomissement, et que, sous ce point de vue, elle pourrrait être utile à ceux qui ont besoin de ce mode de médication.

SPA.

Spa est une petite ville située à dix lieues d'Aix-la-Chapelle, et à neuf de Liége. M. le docteur Jones en a donné naguère une très-intéressante description, et il est peu d'endroits dont on ait autant vanté les charmes et les agrémens. Dans la saison des eaux tous les plaisirs s'y réunissent. Ce sont des fêtes continuelles. Tout néanmoins s'y trouve disposé de manière qu'on y jouit à la fois du bruit du monde et du calme de la solitude (1). En 1807, Spa fut la proie d'un incendie; mais aujourd'hui tout est merveilleusement réparé; les habitans ont de très-beaux hôtels qu'ils peuvent offrir aux malades de tous les rangs, de toutes les conditions. Les routes se couvrent de femmes liégeoises qui apportent des provisions de toute espèce, de la viande, du poisson, des fruits, des légumes. On peut s'y procurer des vins exquis; on y boit d'ailleurs une eau très-pure pour la table, et qui n'est en aucune manière minéralisée. Comme tant d'autres lieux, Spa n'a guère que ses eaux minérales pour se maintenir dans sa prospérité; cette ville fait un petit commerce de boîtes et d'ouvrages habilement travaillés et vernis, que les voyageurs se plaisent à rapporter dans leurs foyers, quand ils ont séjourné quelque temps dans son sein.

Les sources de Spa ne sont pas réunies; il n'y en a qu'une qui soit dans le centre de la ville; les autres sont dans le voisinage : nous allons succes-

---

(1) On connait les paroles d'Alfiéri, qui, presque toujours souffrant et mélancolique, fréquentait souvent les eaux de Spa : *Quel luogo mi avea sempre lasciato un qualche desiderio di rivederlo a cuor libero; parendomi quella esser una vita addata al mio umore, perchè rumore e solitudine, ondevi si puo stare inosservato ed ignoto intra le publiche voglie e festini.*

sivement les indiquer. Elles sont au nombre de sept.

1°. La fontaine du *Pouhon*. On dit que sa dénomination vient du mot *pouhir*, qui veut dire *puiser*. Elle est au centre de Spa ; elle est la plus active, la plus célèbre et la plus fréquentée.

2°. La *Géronstère*. Elle est au milieu d'un bois; mais il y a tout près des personnes chargées de veiller à sa conservation. C'est à cette fontaine que Pierre 1er, empereur de toutes les Russies, dut particulièrement son salut. Le puits est environné d'arbres et des promenades les plus agréables.

3°. La *Sauvenière*. Cette fontaine est dans un emplacement non moins pittoresque et agréable. Elle est à une demi-lieue de la ville.

4°. La *Groesbecck*, peu éloignée de la précédente ; ainsi nommée parce que le baron de Groesbecck y trouva la guérison d'une maladie grave dont il était atteint, en 1651.

5°. La première fontaine du *Tonnelet*. Elle est ouverte; on la considère comme très-active et très-efficace.

6°. La seconde fontaine du *Tonnelet*. Elle est couverte d'un petit dôme: M. le docteur Jones lui attribue moins de vertu qu'à l'autre.

7°. La source *Watroz*. Cette source est négligée. On lui attribue néanmoins une propriété laxative. Elle est sujette à s'altérer, étant trop exposée aux influences atmosphériques.

Propriétés physiques. En général les eaux de Spa sont claires, tout-à-fait transparentes. Elles ont un goût piquant, aigrelet et ferrugineux. Elles sont pétillantes et mousseuses. L'alcool gallique les colore légèrement. Leur sédiment laisse des taches de rouille sur le linge; exposées à l'air libre, elles se couvrent d'une pellicule irisée.

Propriétés chimiques. Nous possédons plusieurs analyses des eaux de Spa, qui, pour le temps, étaient assez exactes. Mais le célèbre Bergmann a repris ce travail, en suivant les principes que lui-même avait établis pour l'examen des eaux minérales. C'est ce chimiste qui a constaté que sur une bouteille contenant vingt onces, on trouve deux grains de carbonate de chaux, quatre grains de carbonate de magnésie, deux grains de carbonate de soude, un tiers de grain d'hydro-chlorate de soude, et un demi-grain de carbonate de fer. L'eau de Spa contient aussi cinq fois son volume d'acide carbonique. Depuis Bergmann, M. Edwin Jones a entrepris d'analyser les différentes sources. Son travail est digne d'estime. D'après les résultats qu'il a obtenus, il n'est pas indifférent de faire prendre les eaux de Spa dans un temps pluvieux ou par un beau temps; dans ce dernier cas, les eaux étant plus salines, elles doivent avoir plus d'énergie médicamenteuse.

Propriétés médicinales. Les eaux de Spa ont une grande puissance dans le traitement des maladies chroniques. On les administre dans les anorexies, dans les vomissemens, dans les douleurs cardialgiques, dans les coliques flatulentes et spasmodiques des intestins, dans les diarrhées opiniâtres, dans les affections vermineuses, dans les néphrites chroniques, dans les ischuries, dans les cachexies scorbutiques, dans les hydropisies, dans les suppressions menstruelles, dans les leucorrhées, dans l'hypochondrie et l'hystérie. Ce sont les propriétés nombreuses des diverses sources qui rassemblent à Spa tant de malades différens. On y rencontre jusqu'à des fiévreux. On y a vu même de jeunes débauchés qui y allaient pour recouvrer les priviléges de la virilité. J'ai été consulté par un Anglais qui croyait leur devoir une existence nouvelle.

Mais des eaux aussi énergiques ne conviennent point à des tempéramens irritables. Il faut du discernement pour en déterminer avec précision le juste emploi. Il est utile d'y envoyer les individus qui ont de la propension à un sommeil stertoreux, que l'on désigne dans le monde sous le nom d'*apoplectiques ambulans*. Ici les eaux peuvent agir comme révulsives. *In omnibus iis morbis, ubi toni adest remissio, præsertim in ventriculo et intestinorum canale, in sexu potissimum sequiore, temperamento phlegmatico, aliisque imbecillioribus corporibus, nostras aquas in parvâ etiam quantitate potas esse saluberrimas.*

Mode d'administration. On peut aller boire à toutes les sources de Spa avec plus ou moins d'avantage. La dose commune de ces eaux, qui quelquefois sont enivrantes, est de quatre ou cinq verres. On consulte préalablement un médecin, quand on est sage et qu'on veut retirer un certain fruit de ce traitement. Les médecins du lieu prétendent qu'il faut mettre les premières voies en bonne disposition, et que souvent il est utile d'employer quelques laxatifs préalables, comme, par exemple, la magnésie et quelques doses corroborantes de rhubarbe. Les meilleurs remèdes traînent à leur suite des inconvéniens qu'il faut détourner. On prescrit quelquefois le lait d'ânesse, souvent même le petit-lait, pour en faire un mélange salutaire avec les eaux. Il y a du choix pour les sources. Les Anglais se régalent avec l'eau gazeuse du premier *Tonnelet*. Ils la mêlent avec leur vin. Pierre-le-Grand se délectait avec celle de la *Géronstère*. Les hypochondriaques se trouvent mieux de la source du *Pouhon*, parce qu'elle est essentiellement énergique. Ils aiment aussi celle du *Watroz*, parce qu'elle provoque l'action des entrailles. L'eau de Spa peut devenir avantageuse sous forme de bains, en lui communiquant le degré de calorique convenable.

PYRMONT.

Pyrmont est une jolie petite ville située dans une des plus agréables contrées de la Basse-Allemagne, à l'ouest du Weser (cercle de Westphalie). Ses eaux minérales coulent dans un vallon riant et fertile, qui charme l'âme et les yeux par ses beautés naturelles. Ces bains furent connus dès la plus haute antiquité. Les historiens les plus anciens en parlent avec une sorte de vénération. On les fréquentait, dit-on, du temps de Charlemagne.

On compte peu de bains en Europe, qui aient obtenu autant de vogue et de célébrité. En 1556, leur renommée, dit-on, fut portée si haut, que des gens de tout rang et de tout état y affluèrent de l'Allemagne, de la France, de l'Espagne, de l'Angleterre, de l'Écosse, de la Norwége, de la Suède, du Danemarck, de la Russie, de la Pologne, de la Hongrie, de l'Italie, de la Sicile, etc. En moins d'un mois on compta plus de dix mille personnes à la source. On fit un camp pour les recueillir, attendu que les villages environnans ne suffisaient pas pour les loger. Le comte régnant fut contraint de faire des réglemens pour entretenir le repos et le bon ordre. On y observa le même concours de monde après la paix qui suivit la guerre de trente ans. La superstition était telle, qu'on voyait de très-vieilles femmes s'y faire transporter, dans la confiance qu'elles y rajeuniraient. Les routes étaient couvertes de sourds et d'aveugles.

Pyrmont contient environ cent quinze maisons. Il y a, comme l'on sait, un château et une saline. Cet établissement incomparable doit en grande partie ses agrémens au prince alors régnant, Charles-Auguste-Frédéric de Waldeck. Image d'un Dieu sur la terre, il n'épargna rien pour l'embellir, et ses mains généreuses s'occupèrent, pendant tout le temps de son règne, de ce soin paternel. L'art et la nature semblent lutter ensemble pour faire un séjour agréable de la contrée qui possède des sources aussi salutaires. Mais on peut surtout placer au premier rang de ses décorations la grande allée que l'on y remarque; elle consiste en quatre rangs de hauts tilleuls qui donnent un délicieux ombrage; elle s'étend un peu en pente, depuis la fontaine jusque dans le vallon vers le sud. On aperçoit au travers de ces arbres majestueux un magnifique bâtiment octogone, enrichi d'une coupole : c'est là qu'est renfermée la source principale (*fons primarius*). Ce bâtiment ressemble, sous ce point de vue, à un temple de l'antiquité. Il relève la pompe de son aspect, en rappelant les idées de sainteté que dans des temps anciens on attachait à ces lieux. (1)

C'est dans cette allée qu'on se rassemble quand il fait beau; elle est le point de réunion de tous les étrangers. Diplomates, ambassadeurs, princes, généraux, militaires, ecclésiastiques, banquiers, négocians, tous les hommes s'y trouvent confondus, toutes les conditions s'y mêlent (2). Il est certainement impossible d'imaginer un rendez-vous plus magnifique et plus varié. Des deux côtés on aperçoit des boutiques où sont étalées toutes sortes de marchandises provenant des plus riches manufactures de l'Allemagne et de l'Angleterre; c'est en quelque sorte la bourse de Pyrmont, où tout le monde se rend pour vaquer à ses

---

(1) Cette source s'appelait dans des temps très-anciens la *Sainte-Fontaine*, et le terrain qui l'entoure se nomme encore aujourd'hui le *Champ-Sacré*.

(2) Dans les temps déplorables de l'émigration, on y vit arriver l'auguste et vertueuse épouse de l'immortel feu roi Louis XVIII; elle était accompagnée de M. le duc d'Aumont, gentilhomme de la chambre, que tout le monde chérit et révère, et qui, comme tant d'autres chevaliers français, s'est montré si fidèle dans les temps de malheurs!

affaires. Une troupe d'excellens musiciens, tirés des divers régimens de Hanovre, exécutent, dès le matin, et pendant tout le temps que les étrangers boivent l'eau minérale, des concerts enchanteurs. Il y a aussi une seconde allée très-longue, qui sert pour la promenade à cheval; elle aboutit à un grand cercle ombragé d'arbres, où l'on a dressé une statue colossale d'Esculape. La librairie, les cafés, les deux salles destinées à la conversation, les bals, les spectacles, les fêtes, qui se succèdent sans interruption, tout contribue à rendre cet établissement le premier de l'Allemagne; et peut-être du monde. (1)

Il existe à Pyrmont une caverne qu'on nomme la caverne *vaporeuse*. Elle a été observée par beaucoup de naturalistes voyageurs qui ont constaté la présence de l'acide carbonique, et qui lui ont trouvé la plus grande analogie avec celles qui sont dans les grottes voisines de Naples, ou dans les enfoncemens qui sont entre les volcans éteints du Vivarais. En effet, l'homme, les quadrupèdes,

---

(1) Un pareil spectacle avant la révolution avait quelque chose de si imposant et de si extraordinaire, qu'une demoiselle de condition se réservait presque toujours dans son contrat de mariage d'être conduite au moins une fois aux bains de Pyrmont. Rien n'était plus désiré qu'un pareil voyage.

les oiseaux, les insectes même ne sauraient y vivre sans être frappés de stupeur et de suffocation. Les bougies, les torches allumées s'y éteignent d'une manière soudaine.

Pyrmont a plusieurs sources importantes :

1°. La source principale, ou le *Puits-Saint*. Elle a 57 degrés de Fahrenheit. C'est celle qui fournit journellement l'eau que boivent les malades.

2° Le *Brodelbrunnen* ou *Puits-de-Bain*. Il a 56 degrés du même thermomètre. Il est à quarante-quatre pieds de la source principale. Il est le plus riche en eau ; il jaillit avec bruit, et on l'entend à une grande distance, pendant la nuit. Le *Brodelbrunnen* n'est bon que pour les bains.

3°. Le *Sauerling*. Cette eau agréable et légère ne contient point de fer, ou du moins très-peu. Sa température est de 53 degrés de Fahrenheit. C'est une boisson très-désirable et très-recherchée.

4°. Le *Puits-Salé-Minéral*. On y boit et on s'y baigne. On peut fortifier l'eau par l'*eau-mère* de la saline voisine.

5°. La *Source-Saline*. Elle ne contient point de fer. La colonne qui jaillit a huit pieds de haut ; elle se distingue même par le goût des autres sources salées.

6° Le *Neubrunnen* ou *Puits-Neuf*. Elle est située près de la source saline ; elle contient du sulfate de fer et de l'oxyde de fer. L'eau est trouble.

7°. Le *Puits-des-Yeux* (*Augenbrunnen*). Cette eau est très-claire ; on la croit bonne pour la faiblesse nerveuse des yeux. Hufeland a, dit-on, vu disparaître, par son usage intérieur et extérieur, des taies, des visions, des toiles d'araignées et autres symptômes précurseurs des cataractes. On baigne matin et soir ses yeux dans cette eau, et on peut la boire avec succès. Elle a 53 degrés de Fahrenheit.

8°. Le petit *Badebrunnen* a 59 degrés de Fahrenheit ; il contient peu de fer et un peu d'acide carbonique. Son eau est trouble et jaunâtre. Les pauvres gens en usent pour se baigner.

Propriétés physiques. Les propriétés physiques des eaux de Pyrmont diffèrent entre elles selon les sources d'où elles proviennent. Les eaux qui s'écoulent de la fontaine principale sont claires et limpides comme le cristal ; lorsqu'elles sont en repos, elles sont recouvertes d'une atmosphère de vapeur acide, qui est beaucoup plus dense l'hiver que l'été ; leur fraîcheur est assez constamment la même. Elles sont beaucoup plus pesantes que l'eau pure. La source dite *Bouillonnante* (*Brodelbrunnen*) est moins transparente que celle dont nous venons de parler. On voit s'élever jusqu'à sa surface une grande quantité de bulles. Les mêmes phénomènes physiques se manifestent dans la source que l'on désigne sous le nom d'*Aigrelette* (*Sauerling*). Elle désaltère et rafraîchit les malades ; elle est légère et exempte de parties terreuses. La nouvelle source est surtout remarquable par son agréable saveur. On aime à la boire en la mêlant avec des vins choisis. Il en est qui l'associent avec du sirop de groseille ou de framboise, et rien n'est plus propre à étancher la soif que cette boisson délicieuse durant les chaleurs ardentes de l'été. La source des *Yeux* (*Augenbrunnen*) est remarquable, et surtout bonne à employer en topique. Les eaux du petit *Badebrunnen* sont troubles et jaunâtres.

Propriétés chimiques. De grands chimistes devaient nécessairement présider à l'examen d'une eau aussi renommée que celle de Pyrmont. Parmi les savans qui s'en sont occupés, on cite particulièrement Bergmann et Westrumb. Beaucoup de sels s'y rencontrent : ce sont le chlorure de sodium hydraté, l'hydro-chlorate de magnésic, les sulfates de soude et de magnésie cristallisés, les carbonates de chaux, de fer et de magnésie. A toutes ces substances il faut joindre le gaz acide carbonique qui joue un si grand rôle dans la plupart des sources, et qui, avec le fer, contribue surtout à son action médicamenteuse.

Propriétés médicinales. C'est bien le cas d'avancer que toutes les maladies humaines ont paru successivement à Pyrmont, puisqu'à différentes époques les hommes de tout climat s'y sont transportés. L'imagination se perd dans cette vaste infirmerie du monde entier, où toutes les affections de la vie venaient chercher du soulagement. La confiance était si générale, que lorsqu'on ne guérissait point, on s'imaginait sans peine que quelque esprit malin avait empoisonné les sources. On sait que, dans une circonstance, Tabernæmontanus osa rêver de pareilles chimères et les publier en dépit de l'expérience et de la raison. Il faut suivre, pour déterminer l'action véritable de ces eaux, les documens de Seip, homme ingénieux, s'il en fut jamais, dont la renommée fut si grande et les services si précieux. (1)

---

(1) Le célèbre Seip s'était déclaré le patron des eaux de Pyrmont, et il en était digne (*parens venerandus*) : c'est lui qui conçut l'idée d'appliquer les vapeurs de la caverne extraordinaire dont nous avons parlé à des choses utiles, et d'en former ce qu'il appelait un *bain de sueur sec.* Il fit en conséquence creuser un endroit; il le fit garnir de murailles et recouvrir d'une voûte. Il y venait des paysans, qu'on faisait asseoir sur des bancs, et qui exposaient leurs jambes à la vapeur, pour la goutte, pour le rhumatisme, etc. *Rustici quidam, uti sæpissimè nullum remedii genus desperati non tentant, aliquoties cavernam ingressi pedum tumores, rheumatismos, dolores arthriticos notabiliter à vapore levatos*

Mode d'administration. On a l'habitude de se préparer, quand on veut faire usage des eaux de Pyrmont. Les uns se font saigner, les autres se purgent; il en est qui se bornent à un léger émétique. Il faut que le temps soit doux pour s'approcher des sources; c'est ordinairement dans les mois de juillet, juin et août, et dans la matinée, qu'on procède à la boisson. On voyait jadis des individus qui commençaient avant le jour, et se privaient ainsi du sommeil convenable; cette conduite n'est pas la bonne. Ici, comme partout ailleurs, il faut aller par degrés pour les doses; on commence par deux, et on va jusqu'à trois ou quatre verres, à un quart d'heure de distance. Quelquefois on fait un peu chauffer l'eau. On peut la mêler avec le lait, avec le vin, même avec le café. Il est avantageux de se promener après qu'on a bu, pour que le liquide passe bien dans les

---

fuisse testati sunt. Seip rendit beaucoup d'autres services aux eaux de Pyrmont. C'est en reconnaissance de ses travaux et de la confection de cette étuve sèche qu'on grava sur un marbre au-dessus de la grotte l'inscription suivante :

HUNC MIRUM NATURÆ EFFECTUM
PRIMUS EXPOSUIT
M DCC XX
DE FONTE SACRO MERITISSIMUS
D. PH. SEIPIUS.

voies digestives; nous l'avons souvent recommandé. Sclare blâme néanmoins ceux qui se livrent à des mouvemens trop violens, parce qu'ils troublent l'action de la nature. Tous les médecins s'accordent à dire que les eaux de Pyrmont sont le tonique suprême, mais qu'il faut les employer avec lumière et circonspection.

ORDRE QUATRIÈME.

Eaux sulfureuses.

Ce n'est point au soufre même, mais bien à ses diverses combinaisons, que sont dus les caractères de l'ordre des eaux minérales que nous désignons sous le nom d'*eaux sulfureuses*. Le soufre est insoluble dans l'eau; mais l'oxygène, les alcalis et surtout l'hydrogène sont autant de principes qui se combinent avidement avec ce corps, forment avec lui des composés solubles dans l'eau et la minéralisent.

Le soufre pur ou natif ne se rencontre communément que dans les environs des volcans, ou dans les terrains volcaniques. Aussi est-il très-commun en Italie et dans le royaume de Naples. Si les combinaisons sulfurées qui minéralisent les eaux n'indiquent pas toujours la présence du soufre natif, elles signalent du moins la présence des sulfates et des pyrites dans les terrains où elles prennent naissance.

Les acides sulfureux et sulfurique libres sont particuliers aux eaux des pays volcaniques; car leur formation ne saurait s'effectuer sans soufre natif, lequel est très-commun dans ces lieux; cependant les eaux qui sont minéralisées par ces acides n'appartiennent pas essentiellement à l'ordre dont nous traitons; car il ne suffit pas que le soufre fasse partie d'une eau minérale, pour que celle-ci soit regardée comme sulfureuse, il faut encore que ce principe y soit dans un certain état de combinaison.

Les combinaisons du soufre, qui, par leur dissolution dans l'eau, donnent à celle-ci le caractère admis généralement comme sulfureux, sont l'hydrogène sulfuré ou gaz acide hydro-sulfurique, les hydro-sulfates ou hydro-sulfures et les hydro-sulfates sulfurés ou hydro-sulfures sulfurés. Ainsi, le caractère par lequel une eau minérale est appelée sulfureuse, réside dans la dissolution de ces composés dans l'eau.

On constate ce caractère par différens moyens : 1°. à l'aide de l'odorat et du goût; car ces eaux répandent une odeur d'œufs pourris, et ont une saveur nauséabonde qu'il est impossible de méconnaître; 2°. à l'aide des réactifs chimiques; car ces eaux brunissent ou noircissent les métaux blancs, tels que l'argent, le plomb, le bismuth, l'antimoine, le mercure; elles précipitent en noir l'acétate de plomb; elles déposent souvent du soufre par l'exposition à l'air.

Si la propriété sulfureuse de l'eau est due simplement à l'hydrogène sulfuré, il suffit de faire bouillir l'eau pour lui retirer les caractères sulfureux, tandis qu'elle conserve toujours ce caractère, malgré l'ébullition, lorsque la sulfuration est due à un hydro-sulfate.

Les eaux sulfureuses sont presque toutes thermales; il en est très-peu de froides; ce phénomène est d'autant plus remarquable, qu'il pourrait peut-être rendre raison, jusqu'à un certain point, de la cause de la thermalité. Si l'hydrogène sulfuré qu'elles contiennent est le résultat de la décomposition des sulfates, pourquoi n'admettrait-on pas dans cette circonstance l'émission d'une grande dose de chaleur, laquelle, absorbée par ces eaux, éleverait, ainsi que nous le voyons, leur température? cependant cette décomposition ne pourrait qu'offrir une partie de la cause de la thermalité; car celle-ci est trop énergique, pour être produite simplement par cette réaction chimique; les eaux sulfureuses contiennent en général si peu de matières fixes, qu'il est difficile d'admettre que tant de chaleur soit produite par si peu de substance minérale.

Il paraît que dans certaines circonstances le gaz acide hydro-sulfurique se forme dans l'intérieur de la terre, et que c'est dans cet état qu'il se dissout dans l'eau, pour lui communiquer la propriété sulfureuse. Telle est, par exemple, cette source de gaz hydrogène sulfuré qu'on trouve dans la Campanie, et dont feu M. de Breislack a fait mention. Lorsque la sécheresse vient à la tarir, le gaz hydrogène sort de la terre avec une grande impétuosité.

Mais ce n'est pas toujours au sein de la terre que les eaux dont il s'agit acquièrent la propriété sulfureuse; il suffit qu'une eau soit chargée de sulfate de chaux ou de soude, et qu'elle soit en contact avec des matières végétales ou animales, pour qu'elle dégage l'odeur hydro-sulfureuse. C'est ainsi que le lac d'Enghien est sulfureux; c'est par la même raison que les lacs du Mexique dégagent de l'hydrogène sulfuré, ainsi que le remarque très-bien M. de Humboldt.

Les eaux sulfureuses sont thermales ou froides. Les thermales se divisent en deux variétés : 1°. celles qui, traitées par les acides, dégagent du gaz hydrogène et précipitent en même temps du soufre : température de 22 à 75 + 0 du thermomètre centigrade; 2°. les eaux hydro-sulfurées thermales, qui dégagent du gaz hydrogène sulfuré par les acides, et ne précipitent point de soufre : température de 40 à 63 + 0 du même thermomètre.

Les eaux sulfureuses froides se divisent également en deux variétés : 1°. celles qui laissent dégager du gaz hydrogène sulfuré par les acides sans précipiter de soufre, et dont la température n'est point supérieure à celle de l'atmosphère ; 2°. celles qui dégagent du gaz hydrogène et précipitent en même temps du soufre par les acides : leur température est égale à celle de l'atmosphère.

ARTICLE PREMIER.

Eaux sulfureuses thermales.

BARÉGES.

Baréges, situé à deux cent dix lieues de Paris, n'est ni un bourg, ni un village, ni un hameau; c'est une rue. Entre des monts que la neige couronne en tout temps, passe un torrent que l'on appelle le *Gave*; nom commun à d'autres ruisseaux que l'on rencontre dans les Pyrénées. Ce torrent a entraîné des terres et des pierres; c'est sur ces terres et avec ces pierres, qu'on a bâti jadis quelques maisons dont la série est souvent interrompue par les ruines de celles que les avalanches ont emportées. Baréges donne l'idée de la destruction; quand on y arrive, on se croit au lendemain d'un orage qui a tout ravagé; le fracas des eaux qui s'écoulent fait croire qu'il dure encore. (1)

---

(1) Je ne saurais parler de Baréges sans reproduire ici le tableau qu'en a tracé, d'après ses propres impressions, une des femmes les plus spirituelles de notre époque; je pourrais ajouter une des meilleures : je veux parler de madame la comtesse de l'Espine. Ce tableau se trouve consigné dans un Voyage aux Pyrénées, écrit uniquement pour ses amis, et où les richesses du style accompagnent celles du sentiment. « Baréges, dit-elle, est d'une extrême tristesse : il est appuyé

Baréges ne possède aucun monument ancien, aucun acte historique ; la renommée de ses eaux est moderne, et comme le dit très-bien le savant M. Delpit, sa dénomination exprime son site ; puisque en langue celtique le nom qu'on lui donne signifie *lieu caché*. En effet, une vallée étroite, resserrée par de très-hautes montagnes couvertes d'une sombre forêt, dut long-temps interdire toute habitation aux hommes. Un sol si agreste dut repousser tout étranger et cacher

---

d'un côté sur le flanc des montagnes, de l'autre il n'en est séparé que par le Gave, qui coule sur un lit de pierres, de débris sans formes qui attristent ses bords, enlèvent ses contours gracieux et cette molle et fraîche verdure qui les dessinent partout ailleurs. Les pierres grises sur lesquelles fuient ses ondes ont quelque chose d'aride qui choque la vue ; mais partout la vue est choquée à Baréges ; les montagnes, dégradées, pauvres, sans verdure, décharnées, languissantes, offrent l'image d'une nature stérile et rebelle aux efforts de l'homme. Des ravins profonds et d'une froide obliquité laissent voir la route des avalanches passées et de celles qu'on redoute encore. Tout est tristesse, malheur dans le passé, dans l'avenir ; on compte à peine sur le présent, et les habitations que l'on élève au printemps se défont à l'automne pour les dérober aux dangers de l'hiver. Toutes les crêtes des montagnes sont pelées ; quelques arbres se voient à peine au-dessus des bains ; point de promenade, si ce n'est la route qui descend à Luz. Il faut être malade pour venir à Baréges, et compter sur l'agrément d'une bonne société, qui peut seule consoler de l'obligation de vivre dans ce lieu sauvage. »

long-temps un trésor qu'aucun indice ne faisait découvrir. L'odeur et la chaleur de ces thermes ne pouvaient frapper que les sens de quelques pâtres ignorans. La tradition de ce pays porte qu'on dut leur découverte à une brebis, qui sortant tous les jours de sa bergerie se frayait aussitôt un chemin dans les neiges; on la suivit, et la source chaude fut découverte. C'est là du moins ce que répétait tous les ans un villageois centenaire, dont la famille se conservait depuis deux siècles dans une chaumière de ce ravin.

Déterminés par cette circonstance imprévue, plusieurs individus se baignèrent dans le marais où croupissait cette eau thermale, et des succès frappèrent insensiblement l'oreille des voisins. On n'eut besoin pour les propager, ni de l'étalage des analyses, ni de la pompe des journaux; on écouta ce que racontaient des malades guéris ou soulagés. On établit des registres, qui existaient encore du temps de Bordeu. C'est ainsi que dans l'antiquité les temples de Cos et de Cnide reçurent le récit des maux ressentis et des remèdes éprouvés; de même des observations faites à Baréges, constatées avec conscience et franchise, rapportées de bonne foi, franchirent les bornes du désert.

On forma d'abord des cabanes avec du jonc et des branches d'arbres pour abriter les baigneurs.

Les sources d'eaux thermales, mêlées dans leurs produits avec les sources froides, surgissaient à travers des éboulemens, des alluvions et des masses de débris granitiques. Si les lumières de l'art avaient pu seconder alors les vues de la nature, on aurait déblayé le sol; on serait parvenu à la roche conductrice de l'eau minérale; on aurait découvert les fissures à travers lesquelles l'eau s'échappe; on aurait capté, muré les filets; on aurait pu les isoler, les séparer ou les réunir; enfin, faire de leurs produits un riche établissement; on aurait ainsi prévenu les embarras, les tâtonnemens; on aurait facilité les recherches, les poursuites et les découvertes des ingénieurs. Au lieu de suivre cette direction, on s'empressa de bâtir des maisons le plus près possible des sources; rien d'ailleurs ne fut disposé pour ouvrir des routes à ceux qu'arrêtait la difficulté des lieux.

Baréges n'était donc guère connu au-delà des monts qui l'environnaient. On recherchait surtout Bagnères de Bigorre, célèbre du temps même des Romains, et occupant un rang très-distingué parmi les établissemens thermaux. Cette ville reçut madame de Maintenon accompagnant le duc du Maine. La maladie du prince ne se guérissait pas; l'illustre gouvernante apprit par des bruits qui circulaient autour d'elle, qu'une source plus efficace existait dans une vallée voisine. Elle s'y rendit.

par un chemin étroit et tortueux. Ce voyage fixa l'attention ; et les guérisons qui s'opérèrent depuis cette époque servirent de base à la renommée ultérieure de ces eaux salutaires.

Baréges jouit aujourd'hui d'une réputation européenne. On voit affluer dans son sein plus de malades que dans tous les autres établissemens thermaux. Des étrangers venus de toutes les parties du monde, se trouvent comme entassés dans ce triste village. La longue rue se remplit de soldats ou d'officiers plus ou moins mutilés. On y voit arriver des hommes de tout rang et de toute condition. On est souvent surpris de trouver une société si brillante au milieu d'un désert ; et dans cette société, on remarque surtout des Anglais, des Russes, des Espagnols et plusieurs colons des diverses Amériques. A en juger par le nombre des cures dont ces thermes sont journellement le théâtre, on croirait que de beaux édifices ont été consacrés à une si noble destination. Il n'en est pas ainsi ; deux bâtimens divisés par la rue occupent un espace très-limité ; mais ils sont loin de suffire au vingtième des militaires qu'on y envoie ; de là vient que la plupart d'entre eux sont contraints de se loger dans des maisons particulières. Dès-lors plus d'unité, plus de concordance. Le dispersement rend le service pénible, lent, inexact ; il s'oppose à toute surveillance, contrarie les réglemens de police, et nuit au bénéfice des eaux. Néanmoins, la haute efficacité des thermes, le talent de ceux qui sont appelés à en diriger l'emploi, luttent avec avantage contre les difficultés du local. Aux traitemens faits dans cet hôpital si chétif, sont dues les plus importantes observations ; elles sont la base immuable sur laquelle repose la gloire de Baréges. (1)

Depuis fort long-temps on remarque à Baréges trois sources principales, que l'on a désignées d'après la plus ou moins grande intensité de leur chaleur.

1°. La plus abondante est nommée source *Chaude ;*

---

(1) M. Dassieu est surnommé à Paris le *médecin indicateur*. Les malades vont rarement aux eaux dans le pays qu'il habite sans s'arrêter à Tarbes pour interroger ses lumières, parce que, comme le disait Barthez, *nul ne sait mieux que lui ses Pyrenées*. On pourrait ajouter qu'il possède à un haut degré la faculté du discernement. M. Delpit, son adjoint, qui nous a fourni les meilleurs documens sur les eaux de Baréges, est un médecin qui fait fructifier l'expérience, qui agrandit son art en le pratiquant. Il trouve des vérités utiles, parce qu'il les cherche sans esprit de système. C'est le *vir probus* de l'observation. M. Ducos, chirurgien de l'Hôpital, n'est pas moins recommandable ; et Baréges, étant destiné d'une manière spéciale au traitement des blessures, avait besoin d'un homme aussi éminent dans les opérations chirurgicales.

2°. Celle qui lui est inférieure est nommée la *Tempérée;*

3°. Enfin, la moins copieuse et la moins élevée en température prend le nom de source *Tiède.*

Il y a en outre cinq bains situés au bas de Baréges :

1°. Le bain de l'*Entrée;*
2°. Le *Grand-Bain* ou bain *Royal;*
3°. Le bain du *Fond;*
4°. Le bain *Polard;*
5°. Le bain de la *Chapelle* ou de la *Grotte.*

Ces eaux alimentent un certain nombre de cabinets de bains, de douches, dont il serait bien nécessaire d'accroître le nombre; deux piscines dont l'une est destinée aux militaires, et l'autre consacrée aux pauvres, qui sont en très-grand nombre, et qui arrivent de tous les départemens. On a conçu pour Baréges un vaste plan de restauration, dont une partie est déjà exécutée avec soin et même avec un certain luxe. M. le docteur Boin, inspecteur-général, a présenté pour le perfectionnement de ces thermes les vues le plus saines et les plus dignes de l'attention des philanthropes. Malheureusement, malgré tout ce que l'on projette, l'établissement réclame un service si étendu, qu'il sera toujours au-dessous des besoins.

Propriétés physiques. Les eaux de Baréges exhalent une odeur d'œufs pourris que tout le monde connaît; c'est leur caractère physique le plus apparent. Leur saveur est reconnue comme fade et nauséabonde. Il y a dans ces eaux, comme le remarquait Bordeu, quelque chose d'oléagineux et de gluant, que les chimistes cherchent vainement à imiter par la composition des eaux minérales factices, dont on use en bains dans la capitale. Leur température est de 30 à 45 degrés + o du thermomètre centigrade. On sait qu'il est des temps de l'année où ces eaux sont sujettes à se refroidir. L'infiltration des eaux par l'effet de la fonte des neiges, explique naturellement ce phénomène.

Propriétés chimiques. Feu M. Borgella avait commencé l'examen chimique des eaux de Baréges. D'autres savans s'étaient pareillement occupés de ce travail, et avaient affirmé la présence de l'hydro-chlorate de magnésie, du chlorure de sodium, du sulfate de magnésie, du sulfate de chaux, du carbonate de chaux, du soufre, de la silice, d'une substance grasse qui s'y trouve à l'état savonneux. On nous promet une analyse de M. Longchamp. Cette analyse présente deux points remarquables : 1°. le premier de ces résultats est la démonstration de la soude caustique dans les eaux de Baréges, décidément alors alcalines, propres par leur action à réveiller les fibres tombées en atonie, ce qui explique les prodiges opérés sur les plaies anciennes; 2°. la présence d'une substance animale particulière, que M. Longchamp appelle *Barégine*, parce que c'est à Baréges qu'il l'a trouvée en plus grande abondance, et qu'il l'a vue dans cet endroit pour la première fois. La *barégine* diffère essentiellement de la gélatine dont on se sert pour la remplacer dans la fabrication des bains d'eau minérale factice. Cette matière n'est pas sans action sur nos organes.

Propriétés médicinales. Rien ne prouve mieux l'efficacité médicinale des eaux, que les désagrémens qu'on éprouve en les prenant. Il faut une expérience bien constatée pour faire braver tant de dégoûts, et soutenir leur réputation. Il y avait autrefois un commandant pour veiller à la police et à la discipline de l'hôpital. Il conviendrait de le rétablir, de le choisir parmi les officiers d'un grade élevé, et de mettre à ses ordres comme autrefois, un détachement d'infanterie pendant toute la durée de la saison. Les effets médicinaux des bains de Baréges sont tellement connus, qu'il serait fastidieux de les reproduire avec détail dans cet article. Bordeu, d'ailleurs, s'en est fort occupé;

ces eaux produisent une excitation marquée dans toute l'organisation, et déterminent spécialement des mouvemens critiques du centre à la circonférence. Cette action particulière sur le système tégumentaire les a fait préconiser avec raison contre les maladies cutanées. Elles agissent d'une manière spéciale dans les anciens ulcères, dans les vieilles plaies d'armes à feu, dans les rétractions des muscles, des tendons et des ligamens. On les voit produire des effets miraculeux dans les douleurs rhumatismales et dans une multitude d'altérations lymphatiques.

Ce qu'il y a d'avantageux pour les effets médicinaux dans les bains de Baréges, c'est que toutes les classes de la société peuvent en profiter. J'ai déjà dit qu'il y avait une piscine pour les indigens : je dois à ce sujet raconter un trait de bienfaisance qui devrait souvent être imité. Le général anglais Crawford avait été conduit à Baréges pour des blessures tellement graves, que l'os enlevé laissait son cerveau à nu; trois voyages successifs déterminèrent un état satisfaisant, et enfin une guérison complète. Heureux de ce succès, le malade donna pendant toute sa vie une rente annuelle de douze cents francs en faveur des pauvres. Après sa mort, sa veuve voulut s'associer à toute la reconnaissance de l'époux qu'elle regrettait. Aujourd'hui même, que l'un et l'autre ne sont plus, les héritiers fournissent la rente dont nous avons parlé. Les guerres de la France avec l'Angleterre, l'interruption momentanée des communications n'ont porté aucun obstacle à des dispositions si éminemment philanthropiques. Une même tombe renferme ces deux êtres chers à l'humanité; mais leur voix jadis si charitable plane encore sur leur cercueil, et c'est en leur nom que les indigens reçoivent la nourriture et le logement des mains de la commission de bienfaisance chargée de la distribution des aumônes.

Mode d'administration. L'eau minérale de Baréges est donnée en boisson, en lotions, en injections, en bains généraux et en douches. L'eau bue à la source a plus d'efficacité que lorsqu'elle est transportée ailleurs. On la boit à la température de 34 degrés du thermomètre de Réaumur. Elle inspire peu de dégoût; on finit même par la désirer. Les lotions faites avec cette eau forment un excellent détersif. Les bains locaux, et particulièrement les bains de jambes, sont très-appropriés aux ulcères, aux plaies, aux enflures, aux engorgemens articulaires, aux roideurs des tendons, etc. On use de ces applications partielles pour opérer des révulsions. On va puiser l'eau au robinet des douches, pour se laver. Sa chaleur diminue un peu dans le trajet; mais elle n'en est pas moins favorable pendant un quart d'heure ou une heure.

L'eau destinée aux bains entiers est rarement portée dans les maisons particulières. Les malades se rendent à l'établissement, à pied, ou dans des chaises à porteurs. L'heure et la qualité du bain sont déterminées par le médecin ou le chirurgien consulté, et les divers noms sont en même temps inscrits sur les registres du fermier. Le choix des bains varie depuis 25 degrés, qui sont le minimum, jusqu'à 32, qui sont le maximum. Entre ces deux extrêmes, on a des bains de 27, 29, 30 degrés. Ceux qui sont d'une température moins élevée sont aussi moins riches en principes minéralisateurs. Ces derniers, quoique moins actifs, sont souvent utiles comme moyen préparatoire. L'application des douches, dont une est de 35 degrés, et l'autre de 36 au thermomètre de Réaumur, exige beaucoup de circonspection. Il est souvent dangereux d'en prolonger la durée ; douze ou quinze minutes suffisent. Il faut mettre souvent des intervalles, interposer des bains, en un mot, circonscrire l'action dans des limites prévues, et exactement combinées par le médecin observateur.

SAINT-SAUVEUR.

Saint-Sauveur se trouve à une lieue de Baréges, dans le département des Hautes-Pyrénées. Il doit son nom à un évêque de Tarbes, exilé à Luz, qui fit élever, à côté de l'eau minérale, une petite chapelle portant pour inscription :

VOS HAURIETIS AQUAS, DE FONTIBUS SALVATORIS.

Les habitans n'avaient d'abord pratiqué qu'une piscine, dont ils usaient uniquement comme d'un moyen de propreté. Un docteur en droit, cherchant des bains tempérés, s'y fit conduire pour apaiser des douleurs néphrétiques. Bientôt ses reins se dégagèrent; il rendit quelques graviers, et sa guérison se consolida. Le malade reconnaissant se déclara dès lors admirateur des eaux qui venaient de le guérir. Ses paroles, ses écrits, son exemple, attirèrent bientôt d'autres malades. On construisit des thermes, et on disposa le service qu'on y trouve aujourd'hui. Les maisons ont augmenté en nombre et en agrémens; mais les bains sont restés, dit-on, tels qu'ils étaient au jour de leur fondation.

Groupés au nombre de treize, près d'une douche et d'une buvette, ces bains, étroits, obscurs, mal bâtis, mal ordonnés, peu proportionnés surtout aux destinées que Saint-Sauveur devait avoir, annoncent que la première construction fut due à un zèle mal éclairé. La vallée de Luz est propriétaire de cet établissement, et par suite d'une incurie condamnable, aucun effort n'a été tenté pour le reconstruire ou le réparer.

Bâtis sur une très-belle terrasse, d'où la vue se prolonge sur le Gave et s'étend en même temps sur la vallée de Luz, ces bains joignent à l'inconvénient d'une construction vicieuse, celui de n'être pas toujours garantis des couleuvres ; ces êtres incommodes aiment à circuler dans le voisinage de l'eau minérale. Les couleuvres ne naissent ni près des sources ni dans les réservoirs ; si elles pénètrent quelquefois dans les cabinets, c'est la chaleur qui vraisemblablement les attire, comme on le remarque dans d'autres établissemens thermaux. Elles ne sont, du reste, aucunement dangereuses, et il est très-facile de les éloigner des baignoires.

Saint-Sauveur, comme nous l'avons déjà dit, possède treize bains : leur température est de 25 à 28 degrés du thermomètre de Réaumur. Ces bains ont des noms particuliers :

1°. Les bains de la *Chapelle*, au nombre de trois ; ils ont 24 degrés.

2°. Ceux de la *Terrasse*, pareillement au nombre de trois, qui sont de 26 degrés.

3°. Trois de *Béségui*, qui ont 27 degrés.

4°. Deux de la *Chateguercy*, 28 degrés.

5°. Deux du milieu qui ont aussi 28 degrés.

Ces bains doivent être considérés comme annexes de ceux de Baréges. Un échange continuel de visites, un commerce non interrompu de relations, soit anciennes, soit spontanément formées, donnent un air de communauté à ces deux établissemens. Plus d'hommes vont à Baréges; plus de femmes vont à Saint-Sauveur. S. A. R. Madame la Dauphine a visité ces thermes, et partout elle a laissé des bienfaits. Les habitans ont élevé une colonne en reconnaissance d'un si mémorable séjour.

Propriétés physiques. Ces propriétés sont les mêmes que celles de Baréges; elles diffèrent néanmoins par le degré inférieur de leur température, qui ne va que jusqu'à 34 + 0 du thermomètre centigrade.

Propriétés chimiques. M. Longchamp s'est occupé d'un travail chimique sur les eaux de Saint-Sauveur, mais ce travail n'est point encore publié. Il en résulte que les principes minéralisateurs sont analogues à ceux de Baréges, mais qu'ils s'y trouvent à des quantités moindres. Tout dans le parallèle est en diminution pour Saint-Sauveur.

Propriétés médicinales. C'est une erreur due à un préjugé fâcheux que d'attribuer en général peu d'importance à des eaux dont la température n'est pas très-élevée. Il importe au contraire que cette température soit proportionnée à la nature de la maladie et à la susceptibilité des individus. Les bains de Saint-Sauveur sont généralement regardés comme propres à diminuer les anomalies des affections nerveuses, à donner du ressort aux organes. Leur action semble se diriger spécialement sur la sensibilité et l'irritabilité. On y va quand on est menacé de quelque affection organique, pour des toux commençantes, pour de légers engorgemens des viscères du bas-ventre, pour des désordres de la menstruation, pour des céphalalgies, pour des migraines, pour des difficultés dans l'émission des urines. On use des eaux de Saint-Sauveur pour prévenir des maladies chroniques. En général ses bains conviennent à des constitutions faibles et délicates. C'est encore M. Delpit qu'il faut interroger sur l'action médicinale des eaux de Saint-Sauveur. Il a regardé avec raison cette étude comme inséparable de celle des eaux de Baréges, puisque, ainsi que nous l'avons déjà dit, ces deux établissemens se prêtent mutuellement appui pour répondre aux diverses indications que présentent les maladies. M. Fabas père s'est aussi occupé de cet objet, dans un intéressant ouvrage qu'il a publié sur l'état actuel des montagnes des Hautes-Pyrénées et des sources thermales qui en découlent.

Mode d'administration. Les eaux de Saint-Sauveur sont administrées sous forme de bains; c'est ainsi qu'elles conviennent. Données à l'intérieur, elles sont lourdes et indigestes, ainsi que le remarque M. Fabas. Les malades préfèrent boire les eaux de Bonnes que souvent on fait transporter sur les lieux. Quand on a besoin de douches, on va les prendre à Baréges. Il y a à Saint-Sauveur une pharmacie très-bien assortie, pour satisfaire aux désirs des personnes dont l'état particulier réclame l'emploi de certains remèdes.

CAUTERETS.

Cauterets est dans la vallée de Lavedan, à sept lieues de Baréges, département des Basses-Pyrénées. En entrant dans ce village, on est frappé de l'élégance et de la propreté qui y règnent. La teinte bleuâtre des toitures d'ardoise, la blancheur éclatante des maisons, font un admirable contraste avec la belle verdure des montagnes qui l'environnent, et semblent le détacher de la terre pour ne lui laisser de communication qu'avec le beau ciel qui le couvre.

La petite vallée de Cauterets offre d'ailleurs et rassemble, dans un espace que l'œil peut parcourir à souhait, tout ce que présentent les paysages les plus variés: des prairies d'une fraîche et belle verdure, des bosquets touffus, des forêts de pins et de hêtres s'élevant jusqu'à la cime des monts, des rochers âpres et sévères, des eaux limpides, des torrens blanchis par leur écume, et formant dans leur cours les plus belles cascades. A cet heureux ensemble qui charme les yeux du peintre et parle à l'imagination du poète, se joignent des avantages encore plus réels, dignes des méditations des esprits graves, et surtout des géologues et des médecins. Ils tiennent à la salubrité de l'air, aux eaux thermales et à l'observation des grandes masses granitiques, schisteuses et calcaires, dont le mélange et l'arrangement forment la chaîne des Pyrénées.

La nature s'est montrée libérale à Cauterets. On y possède dix sources, toutes très-abondantes, quoiqu'elles ne soient pas toutes de service :

1°. Quatre sont à l'orient du village, sur le flanc d'une montagne qu'on appelle le *Pic du bain*, savoir : *Bruzaud*, qui a été ramené au sein des habitations; la *Reine* ou bain du milieu; *Poze* et *César*.

2°. Six au midi, savoir : la *Raillère*, le *Petit-Saint-Sauveur*, le *Pré*, la source du *Mahourat*, celle dite des *OEufs*, et le bain du *Bois*.

Des quatre premières à l'orient, deux appartiennent à des particuliers; *Bruzaud*, au propriétaire du même nom, et *Poze* au sieur Cazenave Manuquet ; celles de *César* et de la *Reine* appartiennent à la vallée de Saint-Savin.

Des six sources au midi de Cauterets, deux sont des propriétés particulières ; les autres appartiennent également à la vallée.

Sources de l'est. La température de *Bruzaud* est de 32 degrés au thermomètre de Réaumur. C'est un des plus agréables établissemens, depuis que, par les soins de feu M. Labbat aîné, médecin-inspecteur, il a été ramené au sein du village ; il comprend une buvette, une douche d'un volume et d'une chute assez considérables ; douze cabinets à bains ; il offre un large péristyle, un petit salon de repos, un chauffoir à plusieurs cases, de manière à prévenir le mélange du linge, des plates-formes ombragées, des jardins en terrasse, des bosquets. Le *Poze* a 36 degrés et demi de Réaumur ; il est pour l'ordre de construction en tout semblable à celui de *Bruzaud*. La température de la *Reine* est de 39 degrés ; il y a une douche précise pour les douleurs rhumatismales, une buvette, une belle baignoire en serpentine. On pourrait facilement y établir des étuves. La température de *César* est de 40 degrés. Cette source est dans un état d'abandon d'autant plus à déplorer que c'est sans contredit la plus riche en principes, avec la *Reine*.

Une douche, une buvette, deux mauvaises baignoires constituent tout l'établissement.

Sources du midi. C'est là qu'on trouve la source de la *Raillère*, dont la grande réputation a attiré dans tous les temps tant de malades à Cauterets. La température est de 31 degrés. L'établissement consiste en vingt-quatre cabinets de bains, dont douze revêtus en marbre poli, une buvette au centre, une douche, un large péristyle, deux petits salons, un dans chaque aile du bâtiment, et un grand salon au premier, deux chauffoirs pour le linge. Le *Petit-Saint-Sauveur*, ainsi nommé à cause de son analogie avec les eaux de la vallée de Luz, a 24 degrés de température. La source du *Pré* est de 38 degrés. On ne la boit pas; sa douche est la plus énergique des Pyrénées. La fontaine de *Mahourat*, en langage du pays *mauvais trou*, n'est en effet que ce que ce nom désigne. Sa température est de 40 degrés. Au moyen d'un escarpement de la roche, on a pratiqué dans son épaisseur, une caverne de quelques toises, au fond de laquelle jaillit une source très-abondante. La source des *OEufs* est sans établissement comme sans emploi; c'est cependant la source la plus thermalisée de Cauterets; elle a 45 degrés. L'abondance de cette source et sa haute température, présenteraient la facilité d'établir des bains de vapeur, des étuves, moyen si puissant de thérapeutique, et dont se trouvent privés tous les thermes des Pyrénées. Le bain du *Bois* est resté dans un état de barbarie qui indique ce qu'étaient autrefois les établissemens de Cauterets. C'est un hangard à demi-couvert de planches pourries, présentant de tous côtés accès au soleil, au vent et à la pluie. La température est de 39 degrés.

Propriétés physiques. Les eaux de Cauterets sont comme toutes les eaux des Pyrénées, limpides et transparentes. Elles donnent une odeur d'œufs pourris singulièrement prononcée : on les trouve constamment onctueuses au toucher. Elles tiennent en suspension des filamens blanchâtres, qui s'attachent aux parois des conduits et des bassins, particulièrement dans les sources du *Bois*, de la *Raillère* et du *Petit-Saint-Sauveur*. On sait qu'elles sont très-fortes en chaleur.

Propriétés chimiques. On a procédé à différentes analyses des eaux de Cauterets; le travail de M. Longchamp est le plus exact et le plus récent. Ainsi que les eaux de Baréges, ces eaux agissent moins par les principes fixes qu'elles contiennent que par les principes volatils. Les premiers ne forment que la 3400e partie de leur poids. Elles verdissent le sirop de violette, ne sont point troublées par l'eau de chaux, donnent un nuage à peine sensible par l'hydro-chlorate de baryte. Au moment où elles sortent de la terre, elles contiennent de la soude caustique, de l'hydro-chlorate de soude, probablement sulfuré, du sulfate et des traces d'hydro-sulfate de soude, un peu de sous-carbonate de chaux et de magnésie, une faible quantité de silice, une petite quantité de matière animale différente de la gélatine et du gaz azote; elles ne contiennent point d'oxygène libre, ni d'acide hydro-sulfurique. L'air les décompose très facilement en absorbant l'oxygène et l'acide carbonique. La soude passe à l'état de sous-carbonate, et l'hydro-sulfate de soude se transforme en hypo-sulfate.

Propriétés médicinales. M. le docteur Camus a écrit avec autant de sagesse que de savoir sur l'action médicinale des eaux de Cauterets. Ses réflexions seront utiles à ceux qui croient trouver en elles un sûr refuge contre tous les degrés de la consomption pulmonaire. Quelques médecins trouveront peut-être qu'il se prononce d'une manière trop absolue sur la futilité des analyses chimiques; cependant, n'est-il pas très-utile de dire, à son exemple, que dans beaucoup de cas, la découverte minutieuse de certains principes constitutifs des eaux n'intéresse que secondairement le praticien? Hélas! nous avons beau disjoindre et mettre à part leurs élémens, calculer par des chiffres leurs proportions, nous arrêter avec une sorte de complaisance sur un ingrédient qui avait échappé à nos prédécesseurs, tout cela n'est souvent que vanité; car, comme l'a avancé très-judicieusement M. Camus, ce n'est point chacun de ces principes séparément que l'on conseille, ce n'est point deux de ces substances que les malades avalent; c'est l'amalgame entier que l'on administre, c'est la réunion de ces corps divers qui fait les eaux médicinales. Toutefois, il y a de justes bornes que l'on doit mettre à ce dédain peut-être trop formel de nos connaissances accessoires. Les expériences que l'on vient de commencer à Vichy, sur les urines des buveurs, lesquelles tendent sans cesse à l'alcalinité, font souhaiter qu'on en fasse d'analogues relativement aux personnes qui viennent s'abreuver à la source de la *Raillère;* en examinant sous le même point de vue des eaux qui ont une si grande renommée, peut-être parviendra-t-on un jour à se rendre compte des vertus pectorales qu'on lui attribue. Un semblable fait, si Rouelle l'avait trouvé, ne serait pas demeuré stérile pour Théophile Bordeu; et il est digne de M. le docteur Buron, qui va commencer sa carrière à Cauterets, de marcher sur les traces d'un tel devancier. Un médecin qui est appelé à la direction d'une eau minérale, ne doit jamais se départir de cette rigueur dans les observations qui peuvent seules agrandir le champ de la thérapeutique. Pour bien juger les besoins du corps malade, il doit user de tous les moyens de recherche, et s'affranchir de toute prévention.

Mode d'administration. On prend les eaux de Cauterets en boisson, en bains, en douches, en injections, sous forme de vapeurs. Il est des cas où on coupe les eaux avec du lait, avec de l'eau de gomme, pour prévenir ou modifier une excitation trop forte. On use des bains à diverses températures ; il est extrêmement rare qu'un malade puisse en prendre deux par jour sans s'exposer à des inconvéniens. La durée ordinaire du bain ou du demi-bain est de trois quarts d'heure ou d'une heure tout au plus. On ne saurait être assez circonspect pour se prémunir contre les impressions de l'atmosphère, très variable au milieu des montagnes. Les malades doivent se vêtir chaudement, pour ne pas trop contrarier l'action des eaux sur la peau. Les eaux prises en douches réveillent immédiatement l'action des parties organiques sur lesquelles on les reçoit. La percussion ne nous paraît pas étrangère au succès qu'on obtient dans nombre de cas. Ce mode d'administration produit un mouvement fluxionnaire, qui provoque des dégorgemens salutaires, qui rétablit le jeu des membres en réveillant leur vitalité, qui prévient ou déconcerte l'agent morbifique dans la formation des tubercules, ou de l'état ulcéreux des poumons, qui opère finalement une multitude de modifications jusqu'ici inaperçues dans le système lymphatique.

BAGNÈRES-DE-LUCHON.

C'est une très-petite ville située dans la vallée de Luchon, département de la Haute-Garonne, à deux lieues des frontières qui séparent la France de l'Espagne. On voit dans la cour de cet établissement un autel votif qui indique l'antiquité des thermes. Ils étaient depuis long-temps abandonnés, lorsqu'un habile administrateur, M. d'Étigny, les remit en grande vogue : il déblaya les sources et fit pratiquer des chemins. M. le docteur Boin, inspecteur-général des eaux minérales, qui a parcouru naguère les Pyrénées en observateur savant et attentif, a fait de cette vallée un tableau aussi agréable que pittoresque. « Dans aucune autre, dit-il, la végétation ne paraît aussi active; les prairies y sont plus vertes qu'ailleurs, les pâturages plus gras, les arbres plus nombreux, plus grands et mieux feuillés, les champs plus riches; par suite la population y est plus abondante. »

L'établissement thermal est d'un aspect très-intéressant. On y arrive par une large avenue de tilleuls. Quatre corps de bâtiment composent l'édifice; le premier a une façade majestueuse. Il sort du pied de la montagne un grand nombre de sources qui sont conduites par des canaux souterrains dans des réservoirs; ces réservoirs se remplissent, et fournissent ensuite aux baignoires, à l'aide des robinets qui laissent aux individus le choix de l'eau qui convient à leur maladie.

Parmi les sources tant vantées, on remarque :

1°. Celle de la *Reine*, qui est la plus estimée;

2°. La *Douce*;

3°. La *Chaude à droite*;

4°. La *Chaude à gauche*;

5°. Celle de la *Salle*;

6°. Celle de la *Grotte*;

7°. Celle des *Romains*;

8°. Celle qu'on nomme la *Grosse*, à cause de son extrême abondance. On dit que c'est aussi celle qui est la plus thermalisée.

Propriétés physiques. Ces eaux sont belles, claires, limpides; souvent elles paraissent noires, à cause des petites pierres d'ardoise qui garnissent le fond des réservoirs; elles laissent exhaler une odeur d'œufs couvés, verdissent le sirop de violette, et altèrent sur-le-champ les pièces d'argent qu'on y plonge. Leur température est de 30 à 62 degrés du thermomètre centigrade.

Propriétés chimiques. On sait qu'en 1766 Bayen fut chargé par le gouvernement de procéder à l'analyse des eaux de Bagnères-de-Luchon. Il ne fixa son attention que sur quelques-unes de ses sources. Ses différentes recherches le conduisirent à conclure que ces eaux étaient minéralisées par le sulfure de soude; il y trouva en outre du sulfate, de l'hydro-chlorate et du carbonate de soude, une matière bitumineuse et une terre vitrifiable. M. Save de Saint-Plantard a rectifié cette analyse : il a prouvé que le minéralisateur de ces eaux était le gaz hydrogène sulfuré, et non le sulfure de soude. Bayen s'était aussi occupé des deux sources froides qu'on trouve à Bagnères-de-Luchon. L'analyse plus récente de Richard et Bazin n'ajoute rien à celle que nous venons d'exposer. Il faut attendre le travail de M. Longchamp, qui s'en est occupé d'une manière spéciale, et qui peut seul fixer les incertitudes.

Propriétés médicinales. Les eaux de Bagnères-de-Luchon ont des vertus qui se rapprochent beaucoup de celles de Baréges, de Cauterets, etc. Toutefois on a cru qu'elles pouvaient être d'une application spéciale dans le traitement des maladies cutanées. M. Barrié fils, mon ancien élève, s'est jadis occupé avec succès de ce point particulier de thérapeutique. Ce qu'il y a de certain, c'est que dans les Pyrénées il n'y a point d'eaux plus excitantes que celles de Bagnères-de-Luchon. Elles portent à la diaphorèse; il faut les administrer dans les affections rhumatismales qui coïncident avec une constitution molle et lymphatique, mais non avec le tempérament sanguin. Elles ne conviennent point dans les irritations chroniques des organes internes. Toute maladie caractérisée par un état nerveux est certainement aggravée par leur usage.

Mode d'administration. On ne prend ces eaux qu'à la dose de deux ou trois verres, par les raisons que j'ai exposées. M. Barrié les fait souvent couper avec le lait, pour amoindrir leur propriété excitante. On va à Bagnères-de-Luchon pour prendre surtout des bains et des douches. On profite aussi des étuves, qui agissent avec une grande force, et qui sont puissantes dans certaines dartres d'un caractère rebelle. On pourrait employer les boues. Nous avons besoin d'une bonne monographie des eaux minérales de Luchon, que MM. les inspecteurs actuels ne manqueront pas sans doute de rédiger.

BONNES.

Petit village à sept lieues de Pau, dans la vallée d'Ossau, département des Basses-Pyrénées. Ces eaux, qu'on nomme dans le pays *Aigues-Bonnes*, s'échappent par trois sources. Bordeu les désigne de la manière suivante :

1°. La source *Vieille*; elle n'est pas très-abondante; elle marque 27 degrés au thermomètre de

Réaumur prise au robinet du bain, et 25 à la buvette;

2°. La source *Neuve;*

3°. La source d'*Ortech.*

M. Léon Marchant remarque que vis-à-vis le roc appelé la *Butte-du-Trésor* est une autre source sulfureuse dont on n'a parlé nulle part. On pourrait l'appeler la *Fontaine de la Montagne.* Elle est froide, et a onze degrés de Réaumur. Par cela seul qu'elle est un peu éloignée, et qu'il faut monter un quart d'heure, on pourrait la conseiller; on ajouterait aux avantages de l'eau minérale celui de l'exercice. Il y a d'autres filets de source qui se trouvent probablement égarés dans des fentes de rochers.

C'est à la sage et bienfaisante administration de M. le marquis de Castellane qu'on doit la route commode qui conduit les malades à leur destination. M. le docteur Boin a visité ces thermes, il y a peu de mois. Je ne puis résister au plaisir de citer la description qu'il en donne : « A quelques pas en arrière d'un petit nombre de maisons, rangées autour de la seule rue qui forme le village, s'élèvent presque à pic d'énormes roches dépouillées; leurs sommets, cachés dans les nues, forment l'horizon de l'est à l'ouest, et paraissent être les barrières du monde; tandis que l'établissement thermal appliqué contre la *Butte-du-Trésor*, dominé par le Gabison, semble placé là comme le terme obligé du voyage. Ce plateau, si resserré sous tous les autres aspects, s'ouvre au nord, et s'abaisse pour se confondre avec une belle et riche vallée qui reçoit son nom des *Eaux-Bonnes*. De ce côté le paysage est délicieux. De vieux chênes, de beaux ormes, des allées d'acacias, des plantations variées et disposées avec goût offrent aux malades de nombreuses promenades et des lieux de repos ravissans. »

Propriétés physiques. Les eaux de Bonnes sont en général claires et limpides ; elles sont pétillantes dans le vase qui les reçoit ; souvent les bulles d'air viennent crever à leur surface ; elles traînent des matières floconneuses d'une couleur blanchâtre ; elles sont grasses, douces et onctueuses au toucher ; elles sentent les œufs cuits, comme le dit Bordeu ; cette odeur est bien moins désagréable que celle des œufs couvés. Quand on les boit on les trouve douces, d'un goût légèrement vineux et comme sucré, qui plaît à beaucoup de personnes.

Propriétés chimiques. En attendant que M. Longchamp mette au jour son travail, rappelons ici celui de M. Poumier, duquel il résulte que ces eaux contiennent de l'hydro-chlorate de magnésie et de soude, du sulfate de magnésie, du sulfate de chaux, du carbonate de chaux, du soufre et de la silice. C'est sur la source dite *la Vieille* qu'il a opéré; ce qui était important, puisque c'est la seule dont on use.

Propriétés médicinales. Les vertus efficaces des eaux de Bonnes acquirent autrefois une grande renommée par les bons effets qu'elles produisirent sur les soldats béarnais blessés à la bataille de Pavie, et qui y avaient été conduits par Jean d'Albret, père d'Henri IV. On leur donna à cette époque le nom d'*eaux d'arquebusade.* Il faut lire tout ce qu'en dit dans ses lettres Théophile Bordeu, riche de son expérience et de celle de son père. Il les regarde comme un des meilleurs vulnéraires dont on puisse user dans les vieilles plaies. Il rapporte des cas où elles ont combattu efficacement des ulcérations fistuleuses au rectum; on les donnait alors en injection. Elles n'ont jamais perdu leur réputation pour les pulmoniques des deux sexes qui y affluent de toutes parts. On y voit une foule de jeunes personnes qui s'y rendent pour arrêter les progrès du marasme. Elles se vivifient en quelque sorte dans ces eaux, et semblent se relever de leur état de langueur. Les asthmatiques, particulièrement les vieillards, font bien d'en user, puisqu'elles passent pour être expectorantes. On s'étonne peut-être que nous les indiquions pour tant de maladies diverses. Mais, comme le dit Bordeu, que nous aimons tant à citer : « Si ces effets paraissent opposés, et ne pouvoir pas être produits par une même cause, on doit s'en prendre à la faiblesse de nos lumières, qui ne nous permettent point de connaître la façon d'agir d'un remède dont les usages sont si étendus, et qu'on peut regarder comme un protée qui sait toujours parvenir au but que la nature a en vue, quand elle n'est pas absolument vaincue par la force du mal. » C'est aujourd'hui M. le docteur Dalrade qui dirige l'administration médicinale de ces eaux. On assure qu'il est à Bonnes ce que Thouvenel était jadis à Contrexeville. A une instruction solide et profonde, il joint le bon ton et les formes sociales, indispensables pour des relations avec des personnes de l'ordre de celles qui fréquentent un tel établissement.

Mode d'administration. On donne les eaux de Bonnes surtout en boisson. On peut aussi les administrer en injection quand il s'agit de déterger quelques ulcérations internes, particulièrement dans celles qui sont écrouelleuses, scorbutiques, même syphilitiques. Quant à l'administration sous forme de bains, il y a si peu d'eau à la *Vieille*, comme l'a remarqué en dernier lieu M. Léon Marchant, qu'on peut à peine emplir six ou sept baignoires. D'autres inconvéniens surviennent. On fait, dit-on, bouillir l'eau minérale à découvert dans un chaudron. On n'a pas besoin, je pense, de signaler tous les inconvéniens qui suivent cette pratique vicieuse. Il est évident que l'eau s'altère et se décompose. Le service se fait avec peine et lenteur. Les couloirs sont embarrassés et mouillés par ces transports d'eau bouillante, et les baigneurs ne cessent de faire entendre des plaintes. M. le docteur Boin a ingénieusement proposé de réchauffer l'eau minérale recueillie dans une cuve couverte, en la traversant d'un serpentin qui serait échauffé par de l'eau réduite en vapeur. Celle-ci se porterait au-dehors sans se mêler à l'eau thermale. Il faudrait aussi refaire les appareils des bains et des douches. On s'occupe, dit-on, d'un plan de restauration.

CAMBO.

Ce village est situé au pays de Labour, sur les bords de la Nive, à trois lieues au sud de Bayonne, département des Basses-Pyrénées : il y a deux sources d'eau chaude; mais, à une très-petite distance de l'établissement, il y a une source d'eau froide ferrugineuse dont on peut associer l'usage à celui des eaux sulfureuses. M. le docteur Boin a visité ces eaux, et en a fait le rapport le plus favorable. Elles doivent l'état de prospérité où elles se trouvent à M. Falgade, l'un des citoyens les plus estimables de cette contrée. Il y a onze baignoires, qui suffisent aux besoins des malades.

Propriétés physiques. Les deux sources minérales de Cambo présentent à peu près les mêmes caractères que les autres eaux sulfureuses des Pyrénées; mais leur température est beaucoup moins élevée, puisqu'elles ne vont pas au-delà de 21 degrés du thermomètre centigrade. La source ferrugineuse est claire et transparente; mais elle est astringente au goût, et dépose un sédiment ochracé quand elle est exposée à l'air libre.

Propriétés chimiques. C'est un pharmacien de Bayonne, M. Salignac, qui a fait l'examen chimique des eaux de Cambo : on y reconnaît du gaz hydrogène sulfuré, du sulfate de magnésie, de l'hydro-chlorate de magnésie, du sulfate de chaux, et de l'acide carbonique. Le carbonate de fer se remarque dans la source froide dont nous avons parlé.

Propriétés médicinales. Il y a un grand nombre de malades qui vont tous les ans à l'établissement pour combattre les maladies chroniques; ils sont dirigés par M. le docteur Camino, qui est un médecin fort habile de cette contrée.

Mode d'administration. L'eau de Cambo est principalement administrée en boisson, à la dose de quatre ou cinq verres. On y a établi des bains, comme nous l'avons déjà dit. Avouons néanmoins que c'est un inconvénient que l'obligation où l'on est de faire chauffer l'eau par des moyens artificiels.

AX.

Ville située dans le département de l'Arriége, à quatre lieues de Tarascon et à trois d'Ussat. C'est la patrie du célèbre médecin Roussel, auteur du *Système physique et moral de la Femme*, l'un de nos plus ingénieux écrivains. Les eaux minérales d'Ax étaient connues dans les temps les plus reculés. On y a trouvé les restes d'une léproserie qui avait été bâtie en 1200. Il y a tant de sources dans les montagnes graniteuses qui environnent cette cité, qu'on en fait trois divisions.

1°. Les sources du *Teix*, où il y a plusieurs baignoires et étuves.

2°. Les sources du *Couloubret*, qui sont mal à propos négligées.

3°. Les sources de l'*Hôpital*. Dans cette division est la source du Breil, très-estimée des buveurs. Cet établissement, qui appartient à M. Sicre, est celui qui mérite le plus d'intérêt. Il est entretenu par six belles sources. Le nouvel édifice est de la meilleure élégance. C'est le rendez-vous de tous les malades riches. Il y a douze baignoires faites de belles tables d'ardoise noire, deux douches et un bain de vapeur. On va prendre les eaux au mois de mai. Les eaux d'Ax offrent aux indigens les mêmes avantages que celles de *Chaudes-Aigues*. On use de ces thermes pour se chauffer et pour préparer des alimens. On en use aussi pour blanchir le linge et les laines, ce qui est d'une économie incalculable.

Propriétés physiques. Ces eaux sont en général claires et limpides, comme celles des Pyrénées. Leur saveur et leur odeur ressemblent à celles des œufs couvés. M. le docteur Boin fait remarquer qu'elles contiennent en quantité notable cette matière onctueuse qu'on regarde comme très-propre à modérer l'action stimulante des eaux minérales. Il ajoute que leur température offre dans sa gradation une très-longue échelle commençant à 16 degrés, pour ne s'arrêter qu'à 62 degrés du thermomètre de Réaumur. Toutes les sources dont la thermalisation atteint 35 degrés conservent une température constante et invariable. Les sources moins chaudes, au contraire, sont soumises aux influences atmosphériques; elles baissent de température pendant les longues pluies et lorsque le froid a été durable.

Propriétés chimiques. Ces sources nombreuses présentent des différences, sous le rapport des proportions des principes contenus dans chacune d'elles. C'est ainsi que les eaux appartenant à la division du Breil ou de l'Hôpital, déposent une quantité de soufre bien plus considérable que les autres, qui, en revanche, contiennent beaucoup plus de matière albumineuse; ce qui les rend plus savonneuses et plus propres au blanchîment des laines. On a beaucoup loué dans le temps le travail chimique du médecin Pilhes; ce travail est d'une exactitude remarquable, quoique fait à une époque où la science des eaux minérales était encore peu avancée. On peut consulter surtout une très-belle analyse de M. le comte Chaptal. Les principes fixes que divers modes de recherches y ont démontrés, sont le sulfate de soude, le sulfate de magnésie, celui de chaux, des hydrochlorates de soude et de magnésie, à des proportions variables dans chacune des sources. Mais comme le remarque très-bien l'illustre chimiste que je viens de citer, c'est moins par les principes fixes que ces eaux agissent, que par le gaz hydrogène sulfuré dont elles sont pourvues, et qui s'y trouve en très-grande abondance.

Propriétés médicinales. C'est M. le docteur Sériès qu'il faudrait consulter pour s'enquérir, d'une manière positive, des propriétés médicinales de ces eaux. Nul doute que, sous ce point de vue, elles ne puissent rivaliser avec les meilleures eaux des Pyrénées, et l'estimable praticien que je viens de citer a sans doute recueilli des faits précieux. Il doit y avoir identité de résultats là où il y a identité de principes. Le grand nombre de sources, sous le point de vue thérapeutique, offre un avantage qu'on ne trouverait peut-être nulle part, puisqu'on peut mettre à profit leur plus ou moins grande énergie, selon les maladies que l'on se propose de combattre. Aussi M. Boin forme-t-il des vœux pour qu'on y établisse un hôpital militaire.

Feu le docteur Pilhes a établi les règles relatives à l'administration de ces eaux; il a spécifié parfaitement les cas qui indiquent l'emploi de telle ou telle source. Ainsi les eaux de la source des *Canons*, qui sont très-actives, conviennent dans l'asthme humide, les affections catarrhales chroniques des poumons, dans l'ictère et autres altérations du foie ou de la rate, dans les dartres rebelles, etc. Les eaux de la source de *Canalette* conviennent mieux aux maladies cutanées récentes et aux engorgemens commençans des viscères abdominaux. Celles du *Bain-Fort*, qui appartiennent à la division du *Couloubret*, jouissent d'une vertu très-puissante, et sont très-appropriées pour les maladies des articulations, les ankiloses, les tumeurs articulaires, les paralysies, etc. Elles ont des effets aussi marqués que celles de Baréges contre les scrophules, les ulcères anciens, les indurations commençantes de l'utérus. Nous regrettons de ne pouvoir consigner ici quelques-unes des observations recueillies par l'habile docteur M. Sériès, et qui sont d'un intérêt si remarquable. M. Boin a visité naguère ces thermes, et a, dit-on, présenté les moyens les plus efficaces pour faire fructifier les ressources qu'offre ce beau pays au gouvernement. On nous assure pareillement que M. le docteur Astrié, l'un des médecins les plus instruits et les plus zélés de ce département, s'occupe d'une topographie médicale de la ville d'Ax, qui sera fort utile pour tous les renseignemens que nous souhaitons.

Mode d'administration. Les eaux sont administrées en boisson; on recherche surtout celles de la fontaine de *Breil;* on les coupe souvent avec le lait ou avec l'eau de gruau. On en prend une chopine dans la matinée, et quelques personnes vont jusqu'à une pinte. On peut très-commodément prendre des bains dont on gradue la force et la chaleur. Il en est qui sont moins chargés en principes minéralisateurs, et qu'on réserve pour les individus doués d'une constitution frêle et délicate. On a très-souvent recours à l'étuve. C'est surtout dans un lieu où il y a tant de richesses minérales, tant de diversité dans les températures, qu'il importe de prendre des instructions du médecin-inspecteur pour user avec discernement, et par conséquent avec profit, d'un moyen de thérapeutique aussi précieux. Mais il faut surtout que les propriétaires des sources soignent davantage leurs établissemens thermaux; leur premier intérêt doit être celui de l'humanité.

GRÉOULX.

Village du département des Basses-Alpes, à deux lieues de Manosque, à trois lieues de Riez, à huit d'Aix, à treize de Marseille. Ces eaux minérales ont acquis depuis quelques années une certaine célébrité. Il faut en attribuer l'honneur à M. Gravier, qui exploite cet établissement, et qui est un modèle à offrir à tous les propriétaires d'eaux minérales. Nous nous plaisons à citer son nom comme celui d'un philanthrope éclairé et d'un parfait homme de bien. Non seulement il veut que les pauvres soient gratuitement traités quand ils font usage de sa source, mais il leur donne encore l'hospitalité. D'une autre part, ce vertueux citoyen ne cesse de faire des réparations utiles à ses thermes; il agrandit sa maison; il perfectionne son administration intérieure; enfin il songe beaucoup plus au bien-être des malades qu'à l'augmentation de ses revenus. En dernier lieu, il a fait exécuter un appareil pour donner des douches à treize pieds de hauteur; elles seront d'une grande utilité. Il n'y a qu'une source; c'est M. le docteur Doux qui remplit l'emploi d'inspecteur, et il est impossible de le faire avec plus d'exactitude et de talent.

Propriétés physiques. Lorsque l'eau est en masse dans les réservoirs, elle est d'une couleur verdâtre; mais si elle est reçue dans un vase, elle est claire et sans aucune teinte particulière. Son odeur est sulfureuse et très-pénétrante; sa saveur est salée, surtout lorsqu'elle est refroidie; quand elle est chaude, elle a le goût d'œufs pourris. Sa pesanteur spécifique ne diffère pas sensiblement de celle de l'eau distillée. La température des eaux de Gréoulx est de 31 degrés au thermomètre de Réaumur.

Propriétés chimiques. M. Laurens a trouvé, par une analyse très-exacte, que les eaux de Gréoulx contenaient une quantité inappréciable de gaz hydrogène sulfuré, du gaz acide carbonique dans la proportion de huit pouces cubes par livre, de l'hydro-chlorate de soude et de magnésie, du carbonate et du sulfate de chaux, une matière floconneuse; elles déposent un peu de soufre.

Propriétés médicinales. Les auteurs qui ont écrit sur les eaux de Gréoulx les ont fortement préconisées à l'extérieur contre la paralysie et les tumeurs articulaires; ils ont loué leur usage à l'intérieur dans les cas de faiblesse de l'appareil digestif, dans l'hypochondrie, dans la leucorrhée constitutionnelle, dans la phthisie catarrhale, dans les maladies cutanées d'un caractère chronique, etc. Buret rapporte, dans le *Journal de Médecine militaire*, qu'elles produisirent d'excellens effets dans une épidémie de fièvres intermittentes. Mais les vertus des eaux de Gréoulx ont surtout été constatées d'une manière authentique par M. Louis Valentin, dont nous aimons toujours à faire mention pour tous les services qu'il rend à la science, et par M. Robert, excellent praticien de Marseille. J'ai eu aussi sous les yeux des notes précieuses, recueillies à ces thermes par M. Doux, médecin inspecteur de l'établissement, et qui prouvent leur efficacité médicinale.

Mode d'administration. Les eaux ne sont prises que le matin à jeun, et chaque cas particulier règle la quantité qui doit convenir à chaque malade. Les bains durent à peu près une heure; il n'en faut qu'un dans le courant de la journée; il est néanmoins des personnes robustes qui se baignent deux fois par jour. La forme des douches est telle, qu'on peut les diriger sur toutes les parties du corps avec la plus grande facilité. On les doit à l'habile générosité de M. Gravier, qui, comme je l'ai déjà dit, ne néglige rien pour faire tourner au profit de l'humanité toutes les ressources que la fortune met en son pouvoir. A Gréoulx la durée du traitement est de trois ou quatre semaines.

DIGNE.

Cette petite ville, du département des Basses-Alpes, est située à quatorze lieues d'Embrun et à sept de Sisteron. Il y a cinq sources, qui jaillissent au pied d'une montagne; quatre viennent alimenter des bains; la dernière ne sert que pour la boisson. M. Louis Valentin, homme d'une grande véracité dans les observations, a visité ces thermes, et nous nous sommes fait un devoir de le consulter.

Propriétés physiques. M. Valentin a goûté ces sources; il leur a trouvé un goût douceâtre et très-légèrement salé. Elles sont limpides, et répandent une odeur de gaz hydrogène sulfuré; elles forment des dépôts ou concrétions sur les parois de leurs conduits. L'eau que l'on boit s'élève jusqu'à 32 degrés de Réaumur.

Propriétés chimiques. Les principes minéralisateurs sont le carbonate de chaux, le carbonate de magnésie, les sulfates de magnésie, de chaux et d'alumine, l'hydro-chlorate de soude et le gaz hydrogène sulfuré.

Propriétés médicinales. On y va comme à Baréges pour les vieilles plaies d'armes à feu, pour les rigidités des articulations et des jointures, pour les anciennes paralysies, pour des rhumatismes chroniques.

Mode d'administration. Il y a, comme nous l'avons dit, une source, où les malades vont boire tous les matins quatre ou cinq verres d'eau. On trouve quatre bains, qui ont des noms différens : le bain de *Saint-Jean*, celui de *Saint-Gilles*, celui de *Notre-Dame* et celui des *Vertus*. Le dernier est le plus fréquenté. Sa chaleur est de 28 à 29 degrés du thermomètre de Réaumur. Il y a des douches de diverses espèces, et souvent on se traite par les étuves.

CASTERA—VERDUZAN.

Joli village du département du Gers, situé entre Auch et Condom, à trois lieues de chacune de ces villes, à trente lieues de Bordeaux. Cet établissement thermal est d'une architecture fort élégante. C'est à l'excellente administration de M. le baron Lascours qu'il doit en grande partie ses agrémens (1). M. le comte de B..., qui a visité ces bains

---

(1) C'est aussi à M. le baron de Lascours que l'on doit l'édification d'une chapelle, si utile et tant désirée par ses administrés. Ce vertueux magistrat a tout amélioré dans ce pays. Il partage avec M. le marquis de Pins la reconnaissance des habitans, qui ne prononcent jamais leurs noms qu'en les bénissant.

en 1824, en a fait le tableau le plus agréable (1). M. Vacquié, l'un de nos plus intéressans écrivains, né dans ces contrées, a fait aussi des recherches que nous regrettons de ne pouvoir reproduire ici. Il y a deux sources à Castera-Verduzan :

1°. La *Grande-Fontaine*. Cette source est sulfureuse, et c'est la plus importante.

2°. La *Petite-Fontaine*. Celle-ci est ferrugineuse; et, sous ce point de vue, elle peut remplir des indications secondaires qui sont d'un grand avantage pour les malades. On est frappé de l'analogie qui règne entre les sources de Castera-Verduzan et celles de Cambo, près de Bayonne.

Les bains de Castera-Verduzan sont sous l'inspection de M. le docteur Capuron, l'un des professeurs les plus renommés de la capitale. Il a pour adjoint M. le docteur Laborde, praticien instruit qui jouit d'une confiance méritée. La réunion de leurs travaux fera fructifier cet établissement, qui vient de recevoir une existence nouvelle. On loue pareillement les lumières de MM. Lafore, Cortade, Tarry et Auricoste, qui peuvent enrichir la thérapeutique de cet établissement par les résultats de leur expérience.

---

(1) *Une Saison aux bains de Castera-Verduzan, en* 1824, etc., à *Auch*.

Propriétés physiques. Les eaux de Castera-Verduzan, dit le voyageur que nous avons consulté, sont claires, transparentes, et d'une remarquable limpidité ; leur saveur est sulfureuse, et elles répandent au loin l'odeur du gaz hydrogène sulfuré. Leur chaleur s'élève de 18 à 20 degrés dans la première source, ce qui nécessite l'emploi de la chaleur artificielle quand on veut en user sous forme de bain. Quant à la source ferrugineuse, elle est froide ; ce qui n'est d'aucun inconvénient, puisqu'on n'en use qu'en boisson. Sa saveur est légèrement métallique ; elle dépose un sédiment ochracé.

Propriétés chimiques. Nous abrégeons ce point, jusqu'à ce que toutes les eaux minérales du royaume aient été analysées d'une manière uniforme. Celles de Castera-Verduzan contiennent, dans des proportions différentes, de l'hydro-chlorate de chaux, de l'hydro-chlorate de soude, des sulfates de chaux et de soude ; mais, dans la première source surtout, il existe un gaz sulfureux qui ne se trouve pas dans la *Petite-Fontaine,* tandis que la seconde contient un principe ferrugineux qui ne se remarque pas dans la première.

Propriétés médicinales. Les médecins qui exercent leur art dans le département du Gers et dans les départemens circonvoisins font cas des eaux de Castera-Verduzan. Ils savent qu'elles sont particulièrement favorables dans les faiblesses de l'appareil digestif, dans l'état de torpeur ou de paresse qui s'établit quelquefois dans les viscères abdominaux. Les hypochondriaques fatigués de la pharmacie des grandes villes, qu'ils ne cessent d'épuiser, peuvent en conséquence s'y rendre pour faire diversion à leurs maux. On doit aussi y envoyer les jeunes filles qui sont affectées de chlorose, et éprouvent tous les inconvéniens attachés à l'inertie de l'organe utérin. M. le docteur Vacquié dit qu'elles ont obtenu des succès remarquables dans le traitement des maladies de la peau. M. Laborde les prescrit dans les affections rénales.

Mode d'administration. On fait boire l'eau de la source ferrugineuse, et on fait prendre des bains dans la source sulfureuse. Mais on peut user de l'une et de l'autre à l'intérieur, selon les prescriptions des médecins. On donne une grande quantité de bains et de douches à Castera-Verduzan. Il n'y a rien à désirer pour le mode d'exécution; et pour compléter l'éloge de cet établissement remarquable, nous dirons que les pauvres y sont accueillis gratuitement avec autant d'affection que de charité.

BAGNOLS.

Ces eaux thermales sont situées dans le département de la Lozère, à trois lieues de la ville de Mende, à cent cinquante-cinq lieues de Paris. Leur belle et précieuse source se trouve dans un vallon rétréci arrosé par le Lot. Elle se compose de plusieurs filets, qu'on a réunis dans un bassin octogone, et qui, par son aspect, annonce une construction de la plus haute antiquité. Près de cette source, et dans la direction du nord au midi, on voit jaillir des mêmes rochers de l'eau froide naturelle. Elle ferait partout ailleurs la boisson des habitans; mais on préfère aller puiser celle qui se trouve à l'extrémité orientale du village; sa qualité gazeuse et sa limpidité la font préférer avec raison.

Les eaux minérales thermales de Bagnols sortent de leur réservoir primitif pour suivre une grande conduite en pierre de taille voûtée et se rendre dans trois salles, dont deux, connues sous les noms de *Grande* et *Petite-Douche*, forment chacune une vaste piscine destinée aux bains publics, à la douche et aux étuves; la troisième les reçoit dans un grand bassin qui alimente huit baignoires particulières en bois. On voit encore un filet de ces eaux se détacher de la source pour venir dans le vestibule alimenter la fontaine appelée le *Robinet*, qui est destinée à la boisson jusqu'à dix heures du matin, et ensuite à donner quelques douches légères. Si un pays aussi pauvre exige des moyens d'administration peu dispendieux, s'il est utile d'y conserver des piscines publiques, il n'est pas moins nécessaire d'y créer un établissement qui offre à tous les malades les ressources réunies ailleurs ; la réputation méritée de ces eaux, l'affluence qu'elles attirent, leur situation loin des autres sources, tout doit fixer sur elles les yeux du gouvernement. L'acquisition de la source thermale, qui appartient aujourd'hui à un particulier, serait le premier pas à faire ; devenu propriétaire, l'État réaliserait successivement les projets que lui dicterait sa sagesse. Il travaillerait à la fortune publique en augmentant dans la Lozère cette branche d'industrie, et il servirait l'humanité en changeant l'état actuel de l'établissement thermal de Bagnols, dont le spectacle est affligeant pour la philanthropie.

Dans ce moment on afflue dans le département de l'Aveyron pour procéder à la recherche des mines ; il faudrait aller dans celui de la Lozère pour y faire prospérer les eaux de Bagnols, qui sont une richesse inactive dans un pays sauvage qu'on croirait livré aux vautours et aux bêtes fauves, et qui, sous le point de vue industriel, peuvent certainement rivaliser avec celles des Pyrénées. La Commission des eaux minérales, qui a fait tant de bien en si peu de temps, avait parfaitement senti cette vérité, et tous les citoyens éclairés qui ont pris connaissance des lieux portent, le même témoignage. Parmi ceux qui ont appelé l'attention publique sur la valeur et l'importance de ces thermes, nous aimons surtout à distinguer M. l'abbé Fayet, inspecteur-général de l'Université de France, qui n'est pas seulement un ecclésiastique révéré, un prédicateur éloquent, mais un philanthrope auquel tous les objets d'économie et de prospérité sociale ne sont point inconnus. La ville de Mende possède d'ailleurs dans M. de Valdenuit un excellent administrateur; et le département se félicite d'être sous la direction d'un homme qui unit tant de lumières à tant de vertus.

Propriétés physiques. La couleur des eaux de Bagnols, légèrement opaline, devient transparente et limpide par le refroidissement; ce qu'on ne peut attribuer qu'au dépôt des petits corps vermiculaires qui y surnagent. Leur odeur est nulle dans les réservoirs, mais à quelque distance elles répandent une odeur de gaz hydrogène sulfuré. Leur saveur onctueuse et sub-alcaline n'a rien de désagréable, et l'impression produite par leur calorique efface presque toutes les autres; mais lorsqu'elles sont refroidies elles n'ont aucune espèce de goût, particularité qui annonce avec quelle facilité leurs principes se volatilisent. Elles ne forment, suivant l'estimable docteur Barbut, aucun dépôt. Cependant il parle d'une substance onctueuse trouvée dans les bassins, qu'il prend pour des débris de vieux linge; mais comme cette même substance se retrouve dans les autres sources savonneuses, on peut croire qu'elle en est le produit. M. le préfet a fait mesurer avec la plus grande exactitude la quantité d'eau qui arrive dans l'établissement des bains; elle est de cent treize litres par minute. Des expériences multipliées ont toujours eu le même résultat. Il y a tout lieu de croire qu'une grande partie se perd à travers les murs ruinés du bassin. La source qui jaillit latéralement au fond du bassin présente un phénomène : on entend toutes les minutes ou minutes et demie un bruit souterrain prolongé, et de grosses bulles de gaz viennent crever à la surface de l'eau pendant douze, quinze ou vingt secondes. Quelquefois une éruption avorte; mais celle qui suit dure trente ou quarante secondes. Ces bulles, en crevant, causent de légères ondulations circulaires qui portent tous les mucilages vers les murs (1). Ce

---

(1) Ces observations sont de M. de Valdenuit, et je dois ici lui rendre grâces pour tous les renseignemens qu'il a eu l'extrême bonté de me communiquer. Combien n'est-il pas à désirer que de toutes parts les autorités administratives veuillent bien s'unir aux gens de l'art, afin de recréer en quelque sorte la science des eaux minérales, laquelle est véritablement ce qu'il y a de plus sérieux à entreprendre pour le bonheur de la société ! Non-seulement M. le préfet de la Lozère les encourage; mais il fait lui même sa propre

gaz n'altère point l'éclat des lumières. L'odeur de l'eau n'est pas plus fortement sulfureuse que dans les bains. La chaleur des eaux de Bagnols est de

---

étude des objets importans dont il s'agit. Je ne puis résister au plaisir de consigner ici quelques-unes des observations qu'il a faites pendant l'hiver de 1823, époque où, ayant été versé dans sa voiture, il fut obligé d'aller prendre des douches à Bagnols. Il profita de son séjour pour faire ouvrir le mur de la voûte dans laquelle est placé le bassin de la source. Personne n'y était entré depuis 1764. Il trouva le long des murs des mucilages de plusieurs formes, et peut-être de plusieurs espèces. Les premiers avaient de quatre à cinq pouces de diamètre; ils ressemblaient à des éponges à larges trous; d'autres, moins grands, avaient l'apparence du frai des grenouilles, du mucus intestinal, et tous avaient une couleur gris-jaunâtre plus ou moins foncée. La seconde espèce était blanche et tout-à-fait semblable à des fleurs de sureau détachées. Ces petits mucilages flottaient le long des murs près d'une substance blanche, friable, attachée à la ligne de flottaison, dans les endroits qui présentaient des joints remplis de mortier de chaux et de sable. Cette substance, en se desséchant, perdait sa friabilité, sa pesanteur, et devenait douce au toucher comme de la terre bolaire. M. de Valdenuit trouva dans le fond du bassin, à l'aplomb des murs, une ligne de vase onctueuse et noirâtre, large de huit pouces, épaisse de trois, dans laquelle on distinguait des mucilages plus ou moins décomposés. Ces mucilages, placés sur des charbons ardens, répandaient l'odeur de chair brûlée. Ce détail descriptif ne sera certainement pas sans utilité pour ceux qui entreprendront des recherches ultérieures sur la nature chimique des eaux de Bagnols, et nous avons cru devoir le rapporter.

36 degrés de Réaumur dans leur premier réservoir, et de 35 dans les autres.

Propriétés chimiques. D'après les essais de M. Barbut, les eaux de Bagnols contiennent du gaz hydrogène sulfuré en grande proportion, du sulfate de chaux, de l'hydro-chlorate de magnésie, un peu de fer qui y est tenu en dissolution par le gaz prédominant, mais surtout une substance extractive animalisée, qui s'y trouve sous forme de savon par sa combinaison avec le carbonate de soude.

Propriétés médicinales. M. le docteur Barbut a écrit sur les eaux de Bagnols en médecin expérimenté. Il les loue judicieusement, et prouve, par des faits sagement recueillis, leur efficacité dans les maladies rhumatiques (si communes dans le département, à cause de la variabilité de l'atmosphère), dans quelques maladies de poitrine, dans les scrophules et le rachitis, dans les dépôts lymphatiques, dans les paralysies et les adynamies musculaires, dans les cicatrices mal consolidées, etc. Toutes ces affections sont fréquentes dans le département de la Lozère, et il semble que la nature ait placé le remède à côté du mal. Mais ces eaux seraient pernicieuses dans les anévrysmes, dans les épilepsies, dans les hémoptysies, qui s'accroissent toujours quand on les combat imprudemment par une méthode perturbatrice.

Mode d'administration. Les eaux de Bagnols s'administrent en boisson, en bains, en douches et en étuves. On les boit à la dose d'une à deux ou trois pintes, à jeun, le matin, par verres, de demi-heure en demi-heure. Jadis on y ajoutait du sulfate de magnésie. M. Barbut a détruit avec raison cette habitude; car, d'après la manière d'agir des eaux du centre à la circonférence, toute purgation est ici contraire. Il serait avantageux de faire rester les malades dans leur lit pour mieux déterminer une douce diaphorèse, ainsi que M. Faye le pratique avec avantage aux eaux de Bourbou-l'Archambault, dont il a tant agrandi et perfectionné l'application. Les bains se donnent dans des piscines publiques; quelques-uns sont administrés dans des baignoires de bois, où on les mélange avec de l'eau froide. Les douches descendantes sont les seules dont on fasse usage à Bagnols. Elles succèdent aux bains : méthode sage, et que le succès doit couronner; car si le bain a dilaté les vaisseaux et ouvert les pores, la douche excite plus aisément l'oscillation salutaire et la commotion qu'on en attend. C'est particulièrement aux étuves et à leur usage presque excessif, puisqu'on en prend deux ou trois par jour, que Bagnols doit surtout ses grands succès. Les guérisons qu'elles opèrent prouvent les avantages qu'on pourrait en tirer dans beaucoup d'autres établissemens thermaux où ce mode d'administration est entièrement négligé.

ÉVAUX.

Petite ville du département de la Creuse, située sur une montagne, à neuf lieues de Guéret, à quatre-vingts lieues de Paris. Quinze jets particuliers ont fait croire qu'il existait à Évaux autant de sources; mais presque tous ces jets se réunissent dans deux bassins, et tout fait présumer qu'il n'en existe qu'une. L'éloignement en modifie la chaleur, qui s'élève :

1°. Dans le *Puits-de-César*, à 47 degrés de Réaumur;

2°. Dans la *Petite-Source*, à 36 degrés;

3°. Dans les autres jets, à une chaleur intermédiaire.

Il n'y a à Évaux ni établissement thermal ni hôpital; vingt-quatre baignoires creusées dans le roc forment toute la ressource du pays, et on s'y plonge sans distinction de sexe. On sent qu'il est nécessaire de mettre fin à cet abus. Le médecin inspecteur n'a qu'à proposer le partage des salles actuelles entre les hommes et les femmes à l'autorité locale; ce sera un grand bienfait dans un lieu où tout est à créer.

Propriétés physiques. Ces eaux sont d'une limpidité remarquable, d'un goût fade, nauséeux quand elles sont chaudes, et un peu salé quand on les boit froides. Prises à la source, elles ont une odeur très-sensible d'œufs couvés, qui se dissipe à mesure qu'elles perdent du calorique.

Propriétés chimiques. Ces eaux contiennent du sulfate, du carbonate et de l'hydro-chlorate de soude, de la silice, des carbonates de chaux et de magnésie, de l'acide carbonique libre dans la proportion de cinq pouces cubes par pinte d'eau, et une quantité indéterminée de gaz hydrogène sulfuré.

Propriétés médicinales. MM. Gougnon et Tripier-Dubois ont successivement écrit sur les propriétés médicinales des eaux d'Évaux. Ils s'accordent tous deux à les recommander dans les maladies de l'appareil digestif et dans les affections rhumatismales.

Mode d'administration. On n'emploie guère que les bains, à une température de 25 à 30 degrés, depuis le 20 mai jusqu'au 30 juin, ce qu'on appelle la première saison, et depuis le 13 août jusqu'au 15 octobre, ce qui est la seconde saison.

C'est encore un des vices de la vieille pratique suivie partout autrefois, et qui fait perdre dans un pays froid et humide le temps le plus convenable à leur usage; ce temps est celui où la chaleur de l'atmosphère favorise le plus leur action diaphorétique.

SAINT-AMAND.

M. le docteur Boin a bien voulu nous communiquer le résultat de ses observations sur les eaux thermales et les boues de Saint-Amand, qui sont situées dans le département du Nord, à une demi-lieue de la petite ville du même nom, bâtie sur la rivière de Scarpe.

Ses sources principales sont :

1°. La fontaine du *Bouillon;*
2°. La fontaine d'*Arras;*
3°. La fontaine *Froide-Ferrugineuse.*

Entre les deux premières sources se trouvent les *Boues* de Saint-Amand, qui ont surtout de la célébrité, et que tous les médecins recommandent dans un grand nombre de cas. Elles sont retenues dans un bassin découvert, d'où l'eau s'échappe par une rigole circulaire.

M. l'inspecteur-général a présenté des vues très-sages pour la conservation de cet établissement, beaucoup trop négligé, et qui tombe en ruines.

Il faut espérer qu'elles se réaliseront. Les eaux de Saint-Amand, à cause de leur situation, peuvent certainement reprendre toute leur importance et devenir d'une grande utilité pour nos militaires stationnés dans le Nord, quand on s'occupera d'agrandir les réservoirs des douches, et surtout des moyens d'imprimer artificiellement plus de calorique aux boues, qui offrent un mode d'administration avantageux dans beaucoup de maladies chroniques.

Propriétés physiques. L'eau des sources de Saint-Amand est limpide et claire; mais elle a une saveur hépatique très-prononcée; elle a l'odeur assez sensible du gaz hydrogène sulfuré, odeur qu'elle perd bientôt si on l'expose quelque temps à l'air libre. La température des fontaines thermales est de 20 ou 21 degrés de l'échelle de Réaumur. Celle des boues est moins élevée, ce qui laisse beaucoup à désirer pour une multitude d'indications médicinales.

Propriétés chimiques. Il existe plusieurs analyses des eaux de Saint-Amand; mais toutes sont insuffisantes et inexactes. Pour avoir des idées plus précises sur la nature de leurs principes minéralisateurs, on devrait faire de nouvelles recherches; et le coup d'œil de M. Longchamp, qui a fait des travaux si importans, serait certainement nécessaire. Il paraît, du reste, que la vapeur qu'elles exhalent n'est autre chose que du gaz hydrogène sulfuré. Elles contiennent aussi du sulfure de soude, du sulfate de magnésie, et quelques autres sels dont les proportions sont encore à déterminer. Les boues paraissent contenir une plus grande quantité de soufre.

Propriétés médicinales. On administre ces eaux intérieurement dans quelques maladies chroniques, mais surtout dans les engorgemens du foie, dans les affections calculeuses des reins et de la vessie, dans les rhumatismes contractés par le bivouac des armées, etc. On loue spécialement les bains des boues, qui ont produit d'excellens effets dans les roideurs des articulations, dans quelques espèces de paralysies. Le célèbre médecin Corvisart, dont le jugement était si juste en médecine pratique, y envoya autrefois un des frères de Napoléon pour une atrophie des extrémités supérieures, et ce traitement ne fut pas sans quelque succès. Il s'opéra pareillement, il y a plusieurs années, sous la direction de M. Armet, inspecteur de l'établissement, une guérison surprenante sur un habitant d'Amiens, âgé alors de soixante-six ans : cet individu, à son arrivée, était absolument impotent ; il ne pouvait que traîner ses pieds, et on le soutenait sous les deux bras ; ses facultés intellectuelles étaient affaiblies, et il retenait avec beaucoup de peine ses urines. Par les conseils de son médecin, le malade dont il s'agit prit pendant deux saisons les eaux et les boues de Saint-Amand. C'est surtout à la suite de son second voyage qu'il recouvra une santé parfaite, à la grande surprise de tous ceux qui le connaissaient. Je répète néanmoins ce que j'ai déjà dit plus haut, la température des boues est trop basse; il doit entrer dans les vues d'amélioration qu'on pourrait concevoir à l'avenir, relativement à ces thermes, de leur communiquer une plus grande somme de calorique par un mécanisme artificiel qu'il ne sera pas difficile d'établir.

Mode d'administration. On boit les eaux de Saint-Amand à la quantité de trois ou quatre verres, le matin. Il faudrait les prendre dans le lit, pour favoriser la diaphorèse et l'éruption de quelques boutons, dont le développement ne peut qu'être salutaire au corps. C'est comme la *poussée* que l'on éprouve à Loèche, et dont nous parlerons bientôt. Il faut que les chaleurs soient bien fortes dans l'atmosphère pour qu'on puisse se plonger dans les boues, dont la température n'est pas convenable; ce qui me le fait dire, c'est que j'ai vu un malade qui s'y était rendu pour guérir d'une paralysie, et qui prétendait y avoir contracté un rhumatisme.

AIX-LA-CHAPELLE.

Ville considérable, à huit lieues de Spa, et à douze de Cologne; elle était chérie de Charlemagne. On raconte qu'étant à la chasse, il s'égara et trouva par hasard les eaux thermales qui ont aujourd'hui tant de réputation, et qu'il fit alors bâtir la nouvelle ville ainsi que les bains. Sans ajouter aucune foi à ce récit, qui ne s'accorde en aucune manière avec l'époque de cette fondation et la naissance de ce souverain, nous dirons seulement que Charlemagne avait une affection toute particulière pour Aix-la-Chapelle; c'est à lui qu'on doit cette fameuse inscription :

HIC SEDES REGNI TRANS ALPES HABEATUR, CAPUT OMNIUM PROVINCIARUM ET CIVITATUM GALLIÆ.

Aix-la-Chapelle se trouve dans une vallée agréable; elle est entourée de montagnes d'une pente douce, et qui ne bornent pas la vue. Le sol est couvert de bois épais. Les rivières et les ruisseaux roulent dans ce pays rocailleux, connu sous le nom des *Ardennes*. La ville est placée à l'extrémité de cette chaîne; elle contient environ vingt-six mille habitans. On distingue les bains en hautes sources et en basses sources. Voici les principaux établissemens :

Les bains des hautes sources sont :

1°. Les bains de l'*Empereur;*
2°. Le bain *Neuf;*
3°. Le bain de l'*Hôtel de la reine de Hongrie;*
4°. Le bain de *Quirinus.*

Les bains des basses sources sont :

1°. Les bains des *Seigneurs;*
2°. Le *Rosenbad;*
3°. Le bain des *Pauvres.*
4°. Le plus beau de tous est le *Herrenbad*, bâti en 1710, et qui se compose de deux parties, le *Corneliusbad* et le *Kalsbad*. Au temps jadis il y avait trois sources, auxquelles on donnait les noms de *Paradis*, d'*Enfer* et de *Purgatoire.*

Dans les hautes sources il y a des bains de vapeurs, et dans les autres il y a des douches.

Il y a dans Aix-la-Chapelle une source d'eau froide, *Spaubrunnen.*

Propriétés physiques. Les eaux tirées récemment, et encore chaudes, sont claires et transparentes, d'une odeur désagréable; mais lorsqu'elles se refroidissent, et qu'elles ont perdu leur odeur, elles deviennent troubles et laiteuses; elles déposent un principe terreux, et se recouvrent d'une pellicule molle, cendrée et comme huileuse. Leur saveur est celle des œufs pourris. La température des sources est très-élevée, et nous regrettons de ne pouvoir l'assigner ici d'une manière précise. La source de l'*Empereur* a 128 degrés de Fahrenheit à la superficie, 144 au fond ; celle de *Quirinus*, 120 degrés ; la source de *Cornelius*, 119 ; la source de *Charles*, 116 ; le *Trinkbrunnen* qui est derrière le rempart a 111 degrés.

Propriétés chimiques. Kortum a trouvé dans la source principale du carbonate de soude, du sulfate de soude, du chlorure de sodium, du carbonate de chaux, de la silice, une matière résineuse, du gaz acide carbonique et du gaz hépatique. Reumont a trouvé du carbonate de magnésie. La vapeur du bain de l'*Empereur* dépose du soufre.

Propriétés médicinales. On attribue aux eaux d'Aix-la-Chapelle la propriété de guérir les maladies nerveuses de toutes les sortes, les paralysies, l'hypochondrie, l'hystérie, etc. ; les maladies lymphatiques, telles que les indurations des glandes et des viscères, les exostoses, les rhumatismes, les maladies cutanées, les flux muqueux des organes génitaux. Le célèbre médecin Hufeland leur accorde une sorte de prédilection dans le traitement des maladies chroniques. Son autorité est le meilleur éloge de ces thermes.

Mode d'administration. Dans les saisons chaudes, on boit six à huit verres de la source de l'*Empereur*. Les autres sources, qui sont moins chargées, exigent moins de précautions, et peuvent se prendre à de plus fortes doses. La source froide n'est pas sulfureuse; elle est ferrugineuse : on l'appelle la *Source de Spa*, à cause de sa ressemblance avec le Pouhon. On la boit avec le même plaisir. Il y a pour les bains d'Aix-la-Chapelle des règles qu'il serait difficile de décrire : on reste dans la baignoire d'abord dix-huit minutes; on va jusqu'à une demi-heure et plus; mais il faut en sortir quand la respiration est gênée, lorsqu'il y a de la soif et de la sueur, quand les artères de la tête battent fortement, quand les veines sont gonflées et distendues. Il faut lire les autres préceptes à suivre dans les auteurs allemands.

LEUK OU LOÈCHE.

Petite ville du Valais, à six lieues de Sion, située sur la rive droite du Rhône, dans une vallée dont le fond est sillonné de torrens, sur les bords desquels on trouve des pâturages et des champs cultivés. Les glaciers se prolongent jusque-là; c'est au pied même de ces glaciers que sont les sources d'eaux thermales; c'est de ces montagnes que s'échappent ces fontaines brûlantes, par un de ces contrastes que l'immortel Haller a si bien

su saisir dans son beau poëme sur les Alpes (1).
Ce qu'il y a de plus extraordinaire, c'est qu'on voit jaillir à quelques pas une eau pure et très-froide.

Les bains de Loèche furent long-temps cachés dans des solitudes que des bêtes fauves rendaient inaccessibles. Ces animaux féroces furent détruits par les chasseurs; dans la suite, dit-on, des bergers y conduisirent leurs troupeaux; ils y lavèrent leurs pieds, et leur découverte fut bientôt publiée.

Aujourd'hui le principal bain de Loèche offre quatre carrés égaux sous le même toit; chacun de ces carrés peut recevoir trente ou quarante baigneurs. Ces carrés sont séparés entre eux dans leur largeur par un canal particulier, où coule avec propreté l'eau de la source, où les malades

---

(1) Au milieu d'un vallon entouré de glaces entassées jusqu'au ciel et soumises au froid empire de l'impétueux Borée, une source bouillante s'élance avec un grand bruit; une longue fumée marque son cours sur le gazon flétri; ses ondes brûlent tout ce qu'elles touchent; ses eaux limpides sont chargées de métaux fondus; le canal est doré par le fer et les sels qu'elles déposent. Échauffée dans le sein de la terre par le choc des élémens qui fermentent dans ses veines, cette source salutaire brave les efforts des vents et des frimas; le feu fait son essence; ses ondes sont des flammes liquides. (*Poëme de Haller sur les Alpes.*)

puisent pour boire, pendant la durée du bain. On distingue :

1°. Le carré des *Étrangers* où se baignent les Français, les Allemands, les Anglais, etc.;

2°. Le carré des *Valaisans*;

3°. Celui de la *Douche*;

4°. Celui de la *Source-d'Or*.

Ces divers carrés ont leur cabinet de toilette, deux de ces cabinets sont entretenus à une température plus ou moins élevée, par un coffre de chaleur. Il y a deux douches qui sont fixées et qui tombent perpendiculairement à peu de distance. On observe aussi de semblables carrés entièrement déserts, quoique servis d'une manière aussi salutaire : l'un s'appelle le carré des *Zuricois*, l'autre le carré des *Gentilshommes ou des Nobles Werra*. On y trouve aussi un local destiné à l'opération des ventouses. J'aurais pu entrer dans des détails plus minutieux, relativement à ces bains qui sont si curieux pour l'observation, mais j'ai pensé que cette description succinte suffirait pour en donner une idée assez exacte à mes lecteurs (1). Il y a d'ailleurs les

---

(1) Nous avons décrit ces bains d'après les correspondances de mademoiselle Cécile de Courtais, de madame la marquise de Bec-de-Lièvre et de madame la baronne de Wattevile, qui ont été plusieurs fois à ces thermes pour leur

promenades les plus agréables dans la vallée où se trouve cet établissement si renommé; et tous ceux qui en arrivent n'en parlent jamais sans une sorte d'admiration et d'enthousiasme; ils se louent surtout du zèle de M. le docteur Gay, inspecteur des eaux, qui justifie par ses succès tous les sentimens de confiance qu'on lui accorde.

Propriétés physiques. Les eaux de Loèche sont d'une limpidité remarquable; elles n'ont point d'odeur quand on les boit. Elles ont la propriété singulière de communiquer une couleur dorée aux pièces d'argent qu'on y laisse séjourner pendant deux ou trois jours. Cette teinte se conserve long-temps, comme nous avons eu occasion de nous en convaincre, d'après les monnaies diverses que les malades rapportent souvent à Paris. La température des eaux de Loèche atteint 43 degrés au thermomètre de Réaumur; à la grande source, l'eau du bain des *Gentilshommes* va jusqu'à 42; celle du bain des *Zuricois* jusqu'à 40, ainsi que celle appelée *Vomitive;* la *Source-d'Or* à 40 et demi. Il est des sources inférieures qui

---

santé, et qui ont tenu un journal très-fidèle de leurs observations. Ces dames ont laissé d'agréables souvenirs à Loèche, parce qu'elles sont douées de ce charme inépuisable qui dérive toujours de la bonté de l'âme et de la supériorité de l'esprit.

n'ont que 39, 38, 37, 35 degrés. La source des *Chevaux* n'en a que 32.

Propriétés chimiques. Tous les travaux d'analyse entrepris sur les eaux thermales de Loèche ont vieilli; et un examen de cette importance réclamerait l'attention des plus habiles chimistes de nos jours. On présume qu'elles sont minéralisées par le gaz hydrogène sulfuré, quoiqu'on ne soit point averti de l'existence de ce principe par l'odorat; tout semble indiquer un principe ferrugineux dans les dépôts qu'elles forment. Il faut regarder comme un indice de sa présence, la couleur rougeâtre que prennent les chemises de bains, et le jaune dont elles teignent les coques d'œufs qu'on y laisse tremper. Enfin ces eaux contiennent aussi plusieurs sels, que des essais ultérieurs signaleront d'une manière positive. En 1762, il y eut une analyse exécutée au laboratoire royal de Turin, mais qui ne donna aucun résultat satisfaisant. Nous avons déjà parlé de la couleur jaune que prennent les pièces d'argent; c'est ce qui avait fait croire et avancer par le curé Erlor dans son *Samaritain spirituel*, que ces eaux charriaient de l'or et du cuivre, ce qui est une erreur manifeste. Clarinus avait émis la même opinion.

Propriétés médicinales. La réputation des eaux de Loèche n'est pas usurpée; on pourrait citer une multitude de guérisons authentiques, particulièrement dans les paralysies; la plupart de ces malades se sont baignés avec un tel succès, qu'on attribuait les changemens opérés dans leur économie à une sorte de prodige. On avait eu le soin de seconder l'effet des eaux par l'action des ventouses et des frictions. Les paysans de la Suisse viennent quelquefois à Loèche pour mettre un terme à des douleurs rhumatismales qui sont si communes dans l'intérieur des vallées. Dans un ouvrage imprimé à Sion, on trouve surtout l'histoire d'un villageois âgé d'environ quarante-cinq ans, et venu aux bains soutenu par deux bâtons; n'ayant, disait-il, que dix jours à passer dans l'établissement, il prit le parti bien téméraire de rester dans l'eau pendant dix heures sans interruption; au grand étonnement de tous les spectateurs, il continua cette courageuse conduite; il mangeait tous les matins dans le bain une bonne soupe au fromage, et l'accompagnait d'une bonne bouteille de vin; il recommençait la même dose après midi. Au cinquième jour, une éruption se manifesta sur sa peau qui devint raboteuse comme une écorce d'arbre. Le médecin le visitait tous les jours, et ne pouvait revenir de sa surprise, en considérant cet individu dont l'état s'améliorait, et qui déjà n'avait plus besoin que d'un bâton pour se transporter d'un lieu à un autre. Au huitième jour, l'éruption disparut, et le dixième il ne boitait que très-légèrement du pied gauche, ce qui ne l'empêcha pas de partir et de repasser la montagne pour regagner ses foyers. On voit que s'il était resté quelques jours de plus, cette guérison eût été complète.

Mais, depuis longues années, les bains de Loèche semblent avoir une destination spéciale, qui est celle d'être appliqués à la guérison des maladies et des incommodités extérieures du corps les plus opiniâtres. On y va pour des dartres squameuses qui enveloppent toute la périphérie du corps; pour des ulcères âcres et rongeans qui s'établissent à la suite des vieilles blessures reçues dans les armées; mais on y conduit surtout un grand nombre de jeunes personnes scrophuleuses, dont la face est détériorée, des crétins incomplets qui appartiennent à des familles aisées, et dont on cherche à améliorer la chétive existence. On cite entre autres l'exemple de la fille d'un bailli, dont on a bien voulu m'envoyer le portrait; elle joignait au triste inconvénient d'une mauvaise conformation de sa tête, celui d'avoir la peau couverte de boutons furfuracés. Une cure continuée pendant deux saisons lui devint si avantageuse, qu'elle fut mise dans le cas d'être mariée.

Mode d'administration. La manière dont on administre les bains à Loèche est intéressante à connaître : à l'arrivée du malade on lui présente une grande robe de flanelle dont il doit se couvrir le corps, et une pélerine de même étoffe pour garantir les épaules du froid. La cure est communément de trois semaines. On débute par une heure de bain, le second jour deux heures, et en augmentant ainsi de suite jusqu'à ce qu'on soit parvenu à huit heures de bain par jour, dont quatre heures le matin et quatre le soir. La seconde semaine de la cure se nomme *haute baignée*, et chaque jour six ou huit heures de bain sont de rigueur. Vient ensuite la semaine de *débaignée*, pendant laquelle on diminue graduellement le bain. Le phénomène qu'on nomme la *poussée* s'annonce ordinairement à la fin de la première baignée : on renouvelle les cures quand la première n'a pas été décisive. Ces eaux, prises à l'intérieur, à la dose de plusieurs verres le matin à jeun, produisent aussi des effets très-marqués dans quelques maladies chroniques. La beauté du ciel dans ces contrées, la variété pittoresque des sites, l'extrême pureté de l'air, tout contribue à opérer ces cures merveilleuses dont nous entretiennent les voyageurs.

BADE EN SUISSE.

Cette ville est située sur les bords de la Limmat, rivière bruyante et impétueuse, à quatre lieues de

Zurich. Les diverses sources thermales se trouvent à environ cinq cents pas de la ville, dans une vallée étroite et profonde. Il y a dix sources du côté gauche de la rivière; il n'y a qu'une seule source sur la rive droite. Il y a deux piscines publiques, dont une est connue sous le nom de *Sainte-Vérenne*. L'eau jaillit du fond d'un réservoir situé au milieu de la place publique. Au milieu de ce réservoir on voyait, il y a peu de temps, une colonne surmontée d'une déesse Hygie, avec une inscription romaine. Tacite nous apprend que la splendeur dont la ville de Bade jouissait dans l'antiquité était due principalement à ses bains.

Propriétés physiques. L'eau thermale, puisée à la source, et examinée dans un verre, paraît claire et transparente; mais vue en masse dans le réservoir, elle a une couleur légèrement opale. Son odeur est fétide et celle de l'hydrogène sulfuré; sa saveur est fade et nauséeuse; elle est douce et savonneuse au toucher. Sa température est très-élevée, et se rapproche presque de celle de l'eau bouillante. On est obligé de préparer le bain huit ou dix heures d'avance, afin de la laisser refroidir.

Propriétés chimiques. L'analyse des eaux de Bade a démontré qu'elles contenaient une assez grande quantité de gaz hydrogène sulfuré et de l'acide carbonique. Les principes fixes sont du sulfate de soude, du sulfate de magnésie, de l'hydro-chlorate de soude, du sulfate de chaux, du carbonate de magnésie, du carbonate de chaux, et une très-petite quantité de fer et de manganèse.

Propriétés médicinales. Si l'on voulait déterminer les vertus médicinales des bains de Bade, d'après l'usage immodéré que les habitans des pays environnans en font dans toutes les maladies dont ils sont atteints, on éprouverait un grand embarras. L'estimable docteur M. Gendrin, qui a visité ces bains, rapporte que souvent les femmes vont le soir en cachette se plonger dans la piscine publique. Elles s'imaginent que ces eaux sont un remède infaillible contre la stérilité. Il est à remarquer que la plupart de ceux qui vont aux bains de Bade se font appliquer, pendant qu'ils sont dans le bain, des ventouses sur la surface du corps, et les avantages de ce moyen sont consacrés par l'expérience. Ces bains sont surtout avantageux dans les maladies cutanées. Leur usage donne plus de blancheur, plus de mollesse et plus de laxité à la peau, et augmente l'énergie de ses propriétés vitales. On use rarement des eaux à l'intérieur.

Mode d'administration. On prend le bain avant midi. On le prolonge pendant une heure. On voit des malades qui le font durer quatre ou cinq heures. A la fin de la saison, on y reste moins. Jadis ces bains étaient des occasions de réjouissance. Tous les malades se baignaient ensemble sans distinction de sexe. Il y avait un chef pour le maintien de la décence. On jetait des fleurs et des couronnes aux femmes et aux jeunes filles, qui en ornaient leur tête.

BADE EN SOUABE.

Jolie petite ville, dans le cercle de Souabe, près du Rhin, à deux lieues de Rastadt et à huit de Strasbourg. Les eaux thermales, situées à un quart de lieue de la ville, qui leur doit son nom, jouissent d'une grande célébrité, et sont très-fréquentées.

Propriétés physiques. Elles sont claires et limpides, d'un goût légèrement acide et salé. La température des différentes sources s'élève de 45 à 65 + o du thermomètre centigrade. Leur pesanteur spécifique est à celle de l'eau distillée comme 1030 est à 1000.

Propriétés chimiques. M. le docteur Krapf, qui a publié en 1794 la description des eaux de Bade, a trouvé qu'elles contenaient de l'hydro-chlorate et du sulfate de soude, de l'acide sulfurique dans la proportion de quatre grains et demi par livre d'eau, des hydro-chlorates de magnésie et de chaux, et une quantité indéterminée de gaz hydrogène sulfuré.

Propriétés médicinales. Il résulte des recherches et des observations de MM. les docteurs Krapf et Friedlander, que ces eaux se sont fréquemment montrées efficaces contre les éruptions chroniques, les affections arthritiques, rhumatismales et paralytiques, les obstructions des viscères abdominaux, l'aménorrhée, etc.

Mode d'administration. On administre ces eaux à l'intérieur; on les emploie sous forme de bains ordinaires, de bains de vapeurs et de douches. On applique aussi à l'extérieur le dépôt boueux.

BADE EN BASSE-AUTRICHE.

Ces bains sont à six lieues de Vienne, au pied des monts Cétiques, dans une situation agréable. Une allée d'arbres conduit dans la ville, qui a près de quatre-vingt-dix maisons, non compris le faubourg, pour loger les étrangers. Il y a des bains pour les pauvres. On y voit aussi un établissement de bienfaisance fondé par une société de nobles dames dans l'hôpital de Marie, avec cette inscription :

CONCORDES FEMINÆ SACRAVERUNT ÆGROTIS.

SUR LES EAUX MINÉRALES.

Il y a seize bains dans l'établissement :

1°. Les bains d'*Origine* ou *Fondamentaux*;
2°. Les bains de *Marie-Thérèse* (1);
3°. Le bain du *Duc*;
4°. Le bain dit *Antonibad*;
5°. Le bain des *Femmes*;
6°. Le bain *Neuf*;
7°. Le bain de *Joseph*;
8°. Le *Perequinusbad*;
9°. Le bain de *Pierre*;
10°. Les bains *Dengelsburg*;
11°. Le *Sauerbad*;
12°. Le bain des *Pauvres*;
13°. Le bain de *Saint-Jean*;
14°. Le *Guttenbrunnen*;
15°. Le bain de *Marie-Zeller*;
16°. Le bain de la *Sainte-Croix*.

---

(1) Voici une inscription que l'on lit sur le bâtiment de Marie-Thérèse :

DIS SOTORIBUS
FRANCISCO ET MARIÆ THERESIÆ
QUOT AQUAS CETIAS
SANATIO MILITUM SUORUM PLAGIS
ET IMPLUENTES FIERI
ET NOVO BALNEARIO INCLUDI.

Propriétés physiques. Les eaux de Bade sont d'une couleur un peu laiteuse. Leur odeur approche de celle du foie de soufre alcalin ou de la poudre qui brûle. Leur saveur est désagréable ; elle est salée et un peu acide. Elles développent une grande quantité de bulles à leur surface ; elles déposent une matière saline connue sous le nom de *sel de Baden*. Les sources sont à la température de 27 à 29 degrés du thermomètre de Réaumur. Les bains d'*Origine*, ceux de *Joseph* et des *Femmes* sont ceux qui ont le plus de chaleur. Le *Perequinusbad* n'a que 22 degrés.

Propriétés chimiques. On y trouve du sulfate de soude, de l'hydro-chlorate de soude, du sulfate de chaux, du carbonate de chaux, du sulfate et du carbonate de magnésie, de l'hydro-chlorate d'alumine, etc., du gaz acide carbonique et du gaz hydrogène sulfuré.

Propriétés médicinales. Ces eaux ont les mêmes propriétés que les eaux des deux établissemens qui portent le même nom, soit en Suisse soit en Souabe.

Mode d'administration. On use de ces eaux en boisson ; on peut les mêler avec du lait. Il est important de supporter le bain jusqu'à la diaphorèse, qui doit être soignée et entretenue par les soins du médecin.

WISBADEN.

Ville d'Allemagne, à deux lieues de Mayence et à sept de Francfort. Les sources sont de diverse nature; celle qui se trouve à l'une des extrémités de la ville est pleine d'une eau sans cesse agitée et comme bouillante.

Propriétés physiques. Ces eaux dégagent une odeur très-marquée de gaz hydrogène sulfuré; elles déposent une assez grande quantité de soufre dans les conduits qui les répandent. Le thermomètre centigrade plongé dans le bassin monte à 68 — o.

Propriétés chimiques. M. Reynard a fait l'analyse des eaux de Wisbaden; et il conste d'après ses expériences que quatre livres de ces eaux contiennent trente-trois pouces cubes de gaz hydrogène sulfuré, cinq grains de soufre et cinq grains de carbonate de chaux.

Propriétés médicinales. Les eaux sulfureuses de Wisbaden sont renommées en Allemagne. On leur attribue les mêmes vertus qu'aux autres eaux sulfureuses.

Mode d'administration. On les administre dans les mêmes cas que celles dont nous avons déjà parlé. On trouve dans les environs de Wisbaden une source sulfureuse froide, et des eaux gazeuses dont on use pour la boisson.

AIX—EN—SAVOIE.

Ville située au pied du mont Revel, à quarante lieues de Turin, à douze de Genève, à deux environ de Chambéry. Ses eaux thermales étaient connues et fréquentées par les anciens. La construction des bains remonte jusqu'au temps des Romains; ils furent réparés par l'empereur Gratien. On y distingue deux sources principales :

1°. La source dite d'*alun;* c'est une eau sulfureuse très-légèrement saline et non gazeuse;

2°. La source dite de *soufre;* cette source qui sort de terre plus bas que la première, au pied même du mont Revel, est très-gazeuse.

Propriétés physiques. Les eaux dites de *soufre*, sont parfaitement limpides. M. Gendrin a constaté que la température de l'eau d'*alun* est de 39 degrés de Réaumur, et celle des eaux de *soufre* de 38. Elles exhalent, à leur premier moment d'éruption au travers de leurs canaux, une odeur très-forte de gaz hydrogène sulfuré. Leur saveur est douceâtre et terreuse; lorsqu'elles sont encore tièdes, elles laissent un arrière-goût d'hydrogène sulfuré. Les eaux dites d'*alun* ont un goût plus styptique, plus amer que celles de *soufre*.

Propriétés chimiques. Le professeur Socquet a procédé à l'analyse de ces eaux ; il a trouvé que celles dites de *soufre* contenaient une grande quantité de gaz hydrogène sulfuré; de l'acide carbonique libre ; des carbonates de chaux et de magnésie; des sulfates de chaux, de soude et de magnésie; des hydro-chlorates de magnésie et de soude, et de l'extractif animalisé. Il a retiré des eaux dites d'*alun* beaucoup moins de gaz hydrogène sulfuré, mais, en revanche, une plus grande proportion de gaz acide carbonique libre. M. Gimbernat prétend avoir démontré que le gaz que l'on croyait être de l'hydrogène sulfuré, était de l'azote sulfuré.

Propriétés médicinales. On a pu voir, d'après les différentes qualités des deux sources, que les eaux d'Aix-en-Savoie peuvent remplir différentes indications médicinales : aussi le nombre d'individus qui s'y présentent est-il en général très-considérable ; car sous le point de vue de leur efficacité, elles ont pour elles le témoignage des siècles. On ne va pas seulement à Aix-en-Savoie pour des maladies communes, mais pour des cas rares qui ont déconcerté les gens de l'art, pour ces affections nerveuses indéfinissables, qui comptent encore comme autant de problèmes insolubles dans les annales de la médecine pratique. On a vu des personnes, par l'effet de ces paralysies incomplètes qui se jettent sur les organes de la locomotion, condamnées, pour ainsi dire, à languir sur leur grabat dans une désolante immobilité. C'est ici que des moyens perturbateurs sont nécessaires, quand toutes les autres méthodes ont échoué. Il y avait un lépreux bien affligé, qui était venu de l'île de Java en France, pour chercher des conseils et un soulagement à ses longues peines. La sensibilité de sa peau s'était totalement perdue; quand il marchait, il était sans cesse titubant, parce qu'il n'avait pas la conscience du lieu où il posait ses pieds; il n'eut pu manger dans l'obscurité, parce qu'il ne savait pas diriger sa nourriture vers sa bouche. Sa condition était si misérable, qu'il ignorait dans quelques circonstances s'il était assis ou couché. Ses parens le firent transporter à Aix-en-Savoie, et chaque année ce voyage semblait amoindrir les inconvéniens de cet état, aussi grave qu'extraordinaire.

Si l'on voulait compulser les journaux de ces thermes, on y trouverait des narrations exactes de plusieurs guérisons surprenantes, pour des maladies chroniques qui paraissaient n'offrir aucune chance. Il faut en général conseiller les eaux d'Aix-en-Savoie aux individus qui sont accablés par des rhumatismes; qui sont tourmentés par des douleurs arthritiques sans rémittence, mais lentes; par des oppressions de poitrine, provenant de la désorganisation du système muqueux; aux vieux soldats dont les blessures ne se sont jamais consolidées; aux femmes qui sont, pour ainsi dire, énervées par les fatigues de la lactation; mais il faut en interdire l'usage aux malades exaspérés par la fièvre ou par des phlegmasies recrudescentes. Nous ignorons quel est l'inspecteur actuel des eaux d'Aix-en-Savoie; mais c'est surtout au sein d'un établissement de cette importance, où tant d'infirmités se présentent, qu'on a besoin de la sollicitude d'un homme vigilant, habile, expérimenté, qui dirige chaque patient dans tout ce qu'il exécute pour sa guérison, qui l'interroge sur toutes les particularités physiques de son existence, qui réponde à la diversité de ses besoins, qui recherche à chaque instant avec scrupule les causes premières et finales de tous les phénomènes qui se présentent.

Mode d'administration. Il faut boire les eaux à la source; car leurs qualités sont fugitives. Il n'en faut prendre qu'une dose modérée, car elles ont beaucoup d'énergie. On peut les tempérer avec du lait; c'est même la coutume. Les bains se prennent à domicile; il y a une piscine publique, et depuis un an des bains de vapeurs établis d'après le plan de M. Gimbernat. Le bâtiment où on les administre porte le nom d'*étuves de Berthollet*. Il y a aussi dans l'établissement thermal des douches parfaitement bien construites; on y masse le malade, et on dirige la douche, dont on peut graduer la force à volonté, sur la partie malade.

ACQUI.

Cette ville est située sur la rive septentrionale de la Bormida, à dix lieues de Gênes, six d'Alexandrie, huit de Savone, et à la même distance de Tortone. Les eaux thermales d'Acqui étaient célèbres du temps des Romains, et la ville leur doit son nom.

Ces eaux forment plusieurs sources :

1°. L'une, placée au centre de la ville, est appelée *Eau bouillante* ;

2°. Les autres sont éloignées d'Acqui d'environ cinq cents toises, sur le penchant d'une colline nommée *Mont-Strégone*. Il n'est pas prouvé que ces dernières sources aient la même origine que celle de l'intérieur de la ville. En effet, celle-ci présente une température infiniment plus élevée, et ne contient pas exactement les mêmes principes. On doit à M. de Lesne une description intéressante de la ville d'Acqui et de son établissement thermal.

Propriétés physiques. La source de la ville offre une eau parfaitement limpide. Il faut la flairer de très-près pour y découvrir une légère odeur hépatique. Elle a une saveur saumâtre et un peu sulfureuse. Sa température est presque toujours à 75 + 0 du thermomètre centigrade. Sa pesanteur spécifique est à celle de l'eau distillée comme 1001 est à 1000. Les sources extra-urbaines diffèrent peu de celle de la ville pour la limpidité, l'odeur et la saveur; celle-ci pourtant est plus prononcée, plus amère, surtout dans les réservoirs, qui ne sont point entretenus avec le soin convenable. La température varie, selon les sources, de 38 à 50 + 0. Leur pesanteur spécifique est à celle de l'eau distillée comme 10009 à 10000.

Propriétés chimiques. Les eaux thermales d'Acqui ont souvent été analysées à une époque où la chimie était cultivée avec un zèle peu éclairé. Le travail du professeur Malacarne, exécuté en 1778, mérite les plus grands éloges; celui de Bonvicino n'a point été publié. C'est à M. Mojon qu'est due l'analyse la plus récente et la plus exacte (1).

---

(1) M. B. Mojon est un des savans les plus recomman-

D'après les expériences de cet habile professeur, la source de la ville, nommée communément *Eau bouillante*, contient des hydro-chlorates de soude et de chaux, et de l'hydro-sulfure de chaux. Les sources extra-urbaines tiennent en dissolution les mêmes substances, et en outre de la terre siliceuse. M. Mojon a démontré que les boues si vantées des bains d'Acqui n'étaient autre chose que le schiste argileux du mont Strégone, réduit en poudre par la longue macération dans l'eau sulfureuse chaude, et mêlé à une petite portion de carbonate et de sulfate calcaire. A quelque distance de ces sources thermales, on trouve l'eau froide du *Ravanasco*, qui doit ce nom au petit torrent près duquel elle est située. On l'appelle encore *Eau puante*, à cause de l'odeur hépatique qu'elle exhale. Moins limpide que les autres sources, elle

---

dables dont s'honore l'Italie ; toutes ses recherches ont été utiles. Il vient d'unir son sort à celui de mademoiselle Bianca Milési, digne elle-même des plus grands éloges. Non-seulement elle cultive les beaux-arts avec une remarquable supériorité, mais elle a approfondi singulièrement l'étude des sciences physiologiques, ce qui n'est pas ordinaire chez les personnes de son sexe. Elle nous rappelle l'esprit et le génie d'Oliva Sabucco, dame incomparable, qui s'était nourrie des préceptes de Platon, et dont l'intéressant ouvrage sur la *Philosophie de l'Homme* a été en grande partie traduit en français par M. le docteur Bédor.

a une légère opacité de couleur citrine. Ses principes minéralisateurs sont les mêmes que ceux de l'*Eau bouillante;* mais l'hydrogène sulfuré s'y trouve en proportion presque double.

Propriétés médicinales. Les eaux d'Acqui se montrent d'une efficacité incontestable dans la plupart des maladies du système tégumentaire. Cependant l'*Eau puante* revendique souvent la préférence dans ce cas, tandis que l'*Eau bouillante* et les sources du mont Strégone conviennent plus particulièrement pour la guérison des rhumatismes chroniques, des ankyloses, des douleurs ostéocopes, et généralement des maladies si incommodes, et parfois si cruelles, si opiniâtres, des articulations.

Mode d'administration. Les eaux de la ville d'Acqui et celles du mont Strégone sont administrées intérieurement, et à l'extérieur sous forme de bains et de douches. L'eau de *Ravanasco* ne se donne qu'en boisson.

GUITERA.

Ces eaux se trouvent en Corse. L'établissement n'est point encore formé; il n'y a aucun bâtiment pour recevoir les malades; à leur arrivée, chacun se forme un abri de broussailles, pour se défendre de l'influence des nuits; ils y demeurent pendant tout le temps destiné, ce qui est sujet à une multitude d'inconvéniens. Le chemin qui conduit aux bains est détestable.

Propriétés physiques. Les eaux sont limpides; elles ne sont troublées que par les orages et par les pluies. Prises à la source, elles ont une odeur de gaz hydrogène sulfuré; leur saveur est fade et analogue à celle des œufs couvés. Le thermomètre de Réaumur, plongé dans le bassin, monte à 36 degrés, mais leur température est renfermée entre 35 et 40 degrés. Ces variations tiennent aux changemens des saisons. La source fournit habituellement une quantité d'eau qui peut remplir un tuyau d'un pouce cubique.

Propriétés chimiques. Ces eaux présentent les mêmes phénomènes que les autres eaux sulfureuses. Elles sont probablement minéralisées par le gaz hydrogène sulfuré; il n'existe d'ailleurs aucune analyse qui soit exacte. Il serait utile qu'un chimiste exercé s'en occupât.

Propriétés médicinales. C'est le savant M. Dominique Péraldi qui est l'inspecteur de ces eaux, ordinairement employées contre les sciatiques et les douleurs rhumatismales; elles exercent surtout leur efficacité sur les maladies de la peau.

Mode d'administration. Ce n'est pas l'usage d'en boire. Ordinairement on prend quatre à cinq bains par jour. Chaque bain se prolonge de dix minutes jusqu'à un quart d'heure. Il n'y a point de douches. Le traitement étant simplement dans l'emploi des eaux, on ne peut en prescrire la durée, car les malades se baignent à leur gré; mais le traitement ne se prolonge pas communément au-delà de huit jours. Il y a deux saisons pour prendre les bains : la première commence en mai jusqu'au mois de juillet; la seconde en septembre jusqu'à la moitié du mois d'octobre.

BOYNES.

Ces eaux sont situées dans le quartier du Port-à-Piment, sur la bande du nord de l'ancienne partie française de Saint-Domingue, à quinze lieues du port de Paix. Ce sont les seules qui dans tous les temps aient été l'objet de la sollicitude des administrateurs, sans doute à cause des bons effets qu'elles produisaient. Les guérisons jadis opérées dans cet établissement avaient excité l'intérêt de tous les gens instruits. On y traitait les officiers et les soldats que le roi envoyait dans les colonies. C'est à M. le docteur Chervin que nous devons les renseignemens positifs que nous publions sur ces eaux thermales ; on connaît le zèle ardent que cet infatigable voyageur a constamment manifesté pour le progrès des sciences. (1)

Rien n'est plus intéressant à raconter que l'histoire de la découverte de ces eaux; le récit s'en trouve dans les ouvrages de M. Moreau de Saint-Méry. C'était, comme il le dit, en 1725, qu'un nègre gardeur de bestiaux, appartenant à M. Le Clerc de Morainville, parcourait les savanes de Port-à-Piment, pour réunir le bétail de son maître; le cheval sur lequel il se trouvait monté s'enfonça soudainement dans une terre molle et de couleur noirâtre, au point qu'il lui fut absolument impossible de retirer cet animal. Il alla aussitôt réclamer l'assistance des voisins; mais à peine le cheval fut-il dégagé de cet énorme bourbier, qu'on s'aperçut que les trous pratiqués par ses quatre extrémités étaient pleins d'eau thermale. Qu'arriva-t-il? Ce nègre, qui se nommait *Capois*, et qui était plein d'intelligence, se souvint d'avoir

---

(1) On connaîtra aussi bientôt les recherches importantes de ce médecin si méritant et si zélé, sur la nature et les véritables caractères qu'il a eu le courage d'aller observer dans tous les climats. On a dit que la botanique avait eu ses martyrs; on peut dire que la médecine a aussi les siens; car M. le docteur Chervin a exposé non-seulement sa fortune, mais jusqu'à sa vie, pour éclaircir une seule question, à la vérité bien importante.

entendu dire à des blancs, qu'il y avait en France des lieux où l'on allait prendre les bains chauds. Cette idée fermenta si bien dans son âme, qu'il forma aussitôt le projet d'y transporter un de ses camarades qu'il aimait tendrement, et qui était tout-à-fait perclus de ses jambes. Au douzième bain, on assure qu'il éprouva un soulagement extraordinaire, et que dans un mois la guérison fut confirmée. Ce n'est pas tout; Capois connaissant un autre nègre abandonné comme incurable, il alla le prendre, et dans trois semaines il lui rendit l'usage de ses membres. Il n'en fallut pas davantage pour proclamer ces eaux comme miraculeuses. Il y eut bientôt affluence d'un grand nombre d'individus souffrans qui s'y faisaient arranger des cabanes pour y prolonger leur séjour. « On vit bientôt, dit M. Moreau de Saint-Merry, se multiplier des inscriptions que la reconnaissance gravait sur les arbres d'alentour, tandis que des béquilles suspendues aux branches disaient d'une manière bizarre, mais expressive, qu'elles étaient devenues inutiles par l'usage de ces eaux thermales. »

Pour compléter l'histoire des eaux de Boynes, il faut ajouter que la terre où se trouvaient ces sources si bienfaisantes appartenait à M. de Rameru, lieutenant du roi à Saint-Marc, depuis 1770, et qui avait heureusement éprouvé sur lui-même leurs merveilleux effets. Ce brave et généreux officier conçut presque aussitôt la gracieuse idée d'en faire hommage au roi de France, pour qu'on y créât un établissement public. Ce fut le célèbre M. de Malouet qui fut son interprète auprès de MM. de La Ferronnays et de Montarcher, administrateurs. Ceux-ci l'autorisèrent à accepter un don si précieux, et réclamèrent une analyse des eaux qui fut alors exécutée par M. le docteur Polony et par M. Chatard, apothicaire au Cap. Des ordres furent aussitôt expédiés pour la construction d'un établissement, et on voulut qu'il portât le nom du ministre qui avait exercé la première influence sur sa prospérité.

On compte sept sources aux eaux de Boynes. On y arrive par une très-belle avenue d'arbres ou d'arbrisseaux odorans. La cour qui les renferme est vaste et majestueuse; deux magnifiques fontaines l'embellissent. Il y a un hôpital et des magasins. Voici les noms qu'on leur donne :

1°. La source de *Valière*, ainsi nommée du nom du gouverneur-général; elle a 42 degrés de Réaumur;

2°. La source de *La Ferronnays* (aussi gouverneur-général), 42 degrés;

3°. La source de *Vaivre* (du nom de l'intendant), 42 degrés;

4°. La source d'*Ancteville* (du nom de l'ingénieur), 42 degrés;

5°. La source de *Rameru* (du brave et généreux lieutenant du roi qui avait fait don du terrain des eaux), 40 degrés;

6°. La source de *Montarcher* (intendant lors de l'établissement), 39 degrés;

7°. La source *des Dames*, à cause des propriétés qu'on lui attribuait pour les maladies des femmes.

Propriétés physiques. Dazille, qui avait très-bien observé ces eaux, raconte qu'elles sont aussi claires et aussi limpides que l'eau la plus pure. Elles sont d'un goût fade, et quand on les prend à la source leur odeur est légèrement sulfureuse. Refroidies, elles présentent, dit-on, à leur surface une couleur irisée comme l'arc-en-ciel. Elles sont onctueuses au toucher, comme si on y avait délayé du savon. Les sources conservent toute l'année les températures indiquées.

Propriétés chimiques. Il est inutile de reproduire dans cet article des travaux chimiques qui ont vieilli. Ces eaux paraissent être minéralisées par le gaz hydrogène sulfuré, par une terre argileuse, et par des sels dont il serait important de constater la présence. Dazille prétend qu'elles sont beaucoup plus alcalines qu'acidules.

Propriétés médicinales. Les eaux de Boynes opèrent des guérisons promptes dans le traitement des maladies rhumatismales et dans les tumeurs de nature lymphatique; on préconisa autrefois la cure de feu M. de Verneuil, commandant d'artillerie. Une atteinte de paralysie tenait ses membres dans une inaction complète. Dazille rapporte qu'il fut radicalement guéri après deux mois et demi de traitement. On pourrait citer d'autres cas non moins favorables.

Mode d'administration. On prend les eaux de Boynes en boisson, sous forme de bains et de douches. Dazille remarque qu'il est certains malades auxquels il convient de les prendre aussi chaudes que possible, mais qu'il en est d'autres qui se trouvent mieux de les prendre tièdes ou refroidies. Les bains sont si violens de température, qu'on ne les prend que pendant six, huit ou dix minutes. Au sortir du bain, le repos est nécessaire ; on se met au lit pour éviter tout désordre dans la transpiration. Les mêmes précautions sont prises après les douches, que l'on administre à Boynes avec la même habileté que dans les établissemens thermaux de la France.

ARTICLE DEUXIÈME.

Eaux sulfureuses froides.

ENGHIEN-LES-BAINS.

Enghien-les-Bains est un hameau d'une création toute nouvelle, ainsi que l'établissement qui lui a donné l'existence. Il est distant d'environ un quart de lieue de l'agréable commune de Montmorency, dans le département de Seine-et-Oise. Il communique journellement avec Paris par deux belles routes très-fréquentées; et sa situation est depuis long-temps embellie par des promenades délicieuses. Dans son itinéraire, M. Vaïsse a parfaitement décrit ce lieu, où naguère il n'y avait qu'un moulin mis en mouvement par la chute des eaux de l'étang; mais ce moulin, quoique très-bien construit, n'est absolument qu'une chaumière, quand on le compare aux deux élégans édifices qui se sont élevés avec tant de promptitude, dans la seule vue d'assurer le succès des eaux minérales.

M. Péligot, membre de la commission des hospices civils, dont la philanthropie est toujours en action, doit être regardé comme le véritable fondateur de l'établissement d'Enghien, qui compte aujourd'hui parmi les premiers produits de notre industrie française. Dans l'origine, on a bien vu quelques personnes vouloir rivaliser avec sa pensée; mais, comme ce citoyen si recommandable joint l'attribut de la persévérance à une capacité d'exécution peu ordinaire, il est resté seul le maître de l'entreprise qu'il avait créée et qu'il conduit glorieusement à sa fin.

Ce magnifique établissement sera toujours fréquenté par les habitans de la capitale et par les étrangers, non-seulement à cause de la bonté de ses eaux, mais à cause des grands souvenirs qui s'y rattachent. On n'oubliera jamais combien il était devenu précieux à feu notre roi si désiré, Louis XVIII, et quel bien Sa Majesté en éprouva dès les premières années de son retour en France (1). Qui ne sait pas d'ailleurs que le nouveau village, qu'on cherche à agrandir de toute part, n'est pas très-

---

(1) Je me plais à rappeler ici, comme un souvenir qui attendrira toujours notre âme, le temps où M. Fabre, premier pharmacien de Louis XVIII, et M. Metgès, son digne adjoint, allaient dans une voiture de la cour puiser l'eau dont l'auguste malade devait user le lendemain, à une source qui a pris le nom de *Source du Roi*. C'est à cette même époque que S. M. daigna me conférer le titre d'inspecteur en chef de ce bel établissement, en me donnant pour adjoint M. le docteur Biett, mon ancien élève. M. Damien, médecin très-instruit, et résidant à Montmorency, a été aussi attaché aux bains par M. Péligot, pour les cas journaliers et imprévus; en sorte que le service des eaux est continuellement assuré.

éloigné de l'*Ermitage*, petite maison qu'immortalisa la présence de J.-J. Rousseau, l'un de nos écrivains les plus admirés. (1)

Propriétés physiques. L'eau d'Enghien a une odeur d'hydrogène sulfuré très-manifeste, qui affecte plus désagréablement l'odorat à une certaine distance. Sa saveur, analogue à celle d'œufs couvés, est suivie d'une légère amertume et d'une sorte d'astriction. Elle est limpide, et sa température semble se maintenir constamment à $14 + 0$ du thermomètre centigrade. Elle éprouve par son exposition à l'air une altération très-marquée. Son odeur diminue et finit par se détruire. Il se forme un précipité et une pellicule qui sont le résultat d'une espèce de décomposition.

Propriétés chimiques. Plusieurs chimistes célèbres se sont livrés à des recherches sur la nature et la composition de l'eau d'Enghien; Macquer,

---

(1) Presque tous les étrangers qui arrivent dans la capitale vont visiter cette solitude, que le séjour de Jean-Jacques a, pour ainsi dire, enchantée. Mais il est d'autres promenades qui sont plus à la portée de nos malades : je me borne à indiquer celle du parc du château de Saint-Gratien, qui fut autrefois la propriété du maréchal de Catinat. On montre encore dans la cour un vieux marronier sous lequel il aimait à s'abandonner à ses rêveries, et qui fut, dit-on, planté le jour de sa naissance.

Déyeux s'en sont occupés. On a loué surtout le beau travail de Fourcroy ; mais nous nous arrêtons de préférence sur l'analyse que vient d'en donner M. Longchamp, parce qu'elle est la plus exacte, et qu'on peut l'offrir comme un modèle :

		grammes.
Eau de dissolution..................		998,9433
Azote...........................		0,0088
Hydrogène sulfuré libre.............		0,0160
Acide carbonique libre..............		0,0674
Sulfate.........	de chaux.........	0,1210
	de magnésie......	0,0410
	de potasse........	0,0225
Muriate........	de potasse........	0,0423
	de magnésie......	0,0107
Hydro-sulfure...	de potasse........	0,0429
	de chaux.........	0,0682
Carbonate......	de chaux.........	0,5065
	de magnésie......	0,0525
Silice.		0,0521
Alumine........................		0,0048
Matière végétale, *des traces.*		
TOTAL.........		1000,0000 gr.

Propriétés médicinales. Les eaux d'Enghien sont depuis long-temps recommandées pour le traitement des maladies chroniques ; mais le médecin qui les a le plus fréquemment administrées, est sans contredit feu M. Delaporte, célèbre par les succès d'une longue pratique dans la vallée de Montmorency. M. le docteur Damien son gendre, dans son intéressant *Aperçu topographique et médical sur les eaux minérales sulfureuses d'Enghien*, rappelle la guérison surprenante de M. Hyde-Park, officier supérieur de l'artillerie anglaise, entièrement perclus d'une jambe, à la suite d'un coup de feu reçu à la bataille de Savanah; ce brave militaire en éprouva un tel bien, qu'il était en admiration devant nos eaux. Il fit même une étude particulière de la source, de concert avec le médecin qui l'avait dirigé, et ne la quitta qu'avec regret; mais à l'époque dont je parle, il n'y avait aucun établissement formé.

Qu'on juge maintenant des avantages qu'on peut obtenir depuis la belle création de M. Péligot; car, il faut l'avouer, il existe peu de bains en France où les appareils d'administration soient plus ingénieusement construits et disposés, où tant d'utilité se joigne à tant de luxe et tant d'agrément. J'ai donc prescrit et je prescris encore les eaux d'Enghien dans le traitement des maladies cutanées. Des faits irrécusables viennent confirmer ce qu'on a dit de leurs vertus à cet égard. On peut étendre l'emploi des sources à une multitude d'affections chroniques. Elles sont surtout avantageuses dans l'asthme et quelques autres maladies de poitrine.

Mode d'administration. On administre ces eaux à l'intérieur à la quantité de plusieurs verres, que l'on prend le matin en se promenant, et au sortir de la source. Dans la consomption pulmonaire, je la fais associer au lait d'ânesse. On emploie les bains simultanément, après leur avoir communiqué la température convenable; on dirige l'eau sous forme de douche, au piston ou à l'arrosoir, sur les parties malades. Les baignoires sont de zinc, métal inaltérable par ces sortes d'eaux. Quelques médecins font un grand usage des fumigations. On peut recourir à tous les modes d'administration; car tout est à souhait dans cet établissement, qui joindra toujours l'utile à l'agréable.

LA ROCHE-POSAY.

Ces eaux sont situées dans le département de la Vienne, à cinq lieues de Châtellerault, à neuf lieues de Poitiers et à soixante-six de Paris. C'est au pied d'une colline calcaire et au sud de la petite ville de la Roche-Posay, que jaillit la source minérale, par trois petits jets, lesquels sourdent à quelques pouces de distance les uns des autres et sont reçus dans des bassins. Cette source est d'ailleurs environnée de toutes les richesses de la nature; elle se trouve dans un pays très-salubre et où la végétation réalise toutes les espérances des cultivateurs.

On assure que l'établissement s'est perfectionné par les soins de M. le comte de Castéja, qui fait chérir son heureuse administration. Le conseil-général du département a voté une somme pour l'érection d'un hôpital destiné aux militaires. Ce bâtiment est déjà prêt à recevoir les malades ainsi que les religieuses hospitalières qui doivent les servir.

Propriétés physiques. Les qualités physiques des eaux de la Roche-Posay, sont celles de l'eau commune ; c'est la même transparence et la même limpidité. Dans les beaux jours du printemps, de l'été et de l'automne, elles répandent à douze ou quinze toises à la ronde une assez forte odeur d'hydrogène sulfuré. Elles n'ont point de saveur particulière ; on y distingue parfois un goût fade et désagréable, qui tient un peu de celui des œufs couvés, et qui pourrait être attribué en grande partie aux perceptions de l'odorat. Leur température est toujours relative à celle de l'atmosphère.

Propriétés chimiques. M. le docteur Joslé a publié dans le temps une analyse de ces eaux minérales, d'après laquelle il conste qu'elles contiennent une assez grande proportion de gaz hydrogène sulfuré, du sulfate et du carbonate calcaire, de l'hydro-chlorate de soude et du carbonate de magnésie.

Propriétés médicinales. Il résulte des observations de M. le docteur Joslé, de M. Moricheau-Beauchamp, et de plusieurs autres médecins recommandables de la ville de Poitiers, que les eaux de la Roche-Posay ont été jusqu'ici trop peu employées pour être convenablement appréciées; que l'observation a cependant prouvé leur utilité dans certains engorgemens chroniques des viscères du bas-ventre, dans quelques irrégularités menstruelles, et surtout dans les maladies de la peau. Elles réussissent souvent dans la leucorrhée et la chlorose. Leur situation loin des sources thermales connues, les rend précieuses pour les habitans du pays, et pour ceux à qui la médiocrité de leur fortune ne permet pas un voyage de long cours.

Mode d'administration. On prend les eaux de la Roche-Posay en boisson et en bains. Leur dépôt s'applique sous forme de cataplasmes; on les boit à la source, par verres, depuis huit onces jusqu'à deux pintes. Il est des personnes qui en usent avec leur vin dans les repas. Pour les faire servir en bains, il faut réchauffer l'eau jusqu'à la température de 28 à 30 degrés de Réaumur; quant au dépôt boueux des eaux, on l'applique quelquefois avec succès sur les croûtes dartreuses, ou sur d'autres éruptions cutanées, dont on veut décider la chute sans excoriation.

URIAGE.

Les eaux d'Uriage ont été découvertes par M. Billerey, premier médecin de l'hôpital civil et militaire de Grenoble. Elles se trouvent à environ deux lieues de cette ville, dans un pays montueux, quoique peu élevé au-dessus de la plaine de Graisivaudan. L'endroit où elles surgissent est absolument isolé et dénué de toute espèce d'habitations. Cette belle source minérale n'était jadis qu'un filet d'eau qu'on réunissait en une espèce de bourbier; cette eau avait un aspect noirâtre et irisé à sa surface; elle se faisait surtout remarquer par une forte odeur de gaz hydrogène sulfuré et par un goût extrêmement salé. Jadis on s'y rendait de toutes les campagnes environnantes, d'après le rapport de M. Billerey, à l'effet de se purger et de s'égayer pendant trois jours consécutifs; des habitués à cette pratique depuis trente ou quarante ans, croyaient devoir à cette espèce de culte la bonne santé dont ils jouissaient; mais comme une aveugle routine les dirigeait, et que la plupart d'entre eux se gorgeaient d'eau sans règle ni mesure, il en résultait de graves inconvéniens, et souvent les suites les plus fâcheuses.

Tel était l'état des choses, lorsqu'en 1818 cette source fixa particulièrement l'attention de M. le docteur Billerey. Il en conseilla l'usage à quelques-uns de ses malades, sous forme de bains (en faisant chauffer une partie de l'eau). Il la donna pareillement en boisson à des doses modérées ; il eut des succès rapides. Les guérisons obtenues firent de l'éclat; d'autres malades arrivèrent dans les années consécutives, et leur voyage ne fut pas sans fruit. M. le docteur Billerey appela dès-lors l'attention de l'autorité sur un objet aussi important d'utilité publique. A son unique sollicitation des travaux furent ordonnés, et l'estimable médecin de Grenoble a dû goûter depuis ce temps les jouissances attachées à une aussi belle création. A cette époque, il fut nommé inspecteur de ces mêmes eaux. Il est des peuples anciens chez lesquels on lui eût décerné une récompense nationale pour une aussi précieuse découverte.

Il y a deux sources à Uriage ; la principale est sulfureuse, l'autre est ferrugineuse.

Propriétés physiques. On remarque dans les eaux d'Uriage les mêmes propriétés physiques que dans toutes les sources analogues, soit sulfureuses, soit ferrugineuses. M. l'inspecteur actuel a su les reconnaître et les signaler avec une sagacité peu ordinaire.

Propriétés chimiques. C'est M. Billerey lui-même qui a procédé à l'examen chimique des eaux d'Uriage dans les deux sources. Cette analyse répétée plusieurs fois a donné des résultats variables, suivant le degré de sécheresse ou d'humidité du sol, à cause des eaux pluviales et des filtrations d'autres eaux qui se mêlent aux eaux minérales. Néanmoins il a toujours obtenu pour la source sulfureuse, par litre, savoir : hydro-chlorate de soude, deux gros; sulfate de magnésie, un gros plus ou moins; une quantité très-abondante, mais non encore déterminée, de gaz hydrogène sulfuré et de gaz acide carbonique; plus une matière savonneuse blanche, d'une nature animale, dont il n'a pas été possible d'apprécier jusqu'à présent la quantité relative. Quant à la source ferrugineuse, elle n'est pas moins remarquable par l'abondance de son principe minéralisateur, qui est le carbonate de fer. Ce sel y est à la dose de deux ou trois grains par litre; il y est tenu en dissolution par un excès d'acide carbonique.

Propriétés médicinales. La source sulfureuse d'Uriage pourra convenir pour le traitement des maladies de la peau, et dans les rhumatismes chroniques. La source ferrugineuse sera un adjuvant de la première, et on pourra l'administrer intérieurement pour la chlorose, et pour beaucoup de maladies abdominales.

Mode d'administration. Nous ignorons quels sont les perfectionnemens qu'on a apportés dans le mode d'administration de ces eaux qui sont absolument nouvelles pour l'observation; nous savons seulement que rien n'était plus ingénieux que le laboratoire construit par M. Billerey, pour chauffer l'eau à vaisseaux clos ou à la vapeur, et la faire servir, soit en bains, soit en douches. On sait aussi qu'on peut la donner avec avantage sous forme de boisson.

PUZZICHELLO.

Le vallon de Puzzichello est situé dans le département de la Corse, à neuf lieues environ de Cervione, à vingt lieues d'Ajaccio, et à une égale distance de Bastia. Les eaux minérales jaillissent en deux sources, du pied d'une colline située du côté de la mer. Un des grands inconvéniens qu'offre ce lieu, c'est qu'il n'y a pas de routes praticables pour s'y rendre commodément; il est d'ailleurs fort insalubre, à cause du voisinage des marécages.

Propriétés physiques. M. le préfet de la Corse a nommé dans le temps MM. Santini, Belisari et Massoni, pour procéder à l'examen des deux sources. Ils ont fait un rapport très-remarquable, et qui annonce une grande habileté pour tous les moyens d'investigation. Ces eaux diffèrent : d'un côté, c'est une source d'eau claire, limpide, mais d'une fétidité insupportable; de l'autre, c'est une source trouble, d'une couleur blanchâtre, opaline et bien moins odorante. La première a de l'amertume, la seconde n'a presque pas de goût; ces eaux sont froides, particulièrement la source que les paysans appellent la *Grise* à cause de son peu de transparence. Elles déposent des flocons gélatineux.

Propriétés chimiques. Ces eaux sont en général minéralisées par le sulfate de chaux, par les hydro-chlorates de chaux et de magnésie, l'alumine, la magnésie et la silice. Elles contiennent en assez grande proportion le gaz hydrogène sulfuré et le gaz acide carbonique.

Propriétés médicinales. On dit que les paysans de la Corse les emploient pour déterger les ulcères de leurs bestiaux. La médecine humaine pourrait en tirer profit pour les maladies lymphatiques, surtout pour celles qui se déclarent à la peau. On n'a point encore assez étudié leurs vertus.

Mode d'administration. Ces eaux sont nouvelles dans la thérapeutique; elles sont actives; il convient de les employer avec précaution; les doses doivent en être très-modérées.

ORDRE CINQUIÈME.

Eaux iodurées.

Nous avons dû fonder un ordre spécial pour ces eaux, parce que la présence de l'iode parmi leurs élémens les rend un spécifique puissant contre les maladies lymphatiques. Le temps et l'usage avaient déjà établi indubitablement cette importante propriété; mais on ignorait à quelle cause elle devait être attribuée. Enfin la découverte de l'iode et celle de son action énergique dans le traitement des goîtres, firent soupçonner qu'on pourrait peut-être rencontrer dans quelques eaux minérales cette précieuse substance.

Nous ne sommes point en mesure pour donner l'analyse complète des eaux minérales qui contiennent de l'iode. Les savans qui s'en sont occupés ne semblent avoir eu d'autre but que de constater l'existence de ce corps élémentaire. Ainsi l'ordre des eaux iodurées que nous présentons doit être simplement envisagé comme un cadre propre à recevoir les recherches et les travaux futurs des chimistes.

C'est à M. Angelini que l'on doit la première observation de l'iode dans les eaux minérales, principalement dans l'eau salée de Voghéra, et peu de temps après dans l'eau de Sales. Mais cet observateur publia simplement qu'il avait trouvé l'iode au moyen de l'amidon, sans faire connaître davantage la méthode analytique qu'il avait suivie.

Bientôt après, M. Cantu, professeur de chimie à Turin, encouragé par les essais de M. Angelini, et frappé des effets merveilleux que produisaient les eaux sulfureuses de *Castel-Novo d'Asti*, en Piémont, dans le traitement des goîtres et autres maladies du système glandulaire, avait entrepris d'y retrouver l'iode; mais ce corps s'y trouvait en quantité si minime que les premiers efforts furent sans succès.

Toutefois, après de nouvelles tentatives, il y parvint par un procédé que nous croyons devoir faire connaître. Il fit évaporer jusqu'à siccité l'eau de *Castel-Novo d'Asti*, traita le résidu salin par l'alcool, pour dissoudre le sel d'iode et les chlorures solubles dans ce menstrue; il fit ensuite évaporer la dissolution alcoolique jusqu'à siccité, délaya le résidu salin dans une faible dissolution d'amidon, et ajouta au mélange quelques gouttes de chlore liquide; par ce moyen il développa une belle couleur bleue qui dénota la présence de l'iode qu'il cherchait.

Depuis cette époque, M. Balard, préparateur

à la Faculté des Sciences de Montpellier, en modifiant l'emploi de l'amidon, est parvenu à constater la présence de l'iode dans plusieurs mollusques marins nus ou testacés, et même dans l'eau de la Méditerranée où on l'avait cherché vainement avant lui. Son procédé consiste à mêler la liqueur dans laquelle on soupçonne la présence de l'iode, avec l'amidon et l'acide sulfurique, et à verser doucement par-dessus une petite quantité de solution aqueuse de chlore; ce liquide, à raison de sa pesanteur spécifique moins grande, surnage le précédent, et au point de leur contact, on voit se manifester une zone *bleue*, qui, quelque faible qu'elle soit, ne saurait être méconnue. Si l'on agite légèrement le vase de manière à mêler une partie du liquide inférieur avec la solution de chlore qui surnage, la teinte bleue se développe dans la partie avec laquelle le chlore est en contact; mais quand on vient à agiter tout-à-fait et à mêler complétement les deux liqueurs, la couleur bleue disparaît soudainement, si le chlore est en excès.

Enfin, en dernier lieu, l'existence de l'iode a été prouvée dans l'eau d'une saline de la province d'Antioquia en Amérique du sud, par M. J.-B. Boussingault, naturaliste français, que l'amour des sciences a conduit dans ces contrées lointaines. On lui apporta un jour de cette province, un liquide d'une couleur jaune, d'une saveur piquante et d'une odeur d'eau de mer très-prononcée. Ce liquide, qui est employé avec succès dans le pays contre le goître, se nomme, sans doute à cause de sa consistance, *aceyte de sal* (huile de sel). M. Boussingault, se rappelant que l'iode était le seul spécifique connu contre le goître, y soupçonna de suite l'existence de ce corps, et il y constata sa présence par les expériences suivantes :

Il traita dans une cornue l'*aceyte de sal* par l'acide sulfurique, et il se dégagea d'abondantes vapeurs d'acide hydro-chlorique; mais en chauffant davantage, il vit le vase se remplir d'une vapeur violacée particulière à l'iode. Il essaya aussi la dissolution d'amidon, qui n'y apporta d'abord aucun changement; mais l'addition de l'acide sulfurique y développa une belle couleur bleue foncée. Tous ces essais prouvent que l'iode existe dans ces corps à l'état d'hydriodate.

M. Boussingault fait judicieusement observer que dans le pays où l'on fait usage du sel retiré de la *saline d'Antioquia*, le goître y est inconnu, parce que ce sel, quelque purifié qu'il soit, retient toujours quelques parcelles d'iode, tandis qu'au-delà, dans la même Cordilière, cette infirmité se montre partout.

Le même naturaliste a donné l'analyse du

liquide ou eau-mère de la saline d'Antioquia, en regard de celle de l'eau de la mer, par John Murray.

	Eau-mère.	Eau de la mer.
Eau................................	0,7064.	0,9691.
Chlorure de sodium..........	0,1527.	0,0218.
Hydro-chlorate de magnésie..	0,0450.	0,0049.
de chaux.....	0,0930.	0,0008.
Chlorure de potassium.......	0,0002.	*traces*.
Hydro-chlorate de fer.......	0,0027.	0,0000.
Sulfate de soude.............	0,0000.	0,0034.
Hydriodate de magnésie.....	*traces*.	0,0000.
Acide hydro-chlorique......	*traces*.	0,0000.

Il nous paraît bien difficile, malgré l'assertion de M. Murray, que l'hydro-chlorate de chaux puisse exister avec le sulfate de soude; un tel fait, s'il avait lieu, serait en opposition avec les principes les mieux établis de la chimie.

Quant à la grande analogie de composition entre les deux liquides cités par M. Boussingault, et si on y rapproche surtout l'observation de M. Balard que nous avons citée plus haut, tout porte à croire que la mer est le grand réservoir où les plantes marines vont puiser l'iode; car il serait trop contraire à toutes les idées reçues, d'admettre sa formation originelle dans les plantes.

Sans chercher à reconnaître la cause de l'existence de l'iode dans les eaux minérales éloignées de la mer, nous ferons remarquer qu'il n'est pas étonnant de le rencontrer au sein de la terre tout aussi-bien qu'un autre corps, et ce qui le prouve, c'est que M. Vauquelin vient de trouver ce corps en combinaison avec l'argent, dans un minerai provenant d'une mine des environs de Mexico.

Quoi qu'il en soit, les détails dans lesquels nous avons cru devoir entrer seront suffisans pour aider et guider ceux qui voudraient se livrer à des recherches sur l'existence de l'iode dans les eaux minérales ; il est probable, maintenant que les procédés pour le déceler sont très-exacts, qu'on rencontrera ce corps simple plus fréquemment qu'on a pu l'espérer jusqu'à ce jour, et alors nous pourrons indiquer les lieux où on trouve des eaux minérales iodurées avec la même méthode que nous avons suivie dans les ordres précédens.

RENSEIGNEMENS

SUR QUELQUES EAUX MINÉRALES EXOTIQUES.

Il faut, autant que possible, étudier dans leur ensemble tous les phénomènes qui se rattachent à chacune des branches de la thérapeutique; c'est ce qui nous détermine à jeter un coup d'œil rapide sur quelques eaux minérales exotiques qui ont frappé l'attention des voyageurs. Malheureusement ce qu'ils en rapportent est trop succinct, et presque toujours sous forme de digression; mais il faut espérer qu'une étude aussi importante s'agrandira.

Les botanistes, les zoologistes, les savans de tous les ordres ne craignent pas de se transporter dans les contrées les plus lointaines, souvent même les plus périlleuses, pour y observer les plantes, les animaux, les productions de tous les genres. Les médecins eux-mêmes vont souvent ailleurs que dans leur pays, pour suivre la marche des maladies et les modifications qu'elles subissent. Pourquoi n'y aurait-il pas aussi des chimistes nomades qui parcourraient le globe pour appliquer leurs moyens d'analyse aux diverses sources minérales, pour interroger partout la nature dans sa grande et inaltérable activité? Hippocrate ne semble-t-il pas insister sur ce genre de recherches, et n'est-il pas admirable quand il traite des eaux dans leurs rapports immédiats avec le climat? Rien n'est encore entrepris à cet égard; c'est un simple éveil que nous donnons aux observateurs. Les sciences ne vivent que de faits et de phénomènes comparés. (1)

---

(1) Durant le cours de ses voyages, l'infatigable observateur M. le docteur Chervin, fidèle au précepte d'Hippocrate, n'a point négligé de pareils travaux, et nous devons lui payer ici le tribut de notre vive gratitude pour tous les renseignemens précieux qu'il nous a fournis.

ARTICLE PREMIER.

Eaux minérales des Antilles.

LA MARTINIQUE.

I. La Martinique a plusieurs sources d'eaux minérales; mais la plus fréquentée est celle que l'on désigne sous le nom de *Fontaine-Chaude*. Elle se trouve dans les hauteurs du Fort-Royal, à deux lieues de la ville de ce nom. Elle est située dans un enfoncement, au bas des montagnes qu'on appelle *Pitons*. Les eaux qui la forment sortent d'un rocher, et on les réunit dans cinq ou six bassins pour l'usage du public.

La température de l'eau s'élève jusqu'à 40 degrés du thermomètre de Réaumur. A peine y peut-on tenir la main plongée au moment de sa sortie du rocher. Elle est d'une saveur aigrelette. Quand on la mêle avec le vin blanc ordinaire et une certaine quantité de sucre, on obtient une boisson très-agréable qui pétille comme le Champagne mousseux. L'eau de la *Fontaine-Chaude* teint le linge avec lequel on s'y baigne d'une couleur roussâtre. Elle contient du gaz acide carbonique, du carbonate de chaux, de l'alumine, de la soude, du sulfate de soude, de l'hydro-chlorate de soude et du sulfate de fer.

Le propriétaire de ces sources y a formé un établissement assez considérable pour recevoir les malades ; et si l'administration bienfaisante de l'ancien intendant M. Dubuc eût été prolongée de quelques années, nul doute que ce lieu n'eût été encore embelli et rendu plus digne de sa destination. Il y a d'ailleurs un chemin très-praticable qui conduit à la *Fontaine-Chaude*.

On administre ces eaux en boisson, en bains et en douches. M. Dariste, que la Martinique regrette à cause de l'excellence de sa pratique, prétend que leur qualité tonique et excitante les rend très-avantageuses dans les engorgemens des viscères abdominaux, dans les relâchemens du tube alimentaire, de l'utérus, du vagin et de la vessie. On les emploie dans les rhumatismes chroniques, dans les maladies de la peau ; les douches servent pour cicatriser les grandes blessures. La dose des eaux pour ceux qui les prennent à l'intérieur est de deux verres, qu'on porte graduellement jusqu'à cinq ; si on les prend dans une plus grande proportion, elles purgent. Cette source est continuellement fréquentée ; l'élévation de la température permet qu'on y aille à toutes les époques de l'année.

II. Il y a aussi des eaux thermales dans les plaines du quartier du Lamentin. On en trouve une source très-forte dans la savanne de M. de Lareinty, à l'endroit appelé la *Digue* par les chasseurs. Elle est au niveau de la mer, dans un sol tremblant, qu'on ébranle à une assez grande distance en marchant. L'eau sort par une ouverture d'à peu près un pied de diamètre. Elle bouillonne en s'échappant, et dépose sur les bords de cette ouverture une matière d'un blanc roussâtre qui forme une espèce de champignon d'environ dix-huit pouces de hauteur.

L'eau de cette source est d'une température plus élevée que celle de la *Fontaine-Chaude*; mais il n'y a aucun établissement; et lorsque les habitans y envoient quelques nègres malades, ils sont obligés d'y construire un *ajoupa*, espèce de hutte pour se mettre à l'abri. Il y a à la *Digue* des sources d'eaux thermales de cinquante en cinquante pas; mais celle dont nous venons de parler est la plus chaude.

III. Il y a plusieurs sources d'eaux thermales sur l'habitation de M. d'Éculleville, dans la même plaine, à environ trois quarts de lieue de la précédente. On observe divers petits bassins de trois pieds de diamètre. La canne à sucre ne vient pas auprès de ces sources ni à une certaine distance; on remarque même que cette plante végète avec d'autant plus de force et de vigueur, qu'elle est moins rapprochée de ces eaux.

IV. On trouve aussi des sources d'eaux thermales sur l'habitation de M. Sainte-Croix Raynal, à trois quarts de lieue de la ville du Fort-Royal; elles sortent d'un rocher sur le côté de la rivière *Monsieur*. L'eau en a été analysée par feu M. Gabrie, pharmacien du Fort-Royal, qui lui a trouvé les mêmes principes minéralisateurs qu'à celle de la *Fontaine-Chaude*. On a le projet d'y former un établissement.

V. Il y a également des sources d'eaux thermales au *François*, sur l'ancienne habitation de madame Delfraiche, aujourd'hui madame Vigne. Comme ces eaux sourdent près de la mer, elles sont saumâtres; ce qui fait qu'on ne les boit pas. Enfin, dans le quartier du *François*, on voit une source bouillante vis-à-vis l'habitation de M. de Tresin.

VI. Il y a une source située dans les hauteurs de la paroisse du Prêcheur, à trois lieues de la ville de Saint-Pierre, au bas de la montagne Pelée, dans un enfoncement en forme d'entonnoir formé par divers mamelons de cette montagne, au sommet desquels on trouve plusieurs cratères éteints depuis un temps immémorial. Aux environs on rencontre des amas considérables de produits volcaniques. Les eaux sont sulfureuses; elles donnent une odeur d'œufs pourris très-prononcée, et noircissent l'argent; elles sont onctueuses au toucher;

on n'en a point encore fait l'analyse. On n'en use qu'en bains, pour combattre quelques maladies de la peau. Cette source est peu fréquentée; on n'y a point formé d'établissement.

LA GUADELOUPE.

Si l'on veut se former une idée des sources minérales que renferme la Guadeloupe, il faut lire ce qu'en dit Antoine Biet dans son *Voyage de la France équinoxiale*. Cet auteur représente cette île comme absolument pleine d'eaux thermales, dont on pourrait faire toutes sortes de bains. Il ajoute qu'on voit sortir de certaines cavités des vapeurs d'eaux chaudes qui pourraient servir à des étuves. Il est des lieux où les sources jaillissent du sein des rochers, comme si elles s'échappaient par le robinet d'une fontaine; en sorte que rien ne serait plus facile que de les faire tomber sur les diverses parties du corps humain qui seraient affligées de quelque maladie.

Le même auteur remarque en outre qu'en certains endroits la terre est si chaude, qu'elle brûle, pour ainsi dire, ceux qui cherchent à la manier. On rencontre des ouvertures ou fosses dans lesquelles l'eau ne cesse de bouillonner; mais je ne connais pas de fait plus remarquable que ce qui arrive parfois aux crabes dont cette île abonde :

quand ces animaux quittent les montagnes pour aller faire leur ponte au bord de la mer, si par hasard ils viennent à trouver dans leur route quelques-unes de ces cavités ou mares dont nous venons de faire mention, ils tombent dedans, et y subissent une prompte coction, phénomène qui les fait rougir comme il arrive à nos écrevisses. Il leur est souvent difficile d'éviter ces eaux chaudes, qui, au rapport de l'historien, occupent un espace de quelques toises de long, et qui sont voisines de la mer, entre le quartier qu'on appelle des *Vieux-Habitans* et l'île aux Goyaves. (1)

Antoine Biet raconte lui-même qu'il serait ingrat de ne point parler avec éloge de pareilles eaux, puisqu'il leur devait la guérison d'un violent rhumatisme dont il était atteint quand il arriva dans l'île. Après avoir pris, dit-il, conseil du gouverneur, il fit pratiquer dans le sein de la terre une fosse assez vaste pour le recevoir sans qu'il éprouvât la moindre gêne; elle était profonde de deux pieds dans le sable, et à huit ou dix pas de la mer. Elle se remplissait incontinent d'une eau très-chaude. Il s'y couchait journellement, après s'être préalablement enveloppé d'un linceul,

---

(1) Ces eaux sont dans le quartier ou la paroisse de *Bouillante*, qui a pris son nom de la haute température de ces eaux.

et il y demeurait un certain temps. Après le bain, son chirurgien le plaçait dans un hamac suspendu à deux arbres, et il essuyait son corps avec un soin particulier. Il retournait ensuite à l'habitation pour prendre un bouillon, préparé avec la chair de ramier ou de perroquet, résultat ordinaire de la chasse du nègre qui le servait.

Il faut lire tout ce que le père Dutertre raconte de ces fontaines bouillantes de l'île de la Guadeloupe : « La plus grande de toutes ces fontaines, « dit-il, quand la mer est dans son plein, est « couverte de plus de deux pieds d'eau de mer; « et nonobstant la fraîcheur de cette eau, on voit « monter les gros bouillons jusqu'à sa superficie; « mais quand la mer est retirée, elle fume si « fort, qu'on en aperçoit la vapeur d'une lieue. On « entend un certain murmure confus de plus de « trente pas, et l'eau rejaillit à plus de deux pieds « de hauteur. » Le père Dutertre fait aussi mention d'une certaine mare, qui n'est pas très-éloignée de la grande fontaine, et qui sert en quelque sorte de réceptacle aux eaux d'un grand nombre de petites fontaines bouillantes qui l'environnent. La terre d'alentour est aussi chaude que le feu, et il suffit de l'ouvrir d'un coup de bêche, pour en faire jaillir une eau qui est dans un état d'ébullition. Cette mare est si commode, qu'on ne fait pas difficulté de s'y baigner, quoiqu'elle soit boueuse et puante. Quantité de malades fébricitans, ou perclus de leurs membres, y trouvent du soulagement, quelquefois la guérison. On se sert de la fumée pour provoquer d'abondantes sueurs.

Le père Labat fait des descriptions tout aussi fidèles de ces eaux thermales, dont le nombre est véritablement prodigieux. La première fois qu'il les visita, il s'amusait à y faire cuire des œufs ainsi que des poissons, qu'il tenait suspendus et enveloppés dans un mouchoir. Il prit de cette eau dans une calebasse; elle était réellement bouillante. Il la goûta quand elle fut refroidie; elle avait un goût de soufre. La mare où il exécutait ses expériences formait un petit ruisseau, lequel perdait un peu de sa saveur et de sa chaleur à mesure qu'il s'éloignait de sa source. Le père Labat fait aussi mention d'un marécage où il croît des herbes blanchâtres et couvertes d'une poussière sulfureuse. Le sable boueux, qui paraît sec dans quelques endroits, a néanmoins si peu de solidité, que les pierres qu'on y jette s'y enfoncent. On a vu des étrangers qui, voulant y passer, y auraient été ensevelis, si on ne les avait secourus avec promptitude. La plupart d'entre eux avaient même les jambes et les pieds dépouillés de leur épiderme. On usait de ce sable pour faire suer quelques hydropiques, opération qui avait un bon résultat.

M. le docteur Chervin a visité aussi les sources de la Guadeloupe. Il cite comme les plus connues :

I. Celles de la *Ravine-Chaude*, dans les hauteurs de la paroisse du Lamentin, derrière la grande rivière, à Goyave, au nord de l'île. Elles ont de 39 à 52 degrés de température, thermomètre de Réaumur. Ces eaux ne sont que très-peu fréquentées, parce qu'on n'y trouve aucune commodité, si ce n'est quelques mauvaises cases à nègres pour s'y loger. Les eaux de la *Ravine-Chaude* produisent surtout de bons effets dans les maladies cutanées, et dans les rhumatismes chroniques.

II. Les eaux de *Dolé*, sur l'habitation du même nom au Dos-d'Ane, dans le quartier des Trois-Rivières, à l'est de l'île, sur le chemin de la Pointe-à-Pître, à la ville Basse-Terre. Leur température est de 30 à 31 degrés. Ces eaux sont douées de vertus médicinales très-marquées ; et cependant elles sont encore moins fréquentées que celles de la *Ravine-Chaude*, par la raison qu'il n'y a pas le moindre établissement pour recevoir les malades.

III. Les eaux de *Bouillante*, dans la paroisse de ce nom, sous le vent de l'île ou sur la côte occidentale; il y a trois sources dans ce quartier, dont la chaleur est de 37 à 44 degrés. Ces eaux ne sont presque pas fréquentées, vu leur éloignement des parties populeuses de la colonie et les difficultés qu'on rencontre pour s'y rendre.

IV. Les eaux de *Mont-de-Noix*, sous le vent de la Soufrière au Matouba. Leur température va presque à l'ébullition.

Il y a, dans les montagnes de la Guadeloupe, plusieurs autres sources d'eaux thermales moins connues que celles que nous venons d'indiquer. M. Chervin, en se rendant au volcan appelé la *Soufrière*, en janvier 1818, passa plusieurs fois dans des ruisseaux d'eau chaude, qui découlent des flancs de cette montagne.

SAINTE-LUCIE.

Les eaux thermales de Sainte-Lucie ont été surtout décrites par M. le docteur Pugnet, dans son *Essai sur la topographie* de cette île. Les principales sont situées à environ une lieue au nord-est du bourg de la Soufrière, dans un vallon qui se prolonge nord et sud en forme d'entonnoir. Il y a, à peu près au centre de ce vallon, un petit monticule dont le sol est brûlant, crevassé, et résonnant sous le pied qui le frappe.

L'intérieur de ces fissures ou crevasses est chargé de cristaux de soufre d'un très-beau jaune. Lorsque M. Pugnet visita cet endroit en 1803, il trouva, autour de cette éminence, huit bassins circulaires de huit à douze pieds de diamètre, remplis d'une eau noirâtre, qui, en bouillonnant, s'élevait à plus de trois pieds, exhalait une épaisse fumée chaude et blanche, et répandait au loin une forte odeur d'hydrogène sulfuré.

Il y avait en outre plusieurs autres soupiraux qui laissaient apercevoir, sous leurs voûtes ou cintres, les mêmes phénomènes que dans les chaudières ou bassins découverts. Dans quelques-uns d'entre eux, c'est-à-dire dans ceux dont l'ouverture était étroite, la chaleur des eaux faisait monter le thermomètre de Réaumur jusqu'à 90 et 95 degrés au-dessus de zéro. Dans ceux qui étaient moins circonscrits à leur ouverture, ou qui étaient plus en rapport avec l'atmosphère, les eaux étaient à la température de l'eau bouillante ou même au-dessous.

Ces bassins déversent une partie de leurs eaux dans un ruisseau d'eau fraîche qui coule dans le vallon, et qui passe ainsi de son état premier à l'état d'eaux thermales.

« Ces eaux, dit le docteur Pugnet, cèdent à

« l'analyse par les réactifs de la terre calcaire, de
« l'alumine, de la soude, du sulfate de soude,
« du muriate de soude et du sulfate de fer; elles
« exhalent, avant leur refroidissement, une grande
« quantité de gaz acide carbonique.

« C'est parce que ces principes ne surabondent
« pas d'une manière offensante dans les eaux des
« bains, qu'elles seules peuvent être d'un bon
« usage en médecine; on les a déjà employées
« avec fruit, soit à l'intérieur, soit à l'extérieur,
« et il est reconnu qu'elles conviennent parfai-
« tement, 1°. dans les maladies organiques qui
« tiennent à un état de relâchement et de fai-
« blesse; 2°. dans les maladies organiques avec ul-
« cération lente; 3°. dans les affections chroniques
« rhumatismales et goutteuses; 4°. dans les affec-
« tions cutanées; 5°. dans les engorgemens locaux
« froids; 6°. dans les hydropisies et roideurs des
« articulations; 7°. dans les ulcères anciens et
« opiniâtres. »

Il y a aussi plusieurs sources d'eaux thermales
dans d'autres parties de l'île de Sainte-Lucie, notamment près du petit Piton et dans le fond du
grand Cul-de-Sac.

MONSERRAT, NIÈVES ET SAINT-CHRISTOPHE.

Les îles volcaniques de Monserrat, Nièves et Saint-Christophe possèdent des eaux thermales sulfureuses.

I. Celles de Monserrat sortent par une échancrure du cratère qui se trouve au sommet de cette île. Elles sont fréquentées par les habitans de la ville de Plymouth, chef-lieu de cette petite colonie.

II. La petite île de Nièves a plusieurs sources d'eaux thermales. Celles que M. Chervin a visitées, à l'époque de son passage dans cette colonie en 1818, se trouvent au pied de la montagne, à quelques centaines de pas au sud de la ville de Charleston, et à peu de distance de la mer. Il y a, sur un petit espace, quatre sources de température différente. L'eau de la première est froide, celle de la seconde est tiède; dans la troisième la température est plus élevée, et la chaleur de la quatrième est de 106 degrés du thermomètre de Fahrenheit.

L'eau de la source tiède est reçue dans un grand bassin carré, clos et recouvert en forme de chambre, dans lequel plus de quarante à cinquante personnes pourraient aisément se baigner en même temps. Il y a des gradins, sur lesquels des individus de taille différente peuvent se placer, pour être à la profondeur qui leur convient. M. Chervin y prit un bain, moyennant un demi-dollar; ce bain lui parut très-agréable.

Un gouverneur de l'île Sainte-Croix vint, il y a une douzaine d'années, prendre les eaux dont nous parlons, et il s'en trouva très-bien. M. John Huggins, qui en est le propriétaire, s'imagina, d'après ce succès, que s'il formait un grand et bel établissement pour recevoir les malades, ces eaux dont il était possesseur deviendraient bientôt ce qu'il appelait le *Spa* des Antilles, et qu'il ferait, par conséquent, une très-grande fortune. Plein de cette idée, il jeta de suite les fondemens d'une vaste maison dont le plan est absolument sans goût. En 1818, il y avait déjà dépensé près de deux cent mille francs, et l'édifice n'était encore qu'au premier étage.

III. Il y a aussi plusieurs sources d'eaux thermales sur les penchans du Mont-Misère (*Mount Misery*), montagne très-élevée qui se trouve dans la partie nord-ouest de l'île de Saint-Christophe.

SAINT-DOMINGUE.

I. M. Moreau de Saint-Méry rapporte qu'il y a, dans le quartier de la Croix-des-Bouquets, au pied des montagnes qui sont au nord-ouest de la plaine du Cul-de-Sac, et non loin de la mer, deux sources jaillissantes d'eaux thermales, vulgairement connues sous le nom de *Sources puantes*. Elles sont placées presque aux limites du Cul-de-Sac avec l'Arcahaye, à quelques lieues seulement de la ville du Port-au-Prince. On est frappé de l'odeur fétide d'hydrogène sulfuré que ces eaux exhalent à plus d'un quart de lieue. En s'éloignant de leur source, ces eaux prennent une couleur jaune verdâtre.

II. On connaît les eaux thermales sulfureuses de Tiburon, dans la partie du sud de l'ancienne colonie française de Saint-Domingue. On les désigne sous le nom d'*Eaux chaudes de la Cahouane*. L'une des deux sources a 27 degrés de chaleur au thermomètre de Réaumur, et l'autre en a 30. Ces eaux ne sont presque pas fréquentées.

III. On trouve également des eaux thermales sulfureuses dans la paroisse de Dalmarie, au quartier de la Grande-Anse ou de Jérémie, partie sud de Saint-Domingue. D'après l'essai analytique qu'en a fait M. Lefebvre-Deshayes, et dont on trouve un extrait dans les Mémoires de la Société des Sciences et Arts du Cap-Français, la chaleur de ces eaux, qui sont extrêmement limpides, va en diminuant. Cependant la source appelée l'*Ardente* est encore de plus de 50 degrés de Réaumur, et l'autre en a 37 : ces eaux répandent au loin une odeur d'hydrogène sulfuré insupportable, et elles ont le même goût.

IV. Il y a aussi dans le quartier des Irois, dans la partie du sud de Saint-Domingue, deux sources d'eaux thermales sulfureuses, dont l'une est moins chaude que l'autre.

V. Dans son Traité des maladies de Saint-Domingue, Poupée Desportes parle des eaux thermales sulfureuses du Mirebalais sur le bord de l'Artibonite : ces eaux ont, dit-il, une chaleur douce, et on aime à s'y baigner.

VI. Les Mémoires de la Société des Sciences et Arts du Cap-Français contiennent l'analyse d'une eau minérale ferrugineuse située dans la paroisse Sainte-Rose, au canton de la Montagne-Noire, sur l'ancienne habitation Cameron.

VII. Nous avons déjà donné des renseignemens étendus sur les eaux de Boynes. M. Dalmas, médecin du roi par quartier, qui a jadis pratiqué son art avec tant de distinction dans cette colonie, a bien voulu nous donner aussi quelques documens sur cette belle source située à la paroisse de Terre-Neuve, au milieu de la plaine du Port-à-Piment, presque aux confins des provinces du Nord et de l'Ouest. Elle est à quarante lieues du Cap, à soixante du Port-au-Prince, et à quinze du môle Saint-Nicolas. J'ai déjà dit qu'on avait fait dans ce lieu les travaux et les constructions que son emploi rendait nécessaires. Des fonds spéciaux étaient consacrés au service et à l'entretien de l'établissement. Constamment protégé par les chefs de la colonie, il fut long-temps l'objet de la sollicitude de MM. de la Luzerne et de Marbois.

VIII. Quand les eaux de Boynes n'étaient pas encore connues, les malades français fréquentaient les eaux de Banique, qui appartenaient aux Espagnols, ce qui leur causait quelquefois des désagrémens. Ces eaux sont situées sur le penchant d'une colline, au milieu d'une forêt. On y compte quatre sources, qui ne sont pas très-éloignées l'une de l'autre. Ces quatre sources thermales ont reçu des noms particuliers :

La première est appelée le *Grand-Bain*;
La seconde, le *Petit-Bain*;

La troisième, le *Bain de Bois* ;
La quatrième, le *Bain de Cantine*.

La température de ces eaux n'est jamais très-élevée, puisqu'elle ne va que de 22 à 23 degrés de Réaumur. Ces eaux sont très-limpides ; mais elles ont une odeur hépatique qui se fait sentir à une certaine distance.

IX. Dans sa description de la partie espagnole de Saint-Domingue, M. Moreau de Saint-Méry fait mention de quelques eaux qu'on a découvertes dans les montagnes de *Viajama* ; ces sources paraissent s'être manifestées après l'affreux tremblement de terre qui eut lieu le 18 octobre 1751. Ces eaux sont sulfureuses comme la montagne.

X. Il ne faut pas oublier de faire mention des eaux sulfureuses de Santiago de los Cavalleros, qui sont situées sur la bande du nord de la partie espagnole de l'île Saint-Domingue. L'estimable et savant docteur Victor Bally en fait mention dans le Journal des officiers de santé de cette colonie. Il dit que cette source donne du gaz hydrogène sulfuré, qui peut convenir dans les maladies de la peau, dans les anciens rhumatismes, dans les engorgemens du foie, de la rate, du mésentère. Les bains et les murs de l'établissement étaient en assez bon état lorsqu'il eut occasion de les visiter.

LA JAMAÏQUE.

L'île de la Jamaïque possède plusieurs sources d'eaux minérales qui sortent des flancs de ses montagnes, et qui sont, à ce qu'on assure, très-efficaces pour la guérison des diverses maladies. La plus remarquable de ces sources se trouve dans la paroisse de Saint-Thomas-de-l'Est, près du village de Bath, auquel sa grande réputation a donné naissance, et qui en a tiré son nom.

L'eau s'échappe d'une montagne rocailleuse à environ un mille de ce village, et sa température est si élevée qu'il est impossible d'y tenir la main. Le thermomètre de Fahrenheit, plongé dans un verre de cette eau, monte immédiatement à 123 degrés et au-delà. Cette source thermale est sulfureuse, et on la prescrit dans le traitement des maladies cutanées. On vante aussi son efficacité dans les coliques que les Anglais nomment *dry belly ach*, ou coliques sèches, affections très-communes dans leurs colonies, et qui proviennent en général de l'abus des liqueurs spiritueuses.

Il y a d'autres sources sulfureuses et ferrugineuses dans différentes parties de la Jamaïque; mais elles sont généralement moins connues que celles dont nous venons de parler.

CUBA.

Don Marcos Sanchez Rubio a publié une intéressante dissertation sur les eaux de San-Diégo, de Madruga et de Guanabacoa, qui se trouvent situées dans la partie occidentale de l'île de Cuba, à environ quarante lieues de la Havane. (1)

Les eaux de San-Diégo sont douces, pures et cristallines; à cause des diverses substances qu'elles tiennent en dissolution, on leur a donné le nom de *Bains minéraux*. On distingue les principales sources sous les qualifications de :

1°. *El Bano templado;*
2°. *El Tigre;*
3°. *El Leon;*
4°. *La Payla.*

Leur chaleur est considérable. Dans la matinée du 18 avril 1795, l'eau de *la Payla* était à 71 degrés du thermomètre de Fahrenheit; celle *del*

---

(1) *Discurso sobre los principios, virtudes y demas circunstancias necesarias para la administracion de las aguas de San-Diego, Madruga y Guanabacoa; por el doctor don Marcos Sanchez Rubio,* etc. *Habana*, 1817.

Bano templado, à 92; celle *del Tigre*, à 93; et celle *del Leon*, à 95.

Les eaux de San-Diégo ont été dans tous les temps administrées d'une manière empirique : les hommes étaient portés à en faire usage, comme par instinct, pour combattre les divers maux dont ils étaient atteints. Plusieurs d'entre eux se sentaient plus ou moins bien soulagés, selon qu'ils se trouvaient assujettis à une méthode régulière, et qu'ils évitaient les écarts de régime; mais d'autres, au contraire, s'en trouvaient fort mal, quand ils en usaient sans règle et sans modération.

Les eaux dont il s'agit contiennent en effet plusieurs principes stimulans, tels que le soufre, le sulfate de soude, la magnésie, le fer, le gaz hydrogène sulfuré, le gaz acide carbonique et autres gaz analogues. Dans celles de Madruga, on trouve, indépendamment du gaz hydrogène sulfuré, du carbonate de chaux, du carbonate de magnésie, du sulfate de chaux et du sulfate de magnésie. Quant aux eaux de Guanabacoa, il paraît qu'elles contiennent à peu près les mêmes principes, si l'on en juge par les premiers essais de François Ramirez, mort trop vite pour les progrès de la science.

Au surplus, en considérant toutes ces sources sous le même point de vue, nous dirons que les médecins leur attribuent une propriété doucement laxative, propriété qu'ils font spécialement dériver de la présence du soufre. Ils en font cas aussi parce qu'elles contiennent de la magnésie, substance légère à laquelle ils attribuent une faculté absorbante. Les autres ingrédiens, tels que le fer et le sulfate de soude, ne leur sont pas moins avantageux. Toutefois les eaux de San-Diégo obtiennent sur les eaux de Madruga et sur celles de Guanabacoa une sorte de prééminence. Elles sont préférables.

ARTICLE DEUXIÈME.

Eaux minérales des États-Unis de l'Amérique du Nord.

Les États-Unis de l'Amérique du Nord abondent en sources d'eaux minérales, dont la plupart sont encore très-peu connues; celles qu'on a analysées ne l'ont été, en général, que d'une manière très-imparfaite. Un des hommes les plus savans de l'époque actuelle, M. le consul Warden, en fait une mention très-fidèle dans son intéressante *Description de l'Amérique septentrionale*. C'est principalement de cet auteur que nous emprunterons les renseignemens que nous voulons donner sur ces sources; mais nous nous contentons de citer les plus importantes.

ÉTAT DE NEW-YORK.

Ballstown, Saratoga, sont des eaux très-fréquentées. M. Warden en fait une mention spéciale. Nous citerons ses propres paroles : « Leur « température, dit-il, dans l'été est de 49 degrés « de Fahrenheit. Les sources de New-Lebanon, « à vingt-neuf milles sud-ouest d'Albany, sont aussi « fréquentées. On a découvert dernièrement, dans « la ville de Rensellaer, presque à l'opposé d'Al-

« bany, des eaux minérales qui ressemblent à celles
« de Saratoga; il y a des sources sulfureuses à
« Clinton, comté d'Ontario, à onze milles nord-
« ouest de Genève; une à Lichtfield, quinze milles
« au sud d'Utica; et une sur le bord occidental
« de la rivière de Racket, douze milles au-dessus
« de son embouchure. L'eau des fontaines de
« Clifton dépose du soufre; la source ferrugineuse
« de Chappequa est située près de Mont-Pleasant,
« à trois milles de la rivière d'Hudson, et à trente
« de New-York. Sur une montagne près de New-
« burg, se trouve une source minérale dont l'eau
« cause de la faiblesse et des nausées : on dit qu'elle
« contient du cuivre, et on a vu aux environs
« quelques flammes sortir de terre. (*Doctor Ar-
« nelli, Topography of Orange County.*) Il y a une
« autre source à environ deux milles et demi de
« Newburg, sur le revers occidental de la colline
« du Serpent (*Snake-hill*), dont l'eau ressemble
« à celle de Harrowgate, et qui a été nouvelle-
« ment fréquentée par les personnes atteintes
« de douleurs chroniques. Il y a aussi une source
« chaude près de Flushing, dans le Long-Island.
« Enfin une source d'eau ferrugineuse, qui donne
« trois gallons d'eau par minute, a été découverte
« en 1818 sur le rivage du lac, à environ deux
« milles à l'ouest de la pointe de Sodus. »

Mais de toutes ces sources celles de Ballstown

et de Saratoga sont celles dont on s'est le plus occupé. En 1809, le docteur Valentin Seaman, de New-York, publia une très-intéressante dissertation sur ces eaux. En 1807, M. Robert Livingston, riche citoyen de New-York, fit analyser en France une certaine quantité de l'eau de Ballstown, qu'il avait apportée dans des bouteilles hermétiquement fermées. A son arrivée à Paris, il but deux bouteilles de cette eau, et ne trouva, dit-il, aucune différence dans le goût ou l'effet qu'il avait éprouvé l'année précédente à Ballstown.

Voici l'analyse de cette eau telle qu'elle a été publiée en français par le docteur David Hosack (à qui M. Livingston l'avait adressée, dans le premier volume *of the American medical and philosophical Register*).

« Analyse de l'eau que M. L. m'a donnée à ana-
« lyser, contenant, par bouteille de vingt-cinq
« onces, savoir :

1°. Acide carbonique............ 3 *fois son volume.*
2°. Muriate de soude............ 31 *grains.*
3°. Carbonate de chaux sursaturé... 22 *grains.*
4°. Muriate de magnésie.......... 12 *grains et demi.*
5°. Muriate de chaux............ 5 *grains.*
6°. Carbonate de fer............ 4 *grains.*

« Aucune eau minérale de notre continent (ajoute
« le chimiste français) n'est autant enrichie en

« substances salines de ce genre; celle de Vichy,
« qui a une grande réputation, ne contient par
« bouteille qu'un dixième de grain de carbonate
« de fer, tandis que celle dont nous donnons l'ana-
« lyse en contient quatre grains. C'est au fer que
« ces espèces d'eaux acidulées doivent leurs qua-
« lités toniques et désobstruantes.

« A la dose de deux bouteilles, l'eau d'Amé-
« rique doit être un léger purgatif qui convient
« dans tous les cas où il est nécessaire d'évacuer la
« bile et de donner du ton au système vasculaire.
« Cette eau, véritablement précieuse pour une
« infinité de maladies, semble avoir été formée
« par la nature dans les meilleures proportions,
« pour guérir les pâles-couleurs et les suppres-
« sions menstruelles. On ne doute pas que cette
« eau ne devienne un objet important de com-
« merce. »

Telles sont les réflexions que fait notre compa-
triote, qui ne se nomme point, au sujet des qualités des eaux minérales de Ballstown.

Après avoir rapporté textuellement l'analyse du
chimiste français, M. le docteur Hosack se livre à
diverses considérations sur l'usage des eaux de
Ballstown dans différentes maladies, d'où il résulte qu'elles produisent d'excellens effets dans une
foule d'affections par débilité.

Le docteur Valentin Seaman, de New-York, a publié, dans le deuxième volume du *New-York medical Repository*, quelques remarques au sujet de l'analyse précédente, d'après lesquelles il résulterait que ces eaux minérales ne contiennent guère qu'une fois leur volume d'acide carbonique, et que les sels mentionnés par le chimiste français s'y trouvent dans des proportions un peu différentes de celles consignées dans les résultats de son analyse. M. Seaman termine ses observations en ces termes :

Finally we may safely conclude, that the mineral waters of Ballstown hold in solution :

> *Carbonic acid,*
> *Muriate of soda,*
> *Carbonate of lime,*
> *Carbonate of iron and*
> *Carbonate of magnesia.*

Nor will any experiment yet published warrant us in concluding that they contain any thing else.

Enfin, les eaux de Ballstown, et surtout celles de Saratoga qui sont à trois lieues et demie de distance, attirent depuis quelques années un très-grand concours de monde de presque tous les États de l'Union, mais particulièrement de ceux du milieu et de l'est.

Il y a à Saratoga de très-beaux établissemens pour recevoir les personnes qui viennent prendre ces eaux.

Bien des personnes sont purgées en buvant seulement trois ou quatre verres des eaux minérales de Ballstown et de Saratoga.

Nous aurions dû peut-être, avant de parler des eaux de Ballstown et de Saratoga, faire mention de celles qui sont dans l'État de Connecticut; mais ces eaux sont bien moins connues que celles dont nous venons de traiter. On parle néanmoins d'une source sulfureuse et gazeuse dans le comté de Lichtfield; il y en a une encore plus en renom dans le comté de Strafford. Enfin, on vante avec quelque raison les quatre sources qui se trouvent dans le comté de Suffield, à cause de la variété de leurs vertus : on les proclame comme agissant avec énergie sur toutes les excrétions humaines.

LE NOUVEAU-JERSEY.

M. le docteur Chervin a visité ces eaux, qui sont situées à un quart de lieue du village d'Orange, dans le Nouveau-Jersey, à trois milles de Newark. La source se trouve dans une petite vallée où l'on a formé un puits de peu de profondeur, dans lequel on prend l'eau au moyen d'un verre fixé au bout d'un bâton. La vallée et les collines qui la forment sont boisées, ce qui rend l'endroit très-frais, et lui donne quelque chose de pittoresque.

Lorsque M. Chervin fut à Orange (*Springs*), le 25 août 1821, le nombre des buveurs d'eau était de près de trois cents, et l'on présumait qu'il irait à cinq cents l'année suivante. Il n'y avait pas de ce qu'on nomme les gens du grand monde, mais seulement des marchands et des petits bourgeois de New-York. Les gens à la mode vont aux eaux de Saratoga.

Les eaux d'Orange sont très-ferrugineuses. Elles contiennent aussi une petite quantité de soufre et de sulfate de magnésie, mais elles ne purgent que lorsqu'on en boit beaucoup. Il y a des personnes qui en prennent jusqu'à quinze ou dix-huit verres par jour, ou environ trois à quatre pintes. M. Chervin qui goûta cette eau lui trouva un goût sulfureux, à la vérité peu prononcé, mais qui n'était pas agréable.

ÉTAT DE VIRGINIE.

Il y a plusieurs sources intéressantes dans l'État de Virginie.

1. Celles qui se trouvent dans le comté d'An-

gusta, au pied de l'Alleghany. Elles sont sulfureuses. Il y va beaucoup de malades. Elles sont très-chaudes. Il y a deux vastes bains. M. Warden dit que l'eau monte en si grande abondance dans ces bains, qu'elle suffit presque pour imprimer le mouvement à un moulin. On les préconise contre les maladies cutanées.

II. Dans le comté de Botetourt, on trouve des sources qu'on appelle les *Douces* (*Sweet springs*). On les boit pour rétablir le ton de l'estomac, quand il est affaibli.

III. Dans le comté de Greenbrier, se trouvent les sources de *White sulphur*. Elles sont sulfureuses. C'est à ces eaux que l'on se rend pour se distraire et se délasser. Les malades y sont très-nombreux.

IV. Enfin, il faut rappeler les sources dites *Brûlantes*, situées près de la Kanhawa. M. Warden a décrit ces sources, qui sont très-intéressantes à observer. Il fait mention d'une vapeur bitumineuse qui agite le sable, et qui s'allume dès qu'on la met en contact avec une flamme, mais qui s'éteint après quelques minutes; souvent elle brûle continuellement pendant une longue suite d'heures, comme une mine de charbon allumée.

CAROLINE DU NORD.

On distingue :

1°. Les sources minérales de *Buncombe*. Elles ont une température de 104 degrés du thermomètre de Fahrenheit.

2°. Les sources de *Bladen*, placées dans le voisinage de Fayetteville. Les goutteux les recherchent.

CAROLINE DU SUD.

I. Les rhumatisés fréquentent la source de *Pacolet*, qui contient, dit-on, du soufre et du fer.

II. Une source sur les bords de la Catawba.

III. Une source sur les bords de la rivière de Waxaw.

IV. Une source provenant du flanc oriental de la montagne de Paris. Elle est sulfureuse.

V. Une source près du ruisseau de Rice, dans le district de Richland.

VI. Une autre entre les deux branches de la rivière de Lynch.

VII. Plusieurs sources dans le district de Barnwell.

VIII. Les sources d'*Eutaw*; elles produisent des effets laxatifs.

ÉTAT DE GÉORGIE.

I. On a beaucoup parlé d'une source minérale située auprès de la ville de Washington, dans le comté de Wiske. Il y a ceci de remarquable, qu'elle s'échappe d'un tronc d'arbre de quatre à cinq pieds de longueur, ainsi que le remarque M. Warden.

II. Les sources du comté de Madison.

III. La source de *Cobbs*. Elle est dans le comté de Jefferson; tous les étés on y construit des huttes pour que les malades puissent user commodément des eaux.

LE KENTUCKY.

Dans le Kentucky, on nomme :

I. Les fontaines dites *Olympiennes*. Il y en a trois. Elles sont douces; les convalescens s'y rendent. Il y en a une qui est ferrugineuse; l'autre est sulfureuse; la troisième est sulfureuse et gazeuse tout à la fois.

II. La source d'Hansodsburg. Elle est saline.

III. La source de la petite rivière de Drennan.

IV. La source qui se trouve dans le voisinage de Bonsborough ; elle est sulfureuse.

V. Il y a des sources bitumineuses près de la rivière Verte. Elles remplacent l'huile à brûler pour les usages économiques. La statistique de M. Warden n'omet aucune de ces utiles sources.

ÉTAT DE PENSYLVANIE.

I. On fait un cas particulier d'une fontaine qui se trouve dans la vallée de Cumberland. Elle contient, à ce qu'on assure, une très-grande proportion de gaz hydrogène sulfuré.

II. Des sources de même nature se rencontrent encore sur la route de Baltimore à Hanovre.

III. Dans le comté de Chester se trouvent les *fontaines jaunes*.

IV. Dans le comté Huntingdon sont les *fontaines chaudes*.

V. La *fontaine bitumineuse* est dans le comté

d'Alleghany. Cette qualité huileuse la rend précieuse pour les rhumatismes.

VI. Mais les eaux les plus estimées sont celles de *Bedford*, etc.

ÉTAT DU MISSOURI.

I. M. Warden fait mention de deux sources minérales qui existent non loin de l'île du Cèdre-Rouge, sur les bords du Missouri.

II. Cet auteur parle surtout de la source de *Wisdom*, qui avoisine des montagnes couvertes de neige. Les eaux de la vallée, qui se trouvent dans un grand bassin, sont bouillantes à un tel point que la viande y cuit dans quelques minutes.

TERRITOIRE D'ARKANSAW.

C'est près du canal de l'Arkansaw, au voisinage des sources de l'Ouachitta, qu'on voit s'échapper du flanc d'une colline six belles sources : l'une donne la température de 150 degrés de Fahrenheit, une autre manifeste 145 degrés, une troisième 136, une quatrième 132. On dit que si on laisse refroidir ces eaux, elles deviennent claires, transparentes, et qu'on les boit avec plaisir. Toutes les personnes atteintes de douleurs rhumatismales contractées par l'exposition au froid et à l'humidité, viennent à ces sources et y trouvent du soulagement. Ce qu'il y a d'intéressant à remarquer ici, c'est la rencontre que Hunter y a faite d'un petit testacé qui se trouve y vivre à une température approchant de celle de l'eau bouillante (1). Ce qu'il ne faut pas passer sous silence, c'est que les tribus indiennes de cette contrée employaient autrefois ces eaux comme un remède certain dans plusieurs maladies. Quoique ces tribus fussent ennemies à la guerre, elles déposaient tout sentiment de haine, quand elles se rencontraient à ces sources. Aussi cette terre, dit M. Warden, était désignée par eux sous le nom de *Terre-de-Paix*.

---

(1) Ce fait ne doit pas surprendre; il existe véritablement dans l'Inde, en Afrique et dans le Nouveau-Monde, certaines espèces de poissons appelés par leur organisation à vivre dans des milieux dont la température surpasse de beaucoup celle de l'air ambiant, puisqu'elle s'élève quelquefois jusqu'à 69 degrés du thermomètre de Réaumur. Ces phénomènes, tout extraordinaires qu'ils nous paraissent, ne sauraient être révoqués en doute, puisqu'ils ont été observés par les savans les plus recommandables, tels que Sonnerat, Desfontaines et de Humboldt.

ARTICLE TROISIÈME.

Eaux minérales du Mexique, de Colombie, de Surinam et de Cayenne.

MEXIQUE.

I. M. de Humboldt, dans son *Essai politique sur le royaume de la Nouvelle-Espagne*, parle de la vallée de Tenochtitlan (dans l'intendance de Mexico), laquelle renferme deux sources précieuses d'eaux thermales, celle de *Notre-Dame de la Guadeloupe* et celle du *Peñon de los Baños* (*Rocher-des-Bains*). Cette dernière surtout est assez élevée en température. La chimie découvre dans ces eaux des sulfates de chaux et de soude, de l'hydro-chlorate de soude et de l'acide carbonique.

II. M. de Humboldt rapporte aussi que près de Chichimaquillo (dans l'intendance de Guanaxato) il y a une masse de basalte et de brèches basaltiques, desquelles sortent des sources dont la température est de 96 degrés du thermomètre centigrade.

COLOMBIE.

C'est encore les savans ouvrages de M. de Humboldt que nous consulterons, pour établir l'existence des eaux minérales dans cette république. Celles des provinces de Vénézuéla méritent une attention particulière. Voici ce qu'en rapporte l'illustre voyageur :

« Sources chaudes d'Irapa, à l'extrémité nord-
« est de la Nouvelle-Andalousie, entre Rio-Ca-
« ribe, Soro et Yaguara-Payo. » (*Humboldt et Bonpland, Voyage au Nouveau-Continent.*)

« *Aguas calientes*, au sud du Rio-Azal.

« Eaux chaudes du golfe de Cariaco. — Ces
« sources jaillissent du fond de la mer.

« Sources chaudes de la montagne du Brigan-
« tin, près de Nueva-Barcelona, dont la tempé-
« rature est de 43°,2 centigrades. » (*Ouvrage cité.*)

« Sources chaudes du Provisor, près de San-
« Diego, dans la province de Nueva-Barcelona. »
(*Ubi suprà.*)

« Sources chaudes d'Onoto, entre Turmero et
« Maracay, dans les vallées d'Aragua, à l'ouest de
« Caracas. » (*Ubi suprà.*)

« Sources chaudes de Mariara, dans les mêmes
« vallées ; température, 58°,9.

« Sources chaudes de las Trincheras, entre
« Porto-Cabello et Valencia, sortant du granite,
« comme celles de Mariara, et formant une rivière
« d'eaux chaudes, *Rio de aguas calientes;* tempé-
« rature, 90°,4.

« Sources bouillantes de la Sierra-Nevada de
« Merida. »

« Parmi les affluens du lac de Valencia, il y en
« a, dit plus loin M. de Humboldt, qui doivent
« leur origine à des sources thermales et qui mé-
« ritent une attention particulière. Ces sources
« jaillissent sur trois points de la Cordilière grani-
« tique de la côte : près d'Onoto, entre Turmero
« et Maracay; près de Mariara, au nord-est de
« l'Hacienda de Cura ; et près de las Trincheras,
« dans le chemin de Nueva-Valencia à Porto-Ca-
« bello. » (*Ubi suprà.*)

Après avoir donné quelques détails sur le pays,
M. de Humboldt ajoute : « C'est dans ces mon-
« tagnes moins élevées, deux à trois milles au
« nord-est de Mariara, que se trouve le ravin des
« eaux chaudes, *quebrada de aguas calientes.* Ce
« ravin est dirigé n. 75°,0, et renferme plusieurs
« petits bassins. La température de ces divers bas-
« sins est de 36 à 59 degrés centésimaux. Dans le
« temps des grandes sécheresses, toute la masse

« des eaux thermales ne forme qu'un profil de
« seize pouces carrés. Toutes ces sources sont fai-
« blement chargées de gaz hydrogène sulfuré.
« L'odeur d'œuf pourri, propre à ce gaz, ne se
« fait sentir que lorsqu'on approche tout près des
« sources. Il n'y a qu'un seul des puits, celui dont
« la température est de 56°,2, dans lequel le déga-
« gement des bulles d'air se manifeste, et dans des
« intervalles assez réguliers de deux à trois mi-
« nutes.

« Les petits bassins sont couverts d'une pellicule
« légère de soufre. L'eau refroidie ne précipite
« point la dissolution du nitrate de cuivre; elle
« est sans saveur et très-potable. Si elle renferme
« quelques substances salines, par exemple des
« sulfates de soude ou de magnésie, les quantités
« doivent en être très-petites.

« Dans le ravin des eaux de Mariara, au milieu
« des petits entonnoirs dont la température s'élève
« de 56 à 59 degrés, végètent deux espèces de
« plantes aquatiques.

« Les eaux de Mariara ne renferment pas d'in-
« sectes aquatiques; on y trouve des grenouilles
« qui, chassées par des serpens, ont sauté dans les
« entonnoirs et y ont péri.

« Au sud du ravin, dans la plaine qui s'étend

« vers le rivage du lac, jaillit une autre source
« hydro-sulfureuse, moins chaude et plus faible-
« ment imprégnée de gaz.

« Les eaux de Mariara sont employées avec suc-
« cès contre des engorgemens rhumatiques, des
« ulcères anciens, et ces horribles affections de la
« peau qu'on appelle *bubas*, dont l'origine n'est
« pas toujours syphilitique. Comme ces sources
« ne sont que très-faiblement chargées d'hydro-
« gène sulfuré, il faut se baigner à l'endroit même
« d'où elles jaillissent. Plus loin, ces mêmes eaux
« sont employées à l'irrigation des champs d'in-
« digo. Le riche propriétaire de Mariara, don Do-
« mingo Tovar, avait le projet de faire construire
« une maison de bains, et de fonder un établisse-
« ment qui offrirait aux gens aisés quelques res-
« sources de plus que la chair de lézard pour ali-
« ment, et des cuirs étendus sur un banc pour
« prendre le repos. » (*Ouvrage cité.*)

SURINAM.

Nassy, médecin juif de Paramaribo, a publié,
comme on le sait, un essai historique sur la colonie de Surinam. Il parle d'un endroit appelé la
Savane, situé entre deux vallées de même étendue, où l'on voit jaillir d'un sol de sable blanc
deux petites sources d'une eau qui a la froideur de

la neige. Leur couleur rougeâtre annonce la présence d'une matière ferrugineuse.

Nassy fait encore mention d'une autre source qui est à la hauteur d'une des deux vallées, dont l'eau est d'une belle couleur cristalline et très-agréable quand on la boit. Elle provient de la cime de la montagne, et serpente jusqu'à son milieu; ensuite elle se fraye un passage plus libre, et observe un cours régulier au milieu d'une grande quantité de petits arbrisseaux. Il semble que tous les petits canaux par où coulait cette masse d'eau soient venus se réunir dans un seul tuyau, pour ne plus s'échapper que par un seul robinet. Jamais cette source ne tarit; jamais on ne la voit diminuer ni s'accroître, quel que soit l'état de l'atmosphère.

On rapporte que le médecin Stuyvesant, résidant à Utrecht, fit beaucoup d'essais avec cette eau minérale, et qu'il constata ses propriétés apéritives et diurétiques. Dans les fortes chaleurs, lorsqu'on a la certitude que cette eau n'est point mêlée avec de l'eau de pluie, on la boit avec du sucre ou avec le vin du Rhin; elle fait alors effervescence comme si c'était de l'eau de Spa; elle diffère néanmoins de cette dernière par une odeur et une saveur salines qu'elle conserve en tout temps. Les juifs font grand usage de cette source pour soigner leur convalescence dans les maladies chroniques.

CAYENNE.

Il n'y a dans la Guyane française aucune sorte d'eau minérale qui ait été signalée par les voyageurs. Il est néanmoins impossible de passer sous silence la charmante fontaine de Baduel, qui se trouve située au bas de la montagne du même nom, à trois quarts de lieue de la ville de Cayenne. C'est dans ce même lieu qu'était la riche pépinière des giroflliers, des muscadiers, des canneliers, des poivriers, de divers palmistes de l'Inde et d'Afrique, tels que le sagoutier, le roufia de Madagascar, dont l'écorce sert à faire de beaux pagnes si recherchés des Européens, et beaucoup d'autres végétaux d'une rare beauté. On y voyait surtout figurer l'arbre à pain apporté avec tant de soin d'Othaïti, par Martin le naturaliste. Une haie de citronniers entremêlés de lianes, qui fournissent la jolie graine rouge appelée *panacoco*, entourait ce délicieux jardin, défendu d'ailleurs par un fossé plein d'eau contre l'approche des fourmis qui font tant de ravage dans la colonie.

Ce site est véritablement pittoresque ; quelques cases, groupées à peu de distance du jardin, sont habitées par les nègres employés à son entretien et à la garde des troupeaux qui paissent dans la savane voisine. Les eaux qui descendent de la montagne de Baduel semblent se réunir pour donner naissance à cette fontaine naturelle qu'ombragent de majestueux palmiers, et autour de laquelle le pinot et l'aoüara balancent leurs élégans panaches.

M. le baron Milius, qui a tout amélioré dans cette intéressante colonie, n'a point oublié la fontaine de Baduel. C'est à lui que l'on doit la construction des deux grands bassins qui la décorent. Au milieu est une petite île où croissent en grand nombre les plantes aquatiques. C'est dans l'un de ces bassins qu'on a cherché à conserver et à multiplier les goramis, espèce de poisson fort intéressante, qui vient de Bourbon, et qu'on a aussi transportée à la Martinique et à la Guadeloupe. M. le baron Milius a rendu mille autres services à l'hygiène publique; il a enrichi la source principale d'une multitude de filets, en sorte qu'elle suffit à tous les désirs. Cayenne regrettera longtemps un administrateur si habile et si vigilant. (1)

---

(1) On connait les immenses travaux commencés et exécutés sur les bords de la rivière de la Mana par M. le baron Milius; on sait quels sont les sauvages terrains qu'il a défrichés, les villages qu'il a construits; mais on ne peut assez

La fontaine dont il s'agit appartient au gouvernement, mais la montagne est la propriété d'un homme de couleur nommé *Vendôme*. Toutes les fois qu'un individu est malade à Cayenne, toutes les fois que ses digestions sont lentes et laborieuses, ou qu'il languit dans une convalescence pénible, on lui fait boire de l'eau de Baduel, que des nègres vont chercher en toute hâte. Mais cette eau convient aussi à toutes les personnes bien portantes; c'est même la meilleure dont on puisse user dans ces brûlantes contrées, où la plupart des habitans n'ont souvent que de l'eau de puits pour se désaltérer. C'est le célèbre et infortuné Cloüet qui constata jadis la qualité ferrugineuse de cette source si bienfaisante. (1)

---

se faire une idée des périls qu'il a bravés de concert avec son intrépide épouse, qui ne l'a pas quitté un seul jour, pour venir à bout d'une entreprise aussi importante. Aussi les habitans de la colonie, pleins de gratitude pour l'incomparable gouverneur qu'ils regrettent, ont-ils délibéré de lui faire en commun le don glorieux d'une épée, que le roi l'a autorisé à accepter.

(1) Puisque nous avons nommé ce savant, nos lecteurs nous sauront gré, je pense, de leur donner ici quelques détails sur son arrivée dans la colonie, sur son existence durant le séjour qu'il y fit, et sur sa mort. Cloüet arriva à Cayenne en 1800; il était accompagné de deux jeunes gens, MM. Alexis Chevallier et Coëssin, qui l'avaient suivi pour profiter de sa

vaste instruction, et concourir au projet auquel cet homme extraordinaire se préparait depuis dix ans. Son but, en passant à la Guyane, était de s'établir dans le voisinage de quelque tribu indienne, de chercher à civiliser les indigènes, en leur faisant connaître quelques-uns de nos arts, et en instruisant leurs enfans. Il se proposait surtout de faire, dans un pays où la végétation est si riche, des expériences de chimie et de physiologie végétale. Il voulait surtout reconnaître et extraire les substances alimentaires qui abondent dans une foule d'arbres et de plantes de cette contrée, et perfectionner même les pratiques agronomiques en usage parmi les colons, ou en introduire de nouvelles parmi eux. Les trois voyageurs furent parfaitement bien reçus du gouvernement, qui avait ordre de leur faire un accueil favorable et hospitalier. En attendant qu'ils eussent fait le choix d'une localité convenable à leurs vues, on leur assigna pour demeure la maison de l'habitation de l'État, à un quart de lieue de Cayenne; c'est de ce point qu'ils dirigèrent leurs explorations dans l'intérieur du pays et sur le cours des rivières.

Ils se déterminèrent enfin pour la rivière de la Comté, et on leur fit la concession d'un terrain en-deçà et près du saut *Brodel*, sur la rive gauche de cette même rivière. C'est là qu'assistés de quelques Indiens galibis, établis sur la même rive, ils arrangèrent leur carbet. Ils ne tardèrent pas à se concilier l'amitié de leurs nouveaux voisins, qui leur procuraient du gibier, du poisson, et leur donnaient quelquefois leur travail en échange de quelques outils ou autres objets qui pouvaient leur être utiles. Les deux jeunes gens eurent bientôt appris à conduire la petite pirogue dont ils se servaient pour voyager sur le fleuve. L'un d'eux, M. Alexis Chevallier, savait déjà se servir de l'arc et de la flèche, et fabriquait ses armes avec beaucoup d'adresse. De son côté,

Cloüet étendait ses observations sur tout ce qui l'entourait, et il était parvenu à quelques résultats fort avantageux. Dans une de ses excursions, il avait trouvé le *counawarou*, dont l'écorce et les feuilles, infusées dans le tafia, donnent à cette liqueur l'odeur et un goût de noyau fort agréables. Un plant de cet arbrisseau fut transporté au jardin de Baduel, où il a parfaitement réussi. Ensuite on le multiplia, et l'usage s'en répandit dans tout le pays. Rien n'était plus curieux que de voir ces trois hommes si intéressans, nourris des préceptes des Lagrange, des Laplace, des Berthollet, sous le costume des sauvages, transporter leur science au milieu des forêts, interroger la nature, faire continuellement des échanges avec les tribus indiennes, s'enrichir de leur expérience, en l'agrandissant par leurs théories. La petite société prospérait. Elle était heureuse et contente; elle se préparait à recevoir d'autres amis qui devaient arriver de France. Coëssin partit pour aller les prévenir qu'ils étaient attendus. Quelque temps après, Cloüet et Chevallier tombèrent malades. Un colon dont l'habitation était voisine de la leur se transporta chez eux, ne les voyant plus sortir comme de coutume. Il les trouva gisans dans leurs hamacs, et se détermina à les faire transporter à Cayenne pour y recevoir les soins des meilleurs médecins. Cloüet éprouva le premier du soulagement; mais s'étant levé trop tôt pour travailler, il fut saisi de nouveau par une fièvre qui devint maligne, et à laquelle il succomba. On assure même que dans un violent accès de son délire il récita presqu'en entier le troisième livre de *l'Énéide* de Virgile. Car cet homme, indépendamment des sciences exactes qu'il possédait au plus haut degré, était familier avec les beautés de la littérature.

Alexis Chevallier, quoique plus malade d'abord, fut rappelé à la vie; il demeura encore quelque temps dans le pays, où il rendit d'éminens services dans les fonctions d'ingénieur géographe qui lui furent confiées, et en inspirant, par un cours gratuit qu'il avait ouvert, le goût des mathématiques aux jeunes créoles. C'est lui qui a introduit dans l'île la culture du dattier, l'un des plus précieux palmiers, qui manquait à la Guyane. Il se lia dès-lors de l'amitié la plus étroite avec M. Noyer, qui a été depuis député de Cayenne en France, et qui est sans contredit l'un des hommes les plus éclairés que possède la colonie. Cette amitié ne s'est jamais démentie, et on les voit se chérir encore avec la même franchise et la même pureté de cœur que sous le beau climat des tropiques. A l'instant où je trace ces lignes, M. Alexis Chevallier est venu s'établir dans une rue solitaire de Paris, et dans une maison qui avoisine un joli petit jardin. C'est là que, fidèle à sa vie passée, ayant uni son sort à celui d'une compagne qui partage la simplicité de ses mœurs, il mène encore la vie du carbet, et conserve les habitudes du désert. Il y a dans le caractère de cet homme vertueux un mélange de qualités privées et sociales qui excite le plus vif intérêt. Le connaître, c'est l'aimer.

ARTICLE QUATRIÈME.

Eaux minérales de quelques îles d'Afrique.

ÎLE-DE-FRANCE.

Quoique l'Ile-de-France contienne plusieurs mines de fer, nous n'avons aucune notion positive sur les eaux thermales ou froides qui pourraient exister dans son sein. M. Milbert, naturaliste, qui a passé quatre années dans cette colonie et qui a embrassé son histoire dans tous ses rapports, n'en fait pas la moindre mention. M. le docteur Chapotin, ancien chirurgien en chef de l'hôpital militaire de Port-Louis, auteur d'une excellente topographie médicale de ce lieu, garde pareillement le silence sur ce point. S'il existait réellement des eaux minérales à l'Ile-de-France, Bernardin de Saint-Pierre n'eût pas manqué de les décrire ou de les signaler.

ÎLE DE BOURBON.

On avait pensé long-temps qu'il n'y avait point d'eaux minérales à l'île de Bourbon. M. Bory Saint-Vincent dit expressément qu'elles y sont inconnues, quoique cette île soit lacérée par des volcans. (Voyez *son voyage dans les quatre principales îles d'Afrique.*) Cependant on a appris depuis peu que M. Bréon, naturaliste du roi dans cette colonie, avait fait la découverte de quelques sources sulfureuses chaudes au pied des monts Salazes, et M. le baron Milius, ancien gouverneur de cette île, que nous avons consulté à cet égard, a confirmé ce fait intéressant. (1)

---

(1) Voici ce que disent les éditeurs de la Feuille hebdomadaire de l'île de Bourbon : « Depuis long-temps on parlait d'eaux thermales que les chasseurs avaient rencontrées dans différentes parties de l'intérieur; mais ces sources n'avaient été encore visitées par aucun observateur; la confusion des rapports et des détails qu'on avait rassemblés sur leur position et sur leurs qualités était telle, qu'on doutait encore de leur existence. M. le baron Milius, commandant et administrateur pour le roi, qui ne laissait rien échapper de ce qui pouvait être avantageux à la colonie, se proposa aussitôt de faire constater et examiner ces différentes sources. Retenu à Saint-Paul par une douloureuse maladie, et ne pouvant lui-même se transporter sur les lieux, il expédia M. Bréon, jardinier botaniste, auquel s'adjoignit M. Senac, médecin fort instruit. Après bien des fatigues, escortés de cinq guides, les voyageurs arrivèrent aux sources chaudes, qui se présentent comme de petites mares vaseuses, situées sur un plateau d'environ trente toises sur vingt, formé de roches volcaniques et d'une terre boueuse et mouvante. Ce plateau est appuyé sur un rempart fort élevé qui joint le gros Morne et en dépend. C'est dans ce rempart sans doute que les sources chaudes ont leur origine. Le plateau est élevé de quatre toises sur le fond de la ravine, et les sources, filtrant

CAP DE BONNE-ESPÉRANCE.

Plusieurs voyageurs ont consigné dans leurs ouvrages l'existence des eaux minérales au cap de Bonne-Espérance. Sonnerat indique expressément deux fontaines auxquelles, selon lui, les gens du

au travers de ce plateau, sortent par plusieurs petites cavernes, et forment au bas divers bassins élevés de trois pieds au plus, sur le courant d'eau de la ravine. Ces petites cavernes sont remplies et tapissées de concrétions blanches, mates, en forme de stalactites, qui paraissent être le produit du dépôt des eaux thermales. Sur le plateau, on ne parvient que difficilement aux sources, parce que le terrain est mouvant. Il a fallu entrer jusqu'à mi-corps dans la vase pour parvenir à placer le thermomètre, qui a marqué 30 degrés à l'endroit le plus chaud. Cependant il a été facile de reconnaître que la température des sources pouvait être beaucoup plus élevée en approchant davantage de leur origine; car on ne pouvait supporter long-temps la chaleur que l'on ressentait aux pieds sur le fond de la vase. » D'après quelques essais chimiques, on est porté à croire que les eaux trouvées à l'île Bourbon ont de l'analogie avec les eaux de Balaruc, celles de Bourbonne-les-Bains, de Plombières, etc. D'après les calculs de M. le botaniste Bréon, le chemin qu'il faut faire en partant de Saint-Louis pour arriver à ces sources est d'environ seize lieues. Ces eaux, à ce qu'on assure, seront particulièrement analysées par M. Senac, dont nous avons déjà parlé plus haut, et par M. Chaumet, médecin au quartier Saint-Pierre, homme d'un grand talent.

pays attribuent des propriétés presque miraculeuses. Il rapporte, par exemple, que la première de ces fontaines, qui est située à trente lieues de la ville, ranime les herbes déjà flétries. Mais cette assertion n'est pas plus vraie au cap de Bonne-Espérance qu'en Europe, où on a voulu l'accréditer. Il est du reste étonnant que les esprits continuent à s'abuser sur un fait qu'il est si facile de démontrer. La seconde fontaine sert aux habitans pour savonner et blanchir le linge, comme on le pratique en plusieurs endroits.

C'est surtout l'ouvrage du docteur Sparmann qu'il faut consulter sur les eaux du cap de Bonne-Espérance. Il dit expressément que leur nombre est si considérable et qu'elles ont tant de chaleur, qu'on doit présumer que cette terre recèle dans son sein un grand amas de feu. Au mois de juillet 1775, il visita les bains chauds appelés bains *Hottentot Holland*, du nom du canton où ils se trouvent, ou bains *derrière la montagne*, à environ vingt-quatre milles anglais de la ville du Cap. Ces bains passaient pour être les mieux pourvus des choses nécessaires dans la colonie, et cependant ils étaient fort mal tenus; il est vrai que c'était dans la saison froide, où les malades sont moins bien servis. On se baignait dans une citerne; la température de l'eau y était d'une très-grande élévation. On n'est pas très-bien d'accord sur la nature des bains *Hottentot Holland*. On croit que le principe ferrugineux y domine.

John Barrow, voyageur anglais assez estimé, signale aussi les eaux minérales du cap de Bonne-Espérance. Il rapporte que des flancs du Cardow, qui est une chaîne de montagnes, on voit jaillir une très-abondante source d'eaux thermales ferrugineuses marquant au thermomètre de Fahrenheit une température de 108 degrés, et qu'on y a formé un établissement de bains. Dans la vallée de Brandt il y a aussi un ruisseau d'eau chaude, à la source duquel le thermomètre déjà cité marque 150 degrés. Enfin, sur les bords de la rivière du Poisera, se trouvent deux puits d'eau hépatique qu'on applique à la guérison de plusieurs maladies. Mais c'est surtout le rhumatisme qui est la maladie familière du pays, à cause de la variabilité du climat; de là vient qu'on cherche à combattre cette maladie par l'emploi de ces eaux.

ÎLE DE MADAGASCAR.

Les plus fameuses sources sont celles qui se trouvent dans la vallée d'Amboulle. Le naturaliste Sonnerat en a surtout fait mention. Elles sont au nombre de deux, situées à la distance de quatre lieues l'une de l'autre. Cependant leur température est, dit-on, la même. Elles ont la même saveur, et on les emploie dans les mêmes circonstances. Sans doute elles ont aussi le même foyer. Elles sont très-énergiques en vertu. « Les Français, dit Sonnerat, ont autrefois habité la vallée d'Amboulle, et l'on voit encore (en 1782) un mur considérable de trois pieds de large, qui formait l'enceinte de leur établissement, de même que les puits qu'ils y creusèrent. Quand les habitans eurent massacré tous les Européens qui faisaient leur résidence au fort Dauphin, les Français de la vallée d'Amboulle périrent de misère et furent tués par les Madagasses. Ils n'en épargnèrent que deux, l'un, parce qu'il avait épousé la fille d'un des chefs, et l'autre, parce qu'il commandait dans un village. »

ÎLE D'AMSTERDAM.

Dans le voyage à la Cochinchine, de John Barrow, traduit par notre célèbre géographe Malte-Brun, on trouve la description de plusieurs sources thermales près du cratère d'un volcan que l'on observe dans la petite île d'Amsterdam. Dans plusieurs de ces fontaines, dont quelques-unes ressemblent à des bourbiers, le thermomètre de Fahrenheit s'élève jusqu'à 96 et même jusqu'à 104 degrés, et dans d'autres jusqu'à 112, ou à l'eau bouillante. Partout où les sources surgissent, on aperçoit, avant et après le coucher du soleil, des vapeurs épaisses qui remplissent l'atmosphère.

« Dans divers endroits, dit John Barrow, nous
« remarquâmes des tapis d'une jolie verdure,
« composés d'une mousse très-fine mêlée avec
« une espèce de *lycopodium*, et d'une variété de
« *marchantia*. Ces carreaux de verdure flottaient
« sur les bourbiers chauds, dont la température
« (à huit ou dix pouces au-dessous de la surface sur
« laquelle s'étendaient les racines de ces plantes)
« s'élevait au 186ème degré, ce qui paraissait d'au-
« tant plus curieux, que cette espèce de *lycopo-
« dium* était la même (au moins nous le pensâmes)
« que celle qui se plaît à croître même au cœur de
« l'hiver sur les bruyères glacées du nord de l'An-
« gleterre. Dans différens lieux de cette île, nous
« trouvâmes sur la surface verticale, des étangs
« ou des eaux stagnantes dont la chaleur variait
« jusqu'à des degrés très-élevés. Ce sol paraissait
« spongieux et poreux, et la terre semblait trem-
« bler sous nos pieds. » John Barrow dit qu'il suffisait d'appliquer son oreille contre terre, pour
entendre un bruit sourd et analogue à celui que
fait l'eau en ébullition. Ces eaux sont d'une couleur
ochracée, et elles se montrent d'autant plus ferrugineuses qu'elles se trouvent plus rapprochées
du cratère volcanique. Les matelots prirent une
grande quantité de poisson, particulièrement des
perches, qu'ils se délectaient à faire cuire dans
quelques minutes à ces sources brûlantes. Ce mets
ainsi préparé leur semblait délicieux.

ARTICLE CINQUIÈME.

Eaux minérales dans quelques îles de l'océan Pacifique.

ÎLE DE JAVA.

Les marins qui s'arrêtent à Java parlent souvent des bains chauds qu'on peut y prendre, et qu'on désigne sous les noms de *Tchipannas* en langue malaise. L'eau est fournie par plusieurs sources renfermées dans une vallée. On a construit un bâtiment pour la commodité de ceux qui ont recours à ces thermes. On ne sait rien sur les principes minéralisateurs. Thunberg prétend que les bords de la fontaine sont couverts d'une rouille d'un vert foncé, absolument analogue au vert-de-gris : est-ce pour cela que les voyageurs n'osent en boire; mais on l'emploie avec succès pour la cure de quelques maladies extérieures.

ÎLE DE LUÇON.

Les eaux chaudes de l'île de Luçon, qui est la principale des Philippines, sont très-renommées. Elles sont en grand nombre et on leur attribue beaucoup de vertus. On cite particulièrement celles de *Bally*, sur les bords du lac de Bay. Il y a un établissement de bains publics, et un hospice magnifique pour les indigens; lequel est confié à la direction des religieux de Saint-François. Un voyageur, que j'ai eu occasion de voir à Paris, m'a assuré qu'on y rencontrait souvent des lépreux, des rhumatisés, des goutteux, des infirmes de toutes les façons. On raconte sur les lieux qu'elles sont véritablement miraculeuses par leurs effets.

Il y a de ces eaux que l'on peut prendre en boisson; mais il en est d'autres que l'on prend sous forme de bain et à différens degrés. Il y a aussi des étuves. Le Gentil raconte que les eaux qui fournissent la vapeur sont tellement brûlantes, qu'elles dépouillent en un instant la peau de son épiderme; des chiens ou autres animaux qui ont voulu les traverser, s'y sont trouvés bientôt morts et dans un état de cuisson parfaite.

ÎLE DE SUMATRA.

L'île de Sumatra présente plusieurs sources très-chaudes et parfaitement minéralisées. On assure que ces eaux se rapprochent beaucoup de celles de Harrowgate en Angleterre. On y trouve surtout quelques fontaines bitumineuses où l'huile de pétrole est en abondance. Quelques habitans en oignent leurs jambes pour les garantir des blessures des insectes, et particulièrement des fourmis.

ÎLE DE KARUKU.

L'île de Karuku est une des Moluques. Elle a des eaux si brûlantes, qu'on dit que les œufs y cuisent en cinq ou six minutes. Ce qu'il y a néanmoins de plus surprenant, c'est ce que rapporte M. Labillardière dans sa relation du voyage fait pour la recherche de M. de La Pérouse. Il a assuré, en effet, que la vapeur de ces eaux n'est en aucune manière nuisible à des arbres circonvoisins qui s'en trouvent continuellement arrosés. Leur végétation, dit-il, est au contraire très-vigoureuse. C'est dans cette même île qu'on cultive en abondance les girofliers.

ÎLE DE TANNA.

I. Ces sources, que les naturels du pays désignent sous le nom de *Doogoos*, s'échappent d'une couche pierreuse et noirâtre, non loin des bords de l'océan; aussi sont-elles quelquefois tout-à-fait couvertes par la marée. D'après les expériences de Forster, ces eaux s'élèvent jusqu'à la température de 191 degrés (thermomètre de Fahrenheit). Les petits poissons, les moules qu'on y jette se trouvent bientôt cuits. Elles sont d'ailleurs claires, limpides, mais leur saveur est un peu astringente.

II. L'île de Tanna présente aussi deux autres

sources d'eau chaude où le thermomètre va jusqu'à
101 degrés. Forster, qui parle de ces sources, fait
aussi mention d'un endroit tout-à-fait dénué d'arbres, où, par un temps frais, et surtout après la
pluie, on voit des vapeurs s'élever de toutes parts.
Cette vapeur de nature sulfureuse s'échappe manifestement par des soupiraux, toutes les fois que le
volcan fait explosion. Les compagnons de l'illustre
capitaine Cook furent, dit-on, ravis de trouver
cette source médicinale, et sans leur passage trop
rapide, quelques-uns d'entre eux en auraient fait
infailliblement l'essai pour le rétablissement de
leur santé.

ÎLE DE KIUSIU.

En parlant des eaux minérales du Japon, il ne
faut pas oublier celles de la montagne d'Unsen,
près de Simabara, dont l'aspect hideux, aride et
nu ressemble de loin à une masse en combustion.
La fumée se remarque de deux ou trois lieues. On
ne saurait marcher sur cette terre dépouillée sans
entendre sous ses pieds un bruit qui frappe les
voyageurs d'une sorte d'épouvante. L'odeur sulfureuse qui s'en exhale est si énergique, que les oiseaux n'osent y aborder; d'ailleurs, comme les
arbres n'y viennent point, ils ne sauraient où se
percher. Les eaux pluviales qui s'y rassemblent ne
tardent pas à s'y échauffer, et semblent bouillir de

toutes parts dans leurs réservoirs. C'est des flancs de cette montagne et des environs qu'on voit s'échapper plusieurs sources de température diverse.

Il y a surtout dans ce lieu plusieurs bains chauds, qui ont acquis une grande vogue. On les regarde comme infaillibles pour la guérison des maux vénériens. Il y a des procédés que l'on suit pour opérer chez les malades des transpirations considérables. Kœmpfer dit qu'à peu de distance de ces bains est un monastère de la secte de Tendai. Les moines avaient donné des noms particuliers à chacune des sources, et en faisaient autant de purgatoires ; ils s'en servaient pour tourmenter des hommes ignorans et superstitieux, et les ramener au paganisme de leurs pères, en leur extorquant des sommes d'argent. Les habitans du pays ne prennent ordinairement les bains que pendant trois jours ; si au bout de ce court espace de temps ils ne se trouvent pas guéris, ils jugent que les eaux sont défectueuses, ou qu'elles sont insuffisantes pour les délivrer de leur mal.

ARTICLE SIXIÈME.

Eaux minérales de la Chine.

Nous n'avons que de bien faibles renseignemens sur les eaux minérales de la Chine. Aucun des missionnaires auxquels on doit d'ailleurs des détails si précieux sur ce pays ne s'est occupé de cette question. La Chine possède pourtant un grand nombre de sources minérales et thermales, et ces sources sont chaque année fréquentées par un grand nombre de malades qui viennent, comme en Europe, y chercher le plaisir et la santé. Il n'en est que trois que nous puissions indiquer ici :

I. Hong-Chan, fontaine située, *je crois*, dans la province de Kiang-Nan, non loin du Hoang-Ho ou fleuve jaune, et du grand lac Hong-Tse-Hou. Elle est chaude et renferme du cinnabre (sulfure de mercure) auquel on attribue la couleur rouge que ses eaux prennent tous les ans au printemps. Il paraît au reste qu'elle ne contient qu'une très-petite quantité de mercure, et qu'on doit la ranger parmi les eaux sulfureuses chaudes.

II. Hing-Tchou, fontaine dans la province de Pe-Tche-Li, au nord de Peking et non loin des rives du Pay-Ho. Elle est chaude et renferme de l'alun ainsi qu'une petite quantité de soufre. Elle est très-fréquentée.

III. Ché-Tching, eau froide, ferrugineuse et gazeuse; elle est située dans la Tartarie chinoise, de l'autre côté de la grande muraille, à quelques lieues seulement de la résidence d'été des souverains tartaro-chinois. Cette source est une des plus célèbres; c'est celle que fréquentent plus particulièrement les grands de la cour et les membres de la famille impériale.

IV. Les Chinois paraissent faire plus de cas des eaux thermales que des eaux froides; du reste ils ne les prennent jamais sans de très-grandes précautions. Voici un extrait de celles qui sont recommandées par l'empereur Kang-Hi; il m'a paru curieux de rapporter ses jugemens à cet égard : « Rien de plus vrai,
« dit-il, les eaux thermales sont très-efficaces pour
« guérir plusieurs maladies, mais bien des gens
« ignorent qu'elles sont meilleures pour ceux qui
« ont passé quarante ans; quand on n'a pas atteint
« cet âge, et qu'on prend les bains chauds, leur pre-
« mier effet est d'affaiblir et d'épuiser, parce que le
« sang étant alors dans toute sa force, elles causent
« une fermentation et des sueurs qui troublent la
« nature et lui nuisent. Dans un âge plus avancé, au
« contraire, elles raniment le sang et débarrassent
« les os, les nerfs et tout le corps des embarras et
« engorgemens que les années traînent à leur

« suite.... On prend les bains sept jours, puis on
« les interrompt sept jours pour reposer le sang et
« les humeurs. Les continuer plus long-temps c'est
« s'exposer à une révolution plus dangereuse quel-
« quefois que la maladie dont on était venu cher-
« cher la guérison.... Il est nuisible d'entrer dans
« le bain après avoir mangé, ou de s'exposer à l'air
« après en être sorti.... Il est évident que la cha-
« leur, l'odeur, la saveur, la vertu médicinale des
« eaux chaudes sont l'effet du mélange des corps
« étrangers qui y sont. Mais quels sont ces corps ?
« en quelle quantité et proportion y sont-ils ? c'est
« ce qu'on n'examine pas assez. Les médecins
« même s'en tiennent à l'antique réputation d'une
« fontaine, pour y envoyer les malades. Je sais
« qu'on a trouvé de l'arsenic dans quelques sources
« très-estimées ; je sais que la nature peut chan-
« ger les poisons en remèdes par des décomposi-
« tions et des mélanges qu'elle seule a le secret de
« faire ; mais je sais aussi que si on étudiait mieux
« les qualités particulières des eaux minérales, on
« pourrait mieux fixer les espèces de maladies aux-
« quelles elles conviennent.... Il n'est pas sûr de
« suivre les anciens à cet égard ; ils s'en tenaient à
« l'odeur, à la saveur et à la couleur, pour pro-
« noncer sur les bonnes ou mauvaises qualités des
« eaux. Cette manière est trop superficielle ; quel-
« que bons que soient ces signes sensibles ils ne
« suffisent pas. Cela est évident par les eaux qui

« viennent de loin; elles sont chargées de sels, de
« parties terrestres et métalliques, que le goût, la
« vue ni l'odorat ne sauraient distinguer. » (*Observations de Physique et d'Histoire naturelle de l'empereur Kang-Hi.*)

V. C'est sans doute de la deuxième de ces sources que le père du Halde veut parler, lorsqu'il dit que le 14 décembre, en 1691, l'empereur partit pour se rendre aux bains d'eaux chaudes, situées à six lieues de Peking, presque droit au nord; il ajoute qu'il logea dans une maison qu'il avait fait bâtir exprès. Cette maison était composée de trois pavillons; dans chacun il y avait des bains, et on voyait aussi dans la cour de l'établissement deux grands bassins carrés très-commodes; ils étaient d'une chaleur modérée, et l'eau de ces bassins avait quatre ou cinq pieds de profondeur.

Le savant missionnaire dit plus loin : « Sa Ma-
« jesté nous fit plusieurs questions sur les bains,
« et nous dit qu'elle en avait vu plus de trente en
« différens lieux de ses terres, et entre autres un
« qui est un peu plus de vingt lieues au couchant
« de celle-ci, où dans l'espace d'environ dix lys de
« tour (dix lys font une lieue commune) il y a
« deux cents sources; la plupart jettent des eaux
« dont la qualité et le goût n'ont rien qui se res-
« semble. »

ARTICLE SEPTIÈME.

Eaux minérales de Sibérie.

SOURCE DE TAVATOMA.

On la trouve près de la rivière d'Okotsk. On peut lire ce qu'en dit M. de Lesseps dans son voyage au Kamtschatka, fait en 1787 et en 1788. Voici comment il en parle :

« On dirait (rapporte ce voyageur) qu'elle est
« composée de plusieurs autres, qui sortant d'une
« montagne à gauche de la rivière (Tavatoma) se
« réunissent dans leur chute. Une fumée épaisse
« s'élève en nuage au-dessus de ces eaux, mais il
« ne s'en exhale aucune mauvaise odeur; la cha-
« leur en est extrême, et le bouillonnement con-
« tinuel. Elles ont un goût désagréable et piquant
« qui annonce des parties sulfureuses et salines;
« peut-être même par l'analyse y reconnaîtrait-on
« aussi du fer et du cuivre; ce qu'il y a de certain,
« c'est que les pierres que je ramassai le long du
« ruisseau avaient toutes un caractère volcanique;
« mais je dois rendre compte de l'effet que cette eau
« produisit sur nous. Je n'avais fait que m'en rincer
« légèrement la bouche, et en même temps M. Kis-
« selioff s'en lava la figure; une demi-heure après

« il eut la peau du visage emportée, et moi la
« langue et le palais entièrement dépouillés : il
« m'en resta pendant long-temps l'incommodité
« de ne pouvoir rien manger de chaud ni de haut
« goût. » (*Journal historique du Voyage de M. de
Lesseps, consul de France, employé dans l'expédition de M. de La Pérouse en qualité d'interprète du Roi.*)

ARTICLE HUITIÈME.

Eaux minérales de la Russie méridionale.

SOURCE DE SAREPTA.

Pallas est sans contredit l'auteur qu'il faut consulter, quand on veut se faire une idée des eaux minérales de la Russie. Il a donné la description d'une source qui est, à ce qu'on assure, très-fréquentée par les malades. On la rencontre non loin de Sarepta, dans le royaume d'Astrakan. Elle doit naturellement être rapportée à l'ordre des salines, puisqu'elle tient en dissolution du sulfate de soude en grande proportion. Il y a aussi un principe sulfureux, quoiqu'il soit difficile de s'en apercevoir par la dégustation. Quelques personnes prétendent qu'elle est légèrement ferrugineuse. L'eau de Sarepta ressemble beaucoup par sa saveur à l'eau de Selters; mais elle est un peu plus amère. Elle est tellement saturée de sulfate de soude, qu'on pourrait en recueillir une grande quantité pour l'introduire dans le commerce.

SOURCE DE POGROMNAÏA.

On nomme ainsi cette source, parce qu'elle est très-voisine d'un village qui porte le même nom.

Ce sont surtout les Bouriats qui en font un grand usage. On a vu des Russes en boire une si grande quantité qu'ils finissaient par en mourir. Ces eaux ressemblent beaucoup à celles de Sarepta. Elles ont le goût agréable de l'eau de Seltz. On les boit pour se désaltérer. On les mêle avec des liqueurs, avec des sirops. C'est une eau qui passe pour enivrante : de là vient qu'on aime à en user avec excès, et il est rare qu'un voyageur ne s'y arrête point pour se donner le plaisir d'en user comme de la bière. Les Lamas ont coutume d'aller tous les ans prononcer des bénédictions sur le bord de la fontaine. Ce qu'il y a d'intéressant, ce sont les inscriptions mongoles dont les arbres environnans se trouvent couverts. Ces inscriptions indiquent les personnes qui ont été guéries par l'usage des sources, et leurs observations.

Pallas rapporte qu'il a vu près d'une de ces fontaines une grande perche garnie de traverses, à la manière d'un moulin à vent. On y avait écrit plusieurs prières.

SOURCES DE ZARISYN.

On nomme ainsi ces sources parce qu'elles viennent près de Zarizyn, ville forte, située sur la rive droite du Volga. Elles sont fraîches et tellement limpides qu'on en use pour la boisson et pour les besoins journaliers. On leur attribue la propriété de faciliter le cours des urines. On dit néanmoins qu'elles sont nuisibles à la conservation des dents. Il y a une autre source dont les eaux se déchargent dans le Volga, et qui ont une odeur bitumineuse. C'est un ruisseau clair et transparent dans lequel les villageois aiment à se baigner pour guérir les fièvres d'accès. Les cures sont en grand crédit; aussi les personnes du peuple assiégent constamment cette fontaine.

SOURCE D'OULAN-BOULAK.

Ce sont les Tongouses qui ont donné ce nom à cette fontaine; ce nom veut dire *source rouge*, à cause de la couleur de son lit. On la trouve au pied d'une petite montagne argileuse et couverte d'une terre ochracée. Le vitriol de mars se rencontre en grande abondance au fond et sur tout le contour de la fosse; on pourrait en faire une abondante récolte et lui faire subir une sorte de purification. Pallas dit que les particules métalliques dont ces eaux se trouvent chargées font qu'elles provoquent le vomissement, et que leur saveur n'est dans aucun cas agréable; cependant elles servent à désaltérer les oiseaux qui nichent dans les environs, et on n'a jamais appris qu'elles aient produit des accidens funestes chez les animaux.

ARTICLE NEUVIÈME.

Eaux minérales de la Finlande.

SOURCE D'ULÉABORG.

Nous ne connaissons les eaux d'Uléaborg que par le voyageur Acerbi. L'endroit où se trouve cette source est triste et solitaire. A peine y rencontre-t-on quelques étrangers qui viennent y passer leur temps de convalescence, ou quelques valétudinaires qui viennent y fortifier leur santé. On a voulu procéder à l'analyse chimique de la source; on y a trouvé, dans différentes proportions, de la potasse, de la soude, du sulfate de chaux, du carbonate calcaire, du fer, de la terre silicée, du gaz acide carbonique, et du gaz hépatique. Je le répète, ce lieu est peu fréquenté. On n'y rencontre quelquefois que deux ou trois malades qui se consolent mutuellement de leurs infirmités. Quelle différence, quand on compare ce chétif établissement avec celui de notre Vichy ou de notre Bagnères-Adour !

ARTICLE DIXIÈME.

Eaux minérales qui se rencontrent dans quelques endroits de l'Asie.

THIBET.

I. Les habitans du Thibet sont passionnés et pleins de confiance pour les eaux minérales. Les voyageurs nous assurent qu'ils s'y transportent par milliers; qu'ils les appliquent même indistinctement à la guérison de toutes sortes de maladies. Ils ont une manière particulière d'en user. La plupart des malades ne s'y plongent que jusqu'à mi-corps, et seulement pour quelques minutes. On les recouvre ensuite avec des linges brûlans, sans doute pour provoquer une transpiration abondante. On fréquente le bain plusieurs fois le jour, et toujours on suit le même procédé. Les Thibétains vont particulièrement aux sources sulfureuses pour combattre les maladies de la peau.

II. Turner fait mention de trois sources que l'on rencontre près de *Châlon*. Ces eaux, à ce qu'il rapporte, s'échappaient avec grand bruit du sein de la terre; elles donnaient naissance à un vaste lac, où il était curieux de voir se rendre une multitude d'oiseaux aquatiques. On y distinguait surtout le cyrus, l'oie bramine, plusieurs espèces de canards, des grues, des pintades, des mouettes et des goëlands. Ce fait ne doit pas surprendre, puisque ces eaux sont de nature saline. Les chèvres, les moutons et autres animaux se plaisent à paître les herbages imprégnés de sélénite ou de parties alumineuses. Ceci rappelle ce que nous avons déjà dit des bestiaux qui se trouvent dans les pâturages de la rive gauche de l'Allier, près de Vichy.

III. La source sulfureuse qui se trouve près de la route de *Schouhou* porte 88 degrés de température. Les Thibétains aiment à s'y baigner pour guérir les affreux accidens de la maladie vénérienne, ou pour tempérer les douleurs rhumatismales dont ils sont souvent affectés.

SOURCE DU BOUTAN.

On parle beaucoup d'une source sulfureuse qui se trouve dans le voisinage de la forteresse d'*Ouandipore*; c'est là qu'habite le rajah ou prince du Boutan; ce lieu est en grande vénération; on le regarde comme sacré. On se rend surtout à Ghassa pour profiter d'une source brûlante, qui n'a d'action, dit le préjugé populaire, que sur les personnes douées d'une grande justice et de beaucoup de piété. Les gens d'une conduite répréhensible ne sauraient avoir part à ses vertus. Les malades, qui se considèrent comme profanes, supplient alors les gilongs ou moines boutaniens de rendre la fontaine propice à leurs infirmités.

BAINS DE PRUSE.

I. Tournefort a fait mention des nouveaux bains de *Capliza*, qui sont très-fréquentés par les Turcs. Ces bains se prennent dans l'intérieur de deux grands bâtimens d'une splendeur magnifique. Le premier surtout est relevé de quatre grands dômes en plomb et percés à jour; toutes les salles sont pavées de marbre. Il est particulièrement destiné aux hommes, qui y fument et y prennent du café ou du sorbet. Toutes les commodités s'y trouvent, il y a des nattes dont on recouvre des banquettes, et des réservoirs tout exprès pour recevoir les vêtemens des baigneurs. On admire dans l'intérieur une très-belle fontaine qui fournit de l'eau froide pour tempérer la chaleur de l'eau thermale. Le second établissement, où se rendent les femmes, est inférieur au précédent par son architecture; il est moins spacieux et d'une construction plus simple.

C'est surtout la haute température des bains de Pruse qui a contribué à leur réputation. Les œufs y cuisent en vingt minutes. L'eau est continuellement fumante, et il serait difficile d'y tenir long-temps la main sans en être péniblement affecté. L'exposition des bains n'est pas moins agréable; ils sont placés sur le penchant d'une colline. Le docteur Spon parle des bains de *Capliza*, dans son Voyage d'Italie, de Dalmatie, de Grèce et du Levant. Il dit que les Turcs les fréquentent autant pour obéir à leur loi, qui leur prescrit les ablutions fréquentes, qu'à cause des plaisirs qu'ils y trouvent. D'ailleurs, cette eau qui est soufrée leur est utile pour une multitude de maladies.

II. Sur la même colline, il y a encore deux autres bains de même nature et de même vertu, bâtis par Rustom-Pacha, gendre de Soliman II.

III. Enfin il ne faut pas oublier les anciens bains de *Capliza*, dont les eaux sont d'une chaleur très-considérable. On assure que ce sont les mêmes dont les Grecs usaient autrefois. Mais leur reconstruction est attribuée à Mahomet Ier. On distingue le grand bain et le petit bain; c'est dans ce dernier que les Turcs se font administrer des douches; ils montrent une sorte de préférence pour ce mode de médication.

SOURCE D'ÉLIJA EN ARMÉNIE.

On dit qu'Élija est un très-gros village, les maisons en sont basses et comme enterrées dans la boue, à ce que nous assure Tournefort; mais malgré l'horreur du lieu, on y afflue comme en France à Baréges, à cause du bain qui est excellent. Le bâtiment est d'une structure assez élégante; il est d'une forme octogone et percé à jour par ses voûtes. Le volume des eaux est des plus considérables. Les Musulmans y accourent d'Arzerum, ville qui est distante d'environ six milles de cet établissement.

SOURCE DE TÉFLIS EN GÉORGIE.

Ces bains ressemblent beaucoup par leur température et leur composition à ceux d'Élija; il y a même de l'eau froide et de l'eau tiède, dont on use au besoin pour modérer la chaleur de la source. Les habitans de la ville donnent un grand soin à l'entretien de l'établissement. On y va pour se réjouir autant que pour la santé.

SOURCE DE SMYRNE.

Ces bains sont situés au pied d'une colline, aux environs de Smyrne. Strabon a fait mention de ces thermes qui sont très-antiques. Il y avait jadis un temple d'Apollon. On ne voit aujourd'hui que des ruines autour de l'ancien bâtiment. Les tuyaux fournissent de l'eau froide et de l'eau chaude.

SOURCES THERMALES DE LA PERSE.

I. Tout le monde sait que la Perse est un pays rempli de montagnes; le grand nombre d'eaux minérales qui s'y rencontrent a, dit-on, donné l'idée de travailler à l'extraction des métaux, ce qui s'est constamment opéré depuis le dix-septième siècle. C'est une contrée neuve pour l'observation.

II. Les savans qui ont traversé le pays font mention de quelques sources thermales qui sont à la température de l'eau bouillante dans la péninsule d'Apcheron. L'eau en est, à ce qu'on assure, très-épaisse, et il importe de la clarifier pour l'usage; elle charrie une craie bleuâtre dont il importe de la purger. Quand on en boit et qu'on s'y baigne, on éprouve une sorte de restauration dans le système des forces. Il faut néanmoins n'en prendre à l'intérieur qu'une dose très-modérée. Les personnes de la plus haute distinction se rendent à ces eaux pour le traitement de diverses maladies. Il paraît que ce lieu a de tout temps été fréquenté, puisqu'on y voit des restes de beaux monumens, entre autres une grande et superbe mosquée.

III. Tous les voyageurs qui ont visité la Perse parlent des sources de naphte noir et blanc qui se trouvent dans la province de Chyrvàn, près de la petite ville de Bâkoù, que le docteur J. Cooke place, par le 40ᵉ degré 8 minutes de latitude nord, sur le bord de la mer Caspienne. « Il y a « aussi, dit Hanway, dans la péninsule d'Apche- « ron, un naphte blanc qui n'a pas la consistance « du noir, mais qui est aussi moins abondant. « Les Russes le boivent comme un excellent cor- « dial; il n'enivre pas. Pris intérieurement, il est « bon, dit-on, pour prévenir la formation de la « pierre dans la vessie, pour les maux de poitrine, « pour les céphalalgies, pour les affections véné- « riennes, tous accidens auxquels les Persans sont « fort sujets. On l'applique extérieurement pour « les affections scorbutiques, pour les accès de « goutte, pour les attaques de nerfs; mais il faut « avoir soin de ne l'appliquer que sur la partie « malade. Il pénètre momentanément dans le « sang, dit encore le voyageur, et peut causer à « l'instant de cruelles douleurs. » (*Historical account of the British trade over the Caspian sea*) (1).

---

(1) L'auteur parle aussi des feux qui sortent de la terre aux environs de Bâkoù, et qui ne s'éteignent jamais. Ce feu est un objet de culte pour les sectateurs de Zoroastre. Ils ont des temples dans ces endroits, où ils se réunissent en grand nombre. Les voyageurs Hanway, Cooke et G. Forster donnent des détails excessivement curieux sur ce feu souterrain, qui sert non-seulement aux différens actes de dévotion, mais

SOURCE DE TABARIÉ EN SYRIE, DANS LE PACHALIK DE SAÏDÉ.

I. Volney n'a point oublié de faire mention de la disposition particulière du sol dans le midi de la Syrie ou bassin du Jourdain. « Les sources bi-

encore à préparer les alimens, et à défendre les adorateurs contre les rigueurs du froid. En fermant la fournaise la flamme s'éteint aussitôt, et alors on entend un bruit sourd toutes les fois qu'on approche l'oreille de l'ouverture; on remarque même un courant d'air froid et violent, auquel on met aisément le feu en approchant une matière étrangère enflammée. La flamme est pâle et claire, sans aucune fumée apparente. Elle répand une vapeur fortement imprégnée de soufre. (Voyez le *Voyage du Bengale à Pétersbourg*, par Georges Forster.) Nos lecteurs seront peut-être bien aises de trouver la description textuelle de l'Âtech-Gâh, ou place du feu (nom du sanctuaire où les Guèbres pratiquent leur culte): «Cet objet de la dévotion des Guèbres, dit Hanway,
« se trouve placé à environ dix milles anglais nord-est de
« Bâkoù, sur un terrain sec et rocailleux. On y voit plusieurs
« anciens temples bâtis en pierres, qu'on suppose avoir
« tous été dédiés au feu. La plupart de ces temples con-
« sistent dans des voûtes de grès qui n'ont pas plus de dix à
« quinze pieds de haut. On en remarque un petit dans lequel
« les Indous font maintenant leurs dévotions. Auprès de
« l'autel, qui a environ trois pieds de haut, est une large
« canne creuse de l'extrémité de laquelle sort une flamme
« bleue, assez semblable à celle d'une lampe à esprit de vin

« tumineuses et soufrées du lac Asphaltite, dit-il,
« les laves, les pierres-ponces jetées sur ses bords,
« et le bain chaud de Tabarié, prouvent que cette
« vallée a été le siége d'un feu qui n'est pas encore
« éteint ».

II. C'est à l'est du mont Tabor que se trouve le

« pour la couleur et la légèreté; mais elle paraît encore plus
« pure. Les Indiens assurent que cette flamme dure depuis
« le déluge, et qu'elle durera jusqu'à la fin du monde. Ils
« ajoutent que si on l'étouffait ou si on lui opposait quelque
« résistance, elle reparaîtrait dans un autre endroit. Il y a
« ordinairement quarante ou cinquante pauvres dévots qui
« viennent en pèlerinage de leur pays natal à cet endroit; ils
« subsistent d'un misérable salaire, et se nourrissent d'arti-
« chauts de Jérusalem, qui font une bonne nourriture, et
« d'autres herbes et racines qu'on trouve un peu vers le
« nord. Leur principale occupation est de faire des expia-
« tions, non-seulement pour leurs péchés, mais encore pour
« ceux des autres. Ils prolongent leur séjour en raison du
« nombre de personnes pour lesquelles ils ont promis de
« prier. Ils se marquent le front avec du safran, et ont une
« grande vénération pour une vache rouge. Ils sont légère-
« ment vêtus; et ceux qui veulent se faire remarquer par leur
« grande piété portent un de leurs bras sur leur tête ou sur
« une autre partie de leur corps, et le laissent invariable-
« ment dans cette attitude.

« A peu de distance du temple est une petite éminence
« formée par un rocher, sur lequel se trouve une crevasse

lac de Tabarié qu'on croirait encaissé dans un cratère de volcan. La source thermale que nous voulons indiquer est située dans la campagne, au voisinage de la petite ville qui porte le même nom que le lac, et qui est peuplée d'environ trois cents familles, au rapport des voyageurs. On prend si peu de soin de cette fontaine, qu'elle est encombrée d'une boue noirâtre, dans laquelle viennent néanmoins se baigner les rhumatisés. Il paraît que la chaleur en est très-considérable.

« horizontale élevée de deux pieds au-dessus du niveau du
« sol, large de trois pieds, longue de six. Il en sort constam-
« ment une flamme absolument semblable à celle que j'ai
« déjà décrite. Lorsque le vent souffle, cette flamme monte
« quelquefois à huit pieds de haut; elle est beaucoup plus
« basse dans les temps calmes. On ne voit aucune trace de la
« flamme sur le rocher. Les Indiens l'adorent aussi, et pré-
« tendent qu'on ne peut l'éteindre; car elle reparaîtrait
« ailleurs.

« La terre qui environne cet endroit, à deux milles à la
« ronde, a une singulière propriété : en enlevant deux ou
« trois pouces de la surface, et en posant un charbon en-
« flammé sur la portion découverte, elle prend feu, avant,
« pour ainsi dire, d'éprouver le contact du charbon; la
« flamme échauffe la terre, mais ne la brûle pas, et ne com-
« munique même aucune chaleur aux objets voisins. Une
« quantité quelconque de cette terre transférée ailleurs, ne
« produit pas le même effet. Il n'y a pas long-temps que huit
« chevaux furent dévorés par ce feu, sous un toit où la sur-

SOURCES DE L'ARABIE-PÉTRÉE.

I. L'Arabie-Pétrée manque de l'élément le plus nécessaire à l'homme et à la végétation; on n'y trouve ni ruisseaux ni fontaines. Tous les voyageurs s'accordent pour dire qu'on trouve à peine quatre ou cinq sources entre le Caire et le Mont-Sinaï; ils ajoutent même que, comme le sel et le soufre se trouvent en quelque sorte prodigués sur cette terre aride et décrépite, presque toujours les eaux s'en trouvent imprégnées. On les boit néanmoins avec quelques délices, parce qu'elles font cesser le tourment de la soif, et que leurs principes minéralisateurs sont salutaires à l'existence.

« face du sol avait été retournée; un accident imprévu alluma
« la flamme. Si l'on enfonce à deux pouces en terre une
« canne ou un tuyau de papier seulement, fermé avec de la
« boue au-dessous, et que l'on touche l'autre extrémité avec
« un charbon ardent sur lequel on souffle, aussitôt il en sort
« une flamme qui n'endommage ni la canne ni le papier,
« pourvu que les bords en soient garnis avec de la boue. Les
« habitans emploient ce moyen pour s'éclairer dans leurs
« maisons, dont le sol est à nu. Trois ou quatre de ces cannes
« ou tuyaux suffisent pour faire bouillir une cafetière pleine
« d'eau. Ils s'en servent pour préparer leurs mets, etc. »
(*Hanway's Historical account of the British trade over the Caspian sea*, tome 1er, part. III, chap. LVII, intitulé *The everlasting Fire*.)

Il est néanmoins des puits dont on ne s'approche qu'avec péril, et les écrouelles sont communes dans cet avare climat.

II. Les sources qui sont à *Hammam-Faraoun* sont les plus remarquables : elles sont sulfureuses et extérieurement chaudes. Elles cuisent les œufs avec une rapidité qui étonne les assistans.

III. Les eaux d'*Ain el Mousa* ont une température inférieure à celle des précédentes, mais elles contiennent pareillement du soufre. Elles arrosent un grand espace; ce qui étonne, c'est qu'elles s'échappent du sol en formant naturellement des jets d'eau. Il n'est pas facile de rendre compte d'un pareil phénomène, et pour arriver à son explication, il faudrait acquérir une connaissance plus intime de la constitution intérieure de cette terre desséchée.

ARTICLE ONZIÈME.

Eaux minérales de l'Archipel grec.

ÎLE DE MILO.

I. Les bains de *Loutra* jouissaient jadis d'une grande réputation ; on y venait en foule de toutes les Cyclades pour y chercher la guérison à une multitude de maux. Ils étaient particulièrement assignés aux paralytiques et aux lépreux. Tournefort et Olivier parlent de la disposition de ces bains, situés au bas d'une petite colline, près du chemin qui va de la ville à la rade. Pour s'y rendre, il faut entrer dans une grotte naturelle en se courbant, attendu que l'entrée forme un arc très-bas ; ensuite on trouve deux chemins qui conduisent tous deux à une salle où l'on peut se plonger dans un bassin rempli d'eau chaude et fortement salée.

La salle est elle-même tapissée et couverte de cristallisations plus ou moins considérables. La chaleur devient si forte dans cet endroit, que les sueurs sont fortement provoquées. Tournefort dit que cette étuve est souvent fréquentée par de vieux débauchés dont les maladies honteuses ont résisté à tous les autres remèdes ; c'est ce qui jette une sorte de discrédit sur le lieu et empêche les personnes honnêtes d'en profiter. Olivier dit qu'aujourd'hui ils sont presque totalement abandonnés.

II. Les sources de *Protothalassa* se trouvent sur le bord de la mer. Elles jaillissent à travers le sable. Elles sont d'une saveur très-âcre et très-salée. On s'y brûle les doigts, selon Tournefort. Il ajoute que les œufs qu'on cherche à y faire durcir éprouvent une altération singulière. « Comme je n'avais « pas de thermomètre, dit-il, je m'avisai de plon- « ger une douzaine d'œufs dans cette eau pour « voir si elle les durcirait dans l'espace de cinq « ou six minutes, comme le fait l'eau commune « qui bout sur le feu ; mais nous remarquâmes « avec une extrême surprise qu'après une demi- « heure, à peine le milieu de ces œufs paraissait « altéré ; on en ouvrit d'autres une heure après, « ils ne parurent que fort peu différens des pre- « miers ; enfin après deux heures de temps il ne « s'en trouva aucun qui fût véritablement cuit « comme le sont nos œufs mollets ; on remarqua « seulement que quelques autres que l'on avait en- « terrés dans le sable se trouvèrent suffisamment « cuits et propres à manger. » (Tournefort, *Relation d'un voyage au Levant.*)

SOURCES DE L'ÎLE DE LESBOS.

Dans l'île de Lesbos tant déchue de son ancienne

gloire, au milieu des myrtes et des oliviers qui couvraient jadis ses plaines et ses montagnes, il y avait, dit-on, des sources thermales d'une grande abondance. On ne parle aujourd'hui que de celle qui se trouve sur le bord de la mer, et qui est surtout recherchée par les habitans de Mytilène. C'est là que les enfans des Grecs et leurs oppresseurs viennent souvent chercher la santé. On dit que ces eaux sont très-favorables à l'entretien des sécrétions, qu'elles combattent avec efficacité les maladies les plus opiniâtres de l'espèce humaine ; il y a un assez vaste bâtiment pour loger commodément les malades, et un grand bassin pour baigner plusieurs individus à la fois. Ces eaux sont stimulantes dans les voies digestives. Elles sont particulièrement diurétiques. On les boit sans répugnance, et leur saveur n'a rien de désagréable.

ARTICLE DOUZIÈME.

Eaux minérales du Portugal.

Le Portugal est peut-être le pays de l'Europe qui, eu égard à sa petite étendue, a le plus grand nombre d'eaux minérales, particulièrement de celles qu'on nomme *thermales*. Ce nombre, selon Vasconcellos, ne va pas à moins de deux cents, et très-peu sont connues hors du royaume. Ces eaux, dont la médecine tire un si grand parti pour guérir des maladies rebelles à tout autre remède, se trouvent classées de la manière suivante dans un ouvrage publié en 1810 par le savant médecin Francisco Tavarès.

I. *Eaux minérales salines.* Ces eaux ont toutes un goût plus ou moins salé et désagréable, qui annonce la présence des substances salines et terreuses qu'elles tiennent en dissolution. Les sels qui le plus communément entrent dans leur composition, sont ceux qui ont pour base l'argile, la magnésie et la chaux; ceux à bases alcalines, tels que le carbonate, le muriate et le sulfate de soude, qui, d'après leur abondance, constituent les *eaux salines neutres* ou *alcalines*. Il y en a plusieurs qui contiennent du gaz acide carbonique, lequel les rend plus vives, plus légères et plus actives, et qui se trouve également dans les froides et les thermales. Quelques-unes tiennent même en dissolution des particules métalliques, qui sont ordinairement du fer. Toutes les sources salées dont on tire le sel commun ne sont pas comprises dans cette classe. Le Portugal n'a qu'une seule source médicinale de ce genre, celle de *Rio-Mayor*, non loin de Batalha dans l'Estramadure; elle est très-abondante; donne un sel excellent, et nous l'avons comprise dans le tableau des salines de ce royaume.

II. *Eaux minérales gazeuses*. Outre le gaz acide carbonique et l'hydrogène sulfuré qui est le principe volatil prédominant auquel ces eaux doivent leur dénomination, elles contiennent aussi plus ou moins de soude, de terre calcaire, parfois du muriate et du sulfate de soude, du muriate calcaire, du sulfate de magnésie, rarement de l'alumine, et souvent du fer, quoiqu'en très-petite quantité. Elles reçoivent le nom de *froides* ou *thermales*, selon le degré de leur température.

III. *Eaux ferrugineuses ou martiales*. Elles sont ainsi nommées à cause du fer auquel elles doivent la plus grande partie de leurs qualités salutaires; on peut même dire que c'est à la présence de ce métal, en plus ou moins grande quantité, qu'est dû en partie l'effet produit par beaucoup d'eaux gazeuses, salines, et même sulfureuses. Le fer, dans les eaux martiales, se trouve ordinairement accompagné de terre calcaire, de sélénite, de muriates magnésiens et argileux, de soude, etc. Ces eaux sont ordinairement minéralisées par l'acide carbonique. Le Portugal a un très-grand nombre d'eaux martiales, qui, à cause de leur grande abondance et de la difficulté d'être classées convenablement, n'ont pas été décrites par Tavarès. Voici celles qui sont indiquées par les savans médecins comme étant les plus usitées en médecine : *Val da Mò* près d'Anadia, et *Falla* dans la Beira; *Bellas*, *Punhete*, *Tancos*, *Cabeca de Montacique* et *Collares* dans l'Estramadure; *Torré de Moncoroo* dans le Tra-los-Montès; *Amarante*, *Guimaraens*, etc., etc., dans le Minho. Nous remarquerons à cette occasion que les eaux martiales de cette dernière province sont très-faibles.

IV. *Eaux sulfureuses*. Ces eaux, qui ont une odeur d'œufs pourris ou de foie de soufre et un goût désagréable, doivent leur dénomination au soufre qu'elles contiennent, et qui les minéralise de différentes manières. Cette substance, dans presque toutes, s'y trouve combinée à l'état de sulfate de soude, de sulfate calcaire, ou de sulfate de fer. Plusieurs d'entre elles contiennent une grande quantité de substances terreuses, métalliques et salines à différentes bases. Elles s'appellent *hépatiques*, si elles contiennent les principes sus-mentionnés avec une très-petite quantité de gaz; et *hépatisées*, si le gaz hydrogène sulfuré tient la plus grande partie dans la combinaison totale. En général ces eaux sont chaudes, quoique de différente température. On en trouve cependant quelques-unes de froides.

V. Le tableau ci-après a été rédigé d'après les matériaux de l'ouvrage du médecin Tavarès : il offre en quatre colonnes séparées le *nom*, la *position*, la *nature* et la *température* des principales eaux minérales du Portugal, classées d'après les six provinces de ce royaume. On a mis dans la dernière colonne un point interrogatif, lorsque le silence de Tavarès ne donnait pas les moyens d'en indiquer la température, et nous avons marqué d'une étoile celles qui sont les plus connues et les plus fréquentées.

PRÉCIS

TABLEAU DES EAUX MINÉRALES

DU ROYAUME DE PORTUGAL.

DANS LE MIÑO.

Provinces et noms des eaux.	Position.	Nature des eaux.	Témpérat. centigr.
San Antonio das Taipas ou Caldas das Taipas.	Guimarens........	sulfureuse hépatique..	32°,75.
Braga...............	Braga............	sulfureuse hépatisée et ferrugineuse.......	froide.
Caldas...............	Guimarens........	sulfureuse...........	?
* Caldellas de Renduse..	Ucana...........	un peu ferrugineuse et sulfureuse..........	31°,50.
Canaverès.............	Guimarens........	sulfureuse hépatisée...	34°.
Entre Rios............	Peñafiel..........	gazeuse hépatisée.....	froide.
* Gerez...............	Guimarens........	gazeuse (1)..,.....	62°,50.
Guimareus............	idem.............	sulfureuse hépatique..	58°,75.
Monçao...............	Ucana............	gazeuse.............	43°.
Padreiro..............	idem.............	sulfureuse...........	froide.

DANS LE TRA-LOS-MONTÈS.

Carlaò, Caldas de Favaios, de Porraès ou de Murça.	Villa-Real........	gazeuse hépatique et ferrugineuse......	33°,75.
Chavès..............	Bragança.........	salino-alcalino-gazeuse.	61°.
Pombal d'Anicaës.....	Torre-de-Moncorvo.	sulfureuse hépatique..	35°.
Ponte de Cavez.......	Villa-Real........	sulfureuse...........	23°,75.
Rede, de Corvaceira, de Moledo, de Panaguião.	idem.............	idem.............	37°.
Pedras Salgadas.......	idem.............	saline.............	froide.

DANS LA BEIRA.

* Alcafache...........	Viseu.............	sulfureuse hépatique..	37°.
Fonte Santa..........	Pinhel............	sulfureuse...........	froide.
Almafala.............	idem ?...........	saline..............	idem.
Alpreada.............	Castello-Branco....	sulfureuse...........	idem.
Aregos...............	Lamego ?.........	faiblement hépatique.	61°,25.
Cañas de Senhorim....	Viseu.............	sulfureuse saline......	34°.
Carvalhal............	idem ?...........	sulfureuse hépatique..	37°.
Santa Cambadão......	Arganil...........	sulfureuse hépatique et saline............	froide.

(1) Cette eau est d'une nature qui diffère de celle de toutes les eaux connues en Portugal et ailleurs.

SUR LES EAUX MINÉRALES.

Provinces et noms des eaux.	Position.	Nature des eaux.	Températ. centigr.
*Santa Comil ou Lagiosa.	Viseu............	sulfureuse hépatique..	49°.
Sau Jorga............	Feira?...........	idem.........	froide.
San Pedro Dosul.....	Viseu............	idem.........	67°,50.
Peñagareia ou Caldas de Monsortinho........	Castel-Branco.....	thermale simple......	20°.
Peñamacor...........	idem............	sulfureuse hépatique..	20°.
Prunto, Azenha ou Vinha da Rainha..........	Coïmbra..........	idem.........	32°.
Ranhados............	Pinhel............	idem.........	42°.
Rapoila de Coa.......	Castel-Branco.....	sulfureuse saline.....	37°.
Unhaes da Sarra.....	Guarda...........	sulfureuse hépatique..	31°.

DANS L'ESTRAMADURE.

Alhandra............	Riba-Tejo........	sulfureuse saline......	froide.
*Caldas da Rainhas....	Alemquer.........	sulfureuse hépatique..	34°.
Cascaës ou Estoril....	Torres Vedras.....	saline neutre.........	29°.
Gaiciras.............	Alemquer.........	sulfureuse hépatique...	33°.
Leyria..............	Leyria...........	thermale simple......	25°.
Lisbonne ou Banhos do Duque (1)...........	Lisbonne..........	sulfureuse hépatique..	30°.
Miorga..............	Alcobaça.........	saline...............	28°.
Monte Real..........	Leyria...........	sulfureuse hépatique saline...............	19°.
Povea de Coz........	Alcobaça.........	thermale simple......	25°.
Rio-Real............	Alemquer?........	sulfureuse hépatique..	24°.
Torrès-Védras.......	Torrès-Védras.....	saline ferrugineuse....	44°.
Agua Santa de Vimeiro.	idem?...........	faiblement saline.....	26°.

DANS L'ALENTÉJO.

Alsustrel............	Ourique..........	saline...............	froide.
Aaez, Gafete ou Tolosa.	Portalegro........	sulfureuse hépatique froide..............	idem.
Cabeço de Vide......	Avir.............	sulfureuse hépatique..	27°.
Gavião.............	Crato............	hépatique ferrugineuse.	froide.
Maria-Viegas........	Portalègre........	sulfureuse hépatique..	idem.
Mertola ou Agua do Pego de San Damingos....	Ourique..........	ferrugineuse.........	idem.
Monte de Pedra......	Crato............	sulfureuse hépatique..	idem.
Onguella............	Elvas............	gazeuse saline.......	idem.
Portalègre...........	Portalègre........	gazeuse hépatique....	idem.

DANS LE ROYAUME DES ALGARVES.

*Monchique.........	Lagos............	gazeuse hépatique....	33°,75.
Tavira..............	Tavira...........	idem.........	25°,75.

---

(1) Il y a huit sources différentes; celle do Duque est la plus chaude, et celle nommée Bica de Capato est la plus froide; celle-ci ne porte que 18 degrés au thermomètre centigrade.

ARTICLE TREIZIÈME.

Eaux minérales de quelques endroits de l'Espagne.

CHICLANA.

A deux lieues de Chiclana, dans la province de Cadix, et à environ quatre lieues de cette ville, il y a des eaux sulfureuses qui sont, dit-on, très-efficaces pour les maladies cutanées. Nous ignorons quelle est leur température. Dans le bourg de Chiclana même, il y a un puits dont l'eau a les mêmes vertus. Les personnes qui sont trop faibles pour se rendre à la source en font usage.

PATERNA DE LA RIVERA.

Il y a aussi des eaux sulfureuses à peu de distance du village de Paterna de la Rivera, à neuf ou dix lieues nord-est de Cadix, dans la province de ce nom, qui produisent d'excellens effets dans diverses maladies. Nous ignorons également quel est leur degré de chaleur. Il n'y a pas d'établissement formé, ce qui empêche les malades d'y aller. Une demoiselle de Xérès avait au nez un ulcère rongeant; elle prit ces eaux pendant l'été de 1823, et en éprouva le plus grand bien. Elle eut ensuite une rechute. Sur le chemin qui conduit à Paterna, on rencontre aussi d'autres sources de même nature, mais qui à la vérité sont très-peu abondantes; elles répandent une odeur très-forte de gaz hydrogène sulfuré, et l'on voit du soufre déposé le long du ravin où elles coulent.

MEDINA SIDONIA.

On a découvert, il y a quelques années, une source d'eau thermale sulfureuse près de Medina Sidonia, sur la route de Paterna. Cette source était connue, mais on n'en faisait aucun usage. Un malheureux habitant de Medina Sidonia, qui était perclus et trop malade pour se rendre aux eaux de Paterna, conçut le projet d'y faire un trou suffisant pour pouvoir s'y baigner. Cela fut exécuté et lui réussit si bien qu'il obtint sa guérison.

CALDAS EN CATALOGNE.

Il y a au village de Caldas, à environ six lieues de Barcelonne, dans la principauté de Catalogne, des eaux thermales sulfureuses très-renommées. On y trouve d'assez beaux établissemens. Le village est adossé à la montagne sur laquelle se trouve San Filin de Codinas, à environ deux lieues plus haut, et ces bains sont dans le village même. M. Chervin les visita en 1824. Il y a une grande maison qui sert d'hôtel ou d'auberge. Les baignoires sont faites en ciment dans le sol, et on y descend par un escalier. L'eau est trop chaude pour qu'on puisse s'y baigner; on est obligé d'y ajouter de l'eau froide. Il y a des petits cabinets pour que les malades puissent se reposer en sortant du bain. La source est si forte que l'eau chaude coule dans les rues, où elle sert au lavement du linge et autres emplois domestiques. Ces eaux appellent tous les étés un grand concours de monde à Caldas. Depuis l'occupation de l'Espagne, le gouvernement français y envoie un détachement de troupes pour maintenir l'ordre.

CARRATRACA.

La ville de Carratraca, dont les eaux sont estimées, est située à sept lieues et demie au nord de Malaga, sur la pente d'un rocher. A partir de la ville, la roche principale s'élève encore et fournit non-seulement un jet abondant d'eau minérale de la grosseur de la cuisse, mais encore plusieurs autres petites sources parmi lesquelles, deux, nommées *la Haute et la Basse Tuile*, donnent une eau fraîche, exquise, tandis que toutes les autres sont chargées des mêmes substances gazeuses et salines que la source principale.

La montagne où siége le roc d'où sortent les sources est une masse uniforme qui paraît être une variété de *dolomite*, avec quelques veines de chaux sulfatée (espèce compacte), et quelques autres plus rares, d'une substance pesante, rouge, dont les cristaux lamelleux d'une apparence métallique n'ont pas encore été analysés.

Cette montagne est couverte d'une abondante végétation, bien différente de la montagne d'ardoise qui est vis-à-vis d'elle.

L'eau minérale de Carratraca est claire et limpide. Celle de la principale source charrie en abondance des flocons plus ou moins gros, surnageans, de couleur blanchâtre, légers, mucilagineux au toucher, et ne se dissolvant pas dans l'eau. Ces flocons, dans leur cours, enduisent les parois du bain et des conduits d'une substance glissante et tenue. Le courant entraîne une quantité de gros sable résultant de la destruction naturelle de la roche.

L'odeur de cette eau est hydro-sulfureuse, et se fait sentir au loin.

La nature désagréable de sa saveur tient à la présence du gaz hydrogène sulfuré. En perdant celui-ci, elle devient aussi insipide qu'une autre eau.

La température permanente des eaux de Carratraca est de 66 degrés du thermomètre de Fahrenheit, ou 15 degrés et demi de Réaumur; ce qui fait que ces bains paraissent froids l'été et chauds l'hiver. La pesanteur spécifique est de 10,014, celle de l'eau distillée étant 10,000.

Huit livres castillanes d'eau de Carratraca contiennent :

Gaz acide hydro-sulfurique.............	85,82 p. c.
— carbonique................	10,70
Hydro-chlorate de magnésie avec une quantité inappréciable d'hydro-chlorate de chaux......................	2 grains.
Sulfate de magnésie...................	8 *idem.*
— de chaux......................	6 *idem.*
Oxyde d'alumine avec un peu d'oxyde de magnésie........................	7 *idem.*
Oxyde de silice......................	0,5 *idem.*

On a beaucoup exagéré les vertus de ces eaux, comme on fait de toutes celles qu'on veut mettre en vogue. Elles en ont en effet une grande en Espagne. Carratraca est, dit-on, le rendez-vous des malades imaginaires, de quelques femmes qui se les font ordonner, et qui vont y chercher le bienfait de la fécondité, des incurables enfin dont leurs docteurs ne savent plus que faire. On leur reconnaît de grandes vertus contre la leucorrhée, l'aménorrhée, les maladies herpétiques, etc. Leur emploi se borne à l'usage externe. On ne les prend qu'en bains.

ARTICLE QUATORZIÈME.

Eaux minérales de l'Angleterre.

BATH.

L'Angleterre possède une multitude d'établissemens d'eaux minérales. Les plus remarquables sont celles de Malvern, de Holywell, de Bristol, de Matlock, de Buxton, de Cheltenham, de Scarborough, de Hartfell, de Brighton, de Harrogate, de Maffat, etc. Nous ne ferons ici mention que de celles de Bath, comme étant les plus connues des voyageurs français. La ville est située au milieu d'une gorge étroite sur les bords de l'Avon et près du canal de Bristol (comté de Somerset); elle est entourée de petites montagnes peu élevées et dont l'aspect est très-pittoresque. On trouve encore d'anciens monumens bâtis par les Romains dont le plus remarquable est une salle de bains, et tout ce qui est nécessaire pour prendre des bains chauds à vapeur.

Les trois sources qu'on remarque à Bath sont :

1°. Le *King's Bath* (Bain du Roi).
2°. Le *Cross Bath* (Bain de la Croix).
3°. Le *Hot Bath* (Bain chaud).

Ces sources sont à peu de distance l'une de l'autre.

Les eaux fraîchement tirées sont claires, incolores, ne dégagent point de gaz et ne font point effervescence. Mais si on les expose quelques heures à l'air libre, elles se troublent et laissent déposer un peu de sédiment d'un jaune pâle. Elles n'ont point d'odeur, excepté à la première source où elles ont une saveur légèrement piquante, mais qui n'est ni fétide ni sulfureuse. Leur saveur est *fortement ferrugineuse*, propriété qu'elles perdent bientôt après leur refroidissement. Leur température est d'environ 116 degrés (thermomètre de Fahrenheit).

D'après les diverses analyses chimiques qui ont été faites par les docteurs *Falconer, Lucas, Gibbs, Priestley*, etc., ces eaux contiennent par *gallon* (quatre litres mesure française) environ huit pouces cubiques d'acide carbonique et autant d'azote, quatre-vingts grains de matière *solide* dont la moitié est formée de muriate de soude, quinze grains et demi de terre siliceuse, et le reste de sélénite, de carbonate de chaux et d'oxyde de fer.

Le docteur *Falconer* dit que l'eau minérale de Bath, prise à la source, a la propriété d'accélérer le pouls, d'augmenter la chaleur et de favoriser les sécrétions, surtout celle de l'urine. Elle agit aussi sur le système nerveux, et facilite la digestion. On en fait usage contre un grand nombre de maladies chroniques; contre celles produites par un long séjour dans les climats chauds avec lésion des organes biliaires; contre la jaunisse, la chlorose, la goutte, le rhumatisme et autres affections qui donnent lieu à plusieurs variétés de paralysies. On assure que les médecins anglais se débarrassent de leurs hypochondriaques en les envoyant aux eaux de Bath. La dose, pour un adulte, ne doit pas excéder une pinte et demie chaque jour, prise le matin. Un savant recommandable, très-versé dans la littérature médicale anglaise, s'occupe, dit-on, d'un travail sur les eaux minérales de la Grande-Bretagne. On regrette que ses utiles recherches n'aient point encore vu le jour.

EAUX MINÉRALES FACTICES.

La difficulté qu'éprouvent beaucoup de malades, soit par rapport à la modicité de leur fortune, soit par rapport à la gravité de leurs maux, de se faire transporter en des lieux plus ou moins éloignés pour profiter du bienfait des eaux minérales naturelles, a fait imaginer de vouloir leur substituer ces mêmes eaux, décorées des mêmes noms, mais préparées par les moyens de l'art, d'après les analyses chimiques déjà connues; c'est ce qui a donné lieu à l'invention ou plutôt à la fabrication des eaux désignées sous le nom de *factices* ou *artificielles*.

Examinons si cette substitution est bien fondée et exempte de tout inconvénient.

Pour atteindre le but que l'on se propose, il faudrait :

1°. Que l'analyse chimique fût aussi rigoureuse que possible, et d'une exactitude irréprochable.

2°. Connaître ou pouvoir apprécier toutes les circonstances dans lesquelles la nature a opéré, afin d'arriver sûrement au même résultat qu'elle dans les procédés d'imitation.

3°. Enfin, les principes constituans des eaux

minérales naturelles étant une fois bien connus et déterminés, il faudrait avoir la certitude de pouvoir les réunir et les combiner tels qu'ils existaient dans ces mêmes eaux.

Nous allons voir que nulle de ces conditions n'est dans aucun cas accomplie.

Difficulté d'une exactitude rigoureuse dans l'analyse chimique.

Il n'est pas de composés qui exigent plus de connaissances théoriques et pratiques dans leur examen chimique que les eaux minérales; et cependant, nous devons le dire, la plupart des travaux publiés sur ces produits naturels ont été faits par des personnes peu expérimentées, qui ne nous ont donné que des connaissances peu approfondies, et en quelque sorte superficielles à cet égard; c'est cependant sur de tels travaux qu'ont été fondés les procédés qu'on suit pour les imiter.

En effet, l'eau de Baréges, si généralement employée, soit en bains, soit en boisson, n'est encore que très-imparfaitement connue; la plupart des chimistes y ont admis l'existence du gaz acide hydro-sulfurique libre, tandis qu'il n'y est qu'en combinaison, d'après des recherches plus récentes.

Et cependant l'eau de Baréges artificielle a été composée d'après cette fausse assertion ; aussi n'est-elle qu'une dissolution du gaz acide hydro-sulfurique dans l'eau. Une telle composition peut-elle remplacer celle qui nous est offerte par la nature ?

Cette observation est applicable aux eaux naturelles de Cauterets, de Saint-Sauveur, à toutes les eaux analogues.

Appréciation des procédés suivis par la nature.

Il nous est d'autant plus impossible d'y arriver, que nous ne connaissons point la cause de la propriété la plus apparente d'un grand nombre d'eaux minérales. Nous allons en citer un exemple.

L'eau de Seltz est regardée comme la plus facile à imiter, car il suffit d'interposer du gaz acide carbonique dans de l'eau par la presse hydraulique ; cependant, mettons ces deux eaux, la naturelle et l'artificielle, dans les mêmes circonstances, dans deux vases ouverts, et nous serons bientôt convaincus que la naturelle retient encore des traces sensibles de gaz, lorsque l'artificielle n'est plus qu'un liquide fade, salé et nauséabonde. Par quel moyen la nature combine-t-elle mieux que nous ne le pouvons faire le gaz acide carbonique avec l'eau ? nous n'en savons rien.

Sans doute l'eau de Seltz artificielle paraît plus gazeuse que la naturelle; la première fait sauter plus vite le bouchon de la bouteille qui la contient, et offre un dégagement tumultueux de gaz acide carbonique, mais cette effervescence est aussi momentanée qu'elle est vive; et si son ingestion ne s'effectue très-promptement, elle éprouve une perte considérable de gaz.

Ces résultats ne prouvent-ils pas que l'art ne peut suppléer à la nature; car, s'il en était autrement, pourquoi l'eau artificielle n'offrirait-elle pas les mêmes phénomènes que l'eau naturelle, et même à un degré plus marqué, puisqu'on y a interposé une plus grande dose d'acide carbonique? La conséquence à tirer de ce fait, est que la combinaison du gaz acide carbonique dans l'eau naturelle est plus parfaite, quoique moins abondante.

Mais ce qui prouve encore mieux notre ignorance sur les procédés de la nature pour opérer la combinaison et la dissolution des principes minéralisateurs des eaux, c'est le phénomène de la dissolution qu'elles opèrent de la silice, ainsi qu'on en trouve des exemples frappans dans les eaux bouillantes de certaines sources de l'Islande. En effet, Black, célèbre chimiste irlandais, a trouvé que les eaux de Rikum et de Geyser contenaient pour 10,000 grains :

	Rikum.	Geyser.
Soude caustique................	0,51 gr.	0,95 grains.
Alumine.....................	0,05	0,48
Silice......................	3,73	5,40
Chlorure de sodium...........	2,90	2,46
Sulfate de soude..............	1,28	1,46
TOTAL...........	8,47 gr.	10,75 grains.

Or, quelle substance tient ici une aussi forte quantité de silice en dissolution dans ces eaux minérales? Est-ce la soude caustique? Sans doute elle y contribue pour une partie, mais non pour la totalité, ainsi qu'on le pense généralement; car si l'on combine directement les quantités de soude et de silice indiquées dans ces analyses, on obtient un composé vitreux sur lequel l'eau a très-peu d'action. Nous ignorons donc le procédé que la nature emploie pour dissoudre ainsi la silice, et il nous serait par conséquent impossible d'imiter cette eau minérale.

Ces deux exemples ne suffisent-ils pas pour prouver l'impossibilité d'arriver jamais à une imitation parfaite des eaux minérales, alors même que l'analyse chimique aurait prouvé très-exactement la nature et la quantité de leurs principes constituans.

Imitation impossible de certains produits naturels et inhérens aux eaux minérales.

Nous venons de voir l'impossibilité de dissoudre à l'instar de la nature les corps les plus connus et les plus facilement appréciables ; mais cette difficulté est encore loin d'équivaloir à celle que nous allons signaler. En effet, dans la plupart des eaux minérales, celles de Baréges, de Cauterets, de Vichy, de Plombières, etc., qui sont les plus connues, et à l'égard desquelles l'art a le plus de prétention d'arriver à une imitation complète, quelle imperfection ne remarque-t-on pas !

Peut-on imiter convenablement cette combinaison particulière d'hydro-sulfate de soude, qui a la propriété de laisser échapper une partie de son gaz par l'ébullition ? Peut-on surtout imiter, ou plutôt créer cette matière animale qui donne aux eaux leur onctuosité, et jusqu'à un certain point leurs propriétés médicinales ? Peut-on enfin reproduire tout ce qui se trouve en dissolution dans les eaux de Vichy, de Plombières, etc. ? N'est-on pas porté à croire qu'ici l'art n'est jamais l'émule de la nature.

C'est par la gélatine que l'art propose de remplacer le principe onctueux des eaux ; mais la gélatine n'a aucune analogie avec cette substance. Et sur quel fait a-t-on fondé une substitution aussi imparfaite ?

CONCLUSIONS.

1°. D'après ces considérations, on est donc forcé de conclure que les eaux minérales naturelles ne sont point susceptibles d'être imitées.

2°. Que les efforts tentés jusqu'ici pour les imiter sont louables, sans doute, mais qu'ils sont loin d'avoir atteint le degré de perfection désirable, et qui puisse permettre au médecin d'employer indistinctement ces deux espèces d'eaux.

3°. Que les eaux minérales artificielles peuvent être employées comme des agens thérapeutiques spéciaux, lorsque l'expérience en a démontré l'utilité ; mais qu'il est dérisoire de les distinguer par des noms particuliers qui peuvent, sans aucune raison valable, les faire confondre avec des produits naturels, dont elles ne sont qu'une tentative d'imitation aussi éloignée que grossière. (1)

---

(1) On demandait à un candidat qui soutenait une thèse si les eaux minérales artificielles pouvaient ressembler aux eaux minérales naturelles. — Comme le singe ressemble à l'homme, répondit-il ; *vix magis quam simia hominem.*

DES ÉTABLISSEMENS CONSACRÉS A L'ADMINISTRATION DES EAUX MINÉRALES FACTICES.

Personne n'ignore que les eaux minérales naturelles varient, soit dans la quantité de leurs principes fixes ou fugaces, soit dans leur température, selon les saisons et le caractère même de ces saisons; on sait aussi qu'elles ne sont pas toujours puisées aux sources avec les précautions nécessaires quand elles doivent voyager; qu'elles sont fréquemment altérées par l'ignorance et surtout par le temps, à cause du long intervalle qui sépare le moment où elles parviennent aux malades. (1)

---

(1) Ces réflexions sont applicables à toutes les eaux naturelles, mais surtout aux eaux sulfureuses. Ces eaux, qui se recommandent par la fréquence de leur emploi et l'importance de leurs effets, exigent pour être conservées d'autant plus de précautions, qu'elles s'altèrent avec la plus grande facilité. Le seul contact de l'air les décompose promptement. Le soufre qui se trouve dans ces eaux combiné avec l'hydrogène, et qui forme un hydro-sulfure avec l'alcali qu'il y rencontre, absorbe bientôt l'oxygène de l'atmosphère; ce qui donne lieu à une combinaison nouvelle, désignée naguère sous le nom de *sulfite sulfuré*, et qui depuis a reçu celui d'*hyposulfite*. On conçoit donc que les effets médicinaux d'un hydrogène sulfuré ne sauraient être les mêmes que ceux d'un sulfite sulfuré. Il importe en conséquence de reconnaître, par une observation scrupuleuse et réitérée, les différences d'action de l'une et de l'autre de ces combinaisons sur l'économie vivante.

C'est à ces inconvéniens inévitables que les eaux minérales factices sont redevables de la préférence qu'on leur accorde souvent sur les eaux minérales naturelles. Il faut convenir aussi qu'elles produisent des effets incontestables dans le traitement d'une multitude de maladies. Elles sont même devenues des remèdes puissans dans des cas extrêmes où les eaux naturelles ont échoué; de là vient que des personnes honorables par leur caractère et leur habileté se sont particulièrement vouées à ce genre de fabrication qui rend tant de services à l'art de guérir. Des appareils plus ou moins ingénieux ont été inventés pour prévenir des erreurs funestes, pour assurer les résultats, et des succès réels ont été obtenus. Nous devons par conséquent des éloges à ceux qui se livrent à l'exploitation partielle de ce moyen curatif.

BAINS DE TIVOLI.

L'établissement de Tivoli est situé dans la rue Saint-Lazare, au centre de la Chaussée-d'Antin, l'un des quartiers les plus sains et les plus brillans de notre capitale, au milieu des fêtes et des promenades publiques. Tout y atteste les progrès de la science et les prodiges d'un art qui sait du moins seconder la nature, s'il ne vient pas à bout de l'égaler.

Tivoli est fondé depuis 1799, et depuis cette

époque ses moyens d'utilité se sont constamment agrandis. Cet établissement, unique dans son genre, n'a jamais démenti ses promesses. On doit croire qu'une aussi belle entreprise n'a pas manqué de faire des envieux; de là les concurrences qui se sont établies de toutes parts; mais elles n'ont servi qu'à faire ressortir la supériorité des premiers inventeurs et l'excellence de leurs procédés. Les hommes distingués qui se trouvent à la tête de cette vaste exploitation gardent encore le premier rang, sous le rapport de la préparation des eaux factices.

Tivoli fournit aujourd'hui les deux tiers d'eaux minérales artificielles qui se consomment non-seulement à Paris, mais dans les deux tiers de la France. Ces eaux sont devenues entre les mains des médecins habiles, sinon l'équivalent des eaux naturelles, du moins un médicament nouveau qui ne varie point et qu'on peut administrer avec précision.

C'est, comme nous l'avons déjà dit, un fait démontré, que les eaux minérales naturelles perdent singulièrement de leurs vertus quand elles sont transportées à de grandes distances; qu'elles s'altèrent dans leur couleur, dans leur saveur et dans leur densité. La nature emploie avec persévérance et les mêmes élémens et les mêmes procédés, mais si on ne peut écarter les agens et les circonstances capables de faire varier ses combinaisons constantes, on renonce à l'un des plus grands avantages du bienfait dont elle nous gratifie; on se jette dans une incertitude périlleuse; on s'expose à tous les inconvéniens qui peuvent résulter de l'administration d'une eau presque toujours altérée, et dont les effets médicinaux ne peuvent dès lors être calculés ni prévus. Dans un pareil cas, certainement les eaux factices sont préférables.

Tivoli est donc une ressource véritable pour toutes les personnes qui ne peuvent se séparer de leurs affaires, et aller prendre en d'autres lieux les eaux minérales naturelles dont leur santé peut avoir besoin. D'ailleurs, il ne faut pas, ce me semble, compter pour rien le grand avantage qu'on a de mettre les eaux artificielles en harmonie avec la susceptibilité des individus, d'en changer le degré et la qualité selon les besoins et les indications, de pouvoir surtout administrer simultanément plusieurs espèces d'eaux et dans tous les temps de l'année, de les améliorer quelquefois en les appliquant sous toutes les formes. (1)

---

(1) Prenons pour exemple les eaux minérales le plus fréquemment employées en boisson, telles que les eaux gazeuses et ferrugineuses. Ces eaux, qu'on nous envoie de si loin, et qui sont presque toujours mal bouchées dans les vases qui

On trouve à Tivoli des bains de toutes les sortes ; ce qu'il y a de plus remarquable, et ce qui a été partout imité, ce sont les divers appareils qui servent à donner les douches descendantes, soit à l'arrosoir, soit au piston. Chaque réservoir a sa destination particulière ; il contient plus du double de l'eau factice nécessaire pour remplir les baignoires, et il a l'élévation requise pour que la chute de l'eau soit rapide ; la colonne d'eau devient plus ou moins considérable selon que l'on ouvre ou que l'on ferme davantage le robinet ; enfin, toutes les mesures sont prises pour que la percussion soit graduée, selon l'état des malades et la nature des cas. Les douches ascendantes pour les maladies vaginales et intestinales ne sont pas moins bien combinées, d'où il est résulté des guérisons surpre-

---

les contiennent, perdent une grande partie de leur gaz ; il en résulte un dépôt de carbonate de fer qui s'attache aux parois des bouteilles ; tandis qu'au laboratoire de Tivoli on est parvenu à une telle saturation des eaux que l'on prépare, qu'un semblable inconvénient n'a jamais lieu. Ajoutons que les chimistes, éclairés par l'expérience des médecins, ont grand soin d'exclure de la composition de leurs eaux le carbonate et le sulfate de chaux, manifestement nuisibles à notre économie. Elles sont par conséquent plus appropriées à nos forces digestives. Citons aussi l'eau de Sedlitz factice, qui, indépendamment du sel qui la constitue purgative, contient plus d'acide carbonique que l'eau naturelle ; ce qui en rend l'emploi beaucoup plus efficace et plus facile.

nantes dans les leucorrhées, dans des congestions abdominales, dans des constipations opiniâtres. C'est par ces appareils si habilement confectionnés qu'on dirige sur le col utérin toutes les substances médicamenteuses appropriées, et, par la plus légère des ablutions, on détermine quelquefois la résolution des engorgemens dont l'issue eût pu devenir funeste.

Les bains de vapeur aqueuse, appelés *bains à la russe*, les bains de pluie, appelés *bains à l'anglaise*, les bains de sable, les fumigations simples, aromatiques, sulfureuses, cinnabrées, générales ou partielles, les douches de vapeur simples ou composées, etc., qu'on doit ranger parmi les moyens les plus actifs que l'art puisse mettre en usage, sont mis en pratique avec une dextérité et une prudence propres à éloigner la crainte de tout accident. Les divers rapports faits à l'autorité constatent les succès nombreux auxquels arrivent tous les jours les plus habiles médecins de la capitale. M. Audéoud, successeur immédiat de MM. Jurine et Triayre, dirige de nos jours cet établissement, qui intéresse à la fois par la puissance de ses ressources et la simplicité de son organisation. Il y soutient la gloire de tout le bien produit par ses devanciers.

BAINS D'OLEGGIO.

En visitant les bains d'Oleggio, dit M. le docteur Vacquié, on se croirait transporté dans un de ces temples que l'antiquité élevait au dieu d'Épidaure (1). Il ne manque pour rendre le parallèle frappant que ces nombreuses inscriptions votives dictées par la reconnaissance des malades, et qui abonderaient dans ce beau lieu, si le temps n'avait aboli ce pieux usage. L'établissement dont il s'agit se trouve du moins dans cette exposition favorable que les anciens recherchaient avec raison pour ce genre d'édifices, et qui joint à tous les avantages d'un air pur et salubre, celui d'offrir aux sens les plus délicieuses jouissances.

Le bâtiment qui sert à l'administration des bains est situé sur le plateau d'une colline assez élevée qu'occupe aussi le joli bourg d'Oleggio, sur cette magnifique route du Simplon, monument de la puissance humaine contre les obstacles de la nature, à deux lieues du lac Majeur et de Novare, à

---

(1) Nous devons la connaissance et une description très-exacte des bains d'Oleggio à M. le docteur Vacquié, qui s'occupe d'une manière spéciale de l'étude des eaux minérales, et qui a rassemblé sur leur mode d'action des faits aussi neufs qu'intéressans.

cinq ou six des célèbres îles Borromées, à neuf environ de Milan, et à une vingtaine de la capitale du Piémont. La population d'Oleggio, vive, spirituelle, industrieuse, se compose de sept à huit cents habitans, parmi lesquels règnent ces mœurs et ces habitudes sociales qui ne vont ordinairement qu'avec le séjour des grandes villes et l'aisance de la vie. Outre l'agrément des cercles et de la bonne compagnie, on y trouve encore les jouissances de la table, qui, pour bien des gens, passent avant l'autre, et se rallient du moins très-bien au goût du plus grand nombre.

D'autres plaisirs attendent les amis des champs et de la nature. Le terrain, agréablement coupé par des coteaux et des vallées, offre l'aspect le plus varié et le plus attachant. Le Tésin qui déploie majestueusement son cours, et le canal de Milan, forment comme le fond du paysage, décoré par des bois et des prairies qu'animent de toutes parts des maisons riantes, ces rustiques *casini* où l'élégance dans l'architecture s'unit à la plus aimable simplicité. Mais ce qui excite surtout l'admiration des étrangers que le soin de leur santé attire à Oleggio, c'est le magnifique spectacle que l'horizon découvre de tous côtés à la vue. Ici, les Alpes qui séparent la Suisse de l'Italie; et celles du Tyrol, par lesquelles ne sont pas dérobées à l'œil les immenses plaines de la Lombardie ni les belles contrées situées en deçà des Apennins; là, des vallons enchanteurs qui se prolongent jusqu'aux montagnes de la Ligurie; enfin, le Piémont terminé par cette chaîne majestueuse des Alpes qui le sépare des états de Nice, de la Savoie et du Valais.

On arrive aux bains d'Oleggio par deux belles avenues d'arbres qui servent de promenade publique. Le bâtiment, construit dans le goût moderne, est divisé en plusieurs corps par de vastes portiques, des cours spacieuses, des jardins qui ne sont pas moins utiles pour le renouvellement et la circulation de l'air, que commodes et favorables à la distraction que recherchent toujours les baigneurs. En homme habile et instruit, le docteur Paganini n'a point oublié d'ailleurs les moyens variés d'exercices que les Grecs et les Romains faisaient si heureusement concourir aux bons effets des bains, et qui en sont le complément presque indispensable.

Pour la préparation chimique des eaux et les modes aussi multipliés que bien entendus de leur emploi, on n'y est en aucune manière arriéré dans les perfectionnemens que les belles découvertes de la chimie ont fait subir à l'art de composer les eaux minérales. Parmi les conquêtes sans nombre que l'esprit humain a faites de nos jours, l'imitation portée si loin des produits de la nature, n'est pas celle qui frappera le moins l'attention des siècles. On remarque surtout dans cet établissement le procédé que l'on suit pour chauffer les eaux; procédé qui n'est autre chose que celui de Dingler, établi seulement sur de plus vastes proportions, puisqu'il sert aussi à chauffer les boues, et fournit en même temps des vapeurs pour tous les besoins et dans les conditions les plus variées. On n'a pas distribué avec moins d'habileté les autres modes de l'application extérieure des eaux, tels que les douches, les affusions, les aspersions, etc. On doit au directeur de l'établissement l'invention d'une machine à injection ascendante, construite sur les mêmes principes que celle de MM. Audéoud et Jurine pour les affections de l'utérus, et qu'on y emploie de la même manière, avec beaucoup de succès, contre certaines maladies chroniques du gros intestin. Tels sont en général les titres sur lesquels se fonde la célébrité dont l'établissement d'Oleggio jouit en Italie, et dont on ne peut contester les avantages.

BAINS DE L'HÔPITAL SAINT-LOUIS.

L'hôpital Saint-Louis est situé au nord de Paris, dans le faubourg du Temple, sur un terrain un peu élevé et qu'environnent de nombreux jardins où l'on cultive des plantes potagères. C'est un des établissemens les plus salubres de la capitale, tant à cause de l'habileté qui a présidé à sa construction, que de son exposition avantageuse. Le canal Saint-Martin coule à une très-petite distance de ses murs, parallèlement à peu près à la face du sud. L'abondante végétation qui l'environne ne contribue pas peu à l'assainir et à l'affranchir, pour ainsi dire, de tous les miasmes délétères.

Il n'est pas dans mon objet de donner ici une description complète de cet intéressant édifice qui est apprécié par tous les connaisseurs. M. de Villiers, l'un de nos élèves les plus distingués, et qui promet à la médecine un habile praticien de plus, s'est d'ailleurs occupé de cette topographie, et son travail est déjà le présage de tous les succès qu'il obtiendra dans son art.

L'hôpital Saint-Louis est dû à notre bon roi Henri IV. C'était une de ses œuvres de prédilection. On conserve religieusement une gravure du temps, où on le représente y arrivant avec les premiers officiers de sa cour. Il semblait se complaire dans ce monument qu'il avait consacré au soulagement de l'humanité malheureuse. C'était quelquefois pour lui le but d'une promenade, quand il allait visiter l'immortel Sully.

L'hôpital Saint-Louis fut bâti en 1607 (1), par

---

(1) La première pierre de l'édifice fut posée en juillet

Claude de Ville-feux, voyer de Saint-Germain-des-Prés, sur les dessins de Claude Chastillon, natif de Châlons-sur-Marne, qui prenait le titre d'ingénieur et de topographe du roi. On l'avait destiné à recevoir les personnes atteintes de maladies épidémiques ou pestilentielles. Aussi remarque-t-on qu'il se distingue des autres hôpitaux par la disposition de ses vastes salles dont les plafonds sont percés à jour, en sorte que l'air se renouvelle avec facilité. Les bâtimens en sont isolés. La pharmacie, la cuisine, ont une entrée particulière pour que les personnes chargées des approvisionnemens s'abstiennent de communiquer avec celles du dedans et ne puissent ainsi porter de contagion dans la ville. Cet hôpital fut très-utile dans les années 1696, 1699, 1709, 1754, lorsqu'il régna dans Paris des maladies meurtrières.

L'hôpital Saint-Louis est devenu de nos jours un hôpital spécial pour les maladies chroniques, et sous ce point de vue il tient, sans contredit, le

---

1607. Il fut question alors de trouver deux millions pour la dépense de cette généreuse entreprise. Henri IV fournit une partie des fonds, la charité des bourgeois de Paris acheva le reste. L'ouvrage fut poursuivi avec activité jusqu'à la mort du roi. Louis XIII, par ses libéralités, mit l'architecte en état de donner l'entière perfection à ce bâtiment. (DUHAMEL DUMORCEAU.)

premier rang. Aux avantages d'une situation riante et saine, et d'une construction appropriée au but qu'il doit remplir, il en réunit une multitude d'autres. Remarquons d'ailleurs que la nature des maladies qu'on y traite actuellement ne s'oppose en aucune manière à ce qu'on le rendît à sa destination première, s'il survenait une épidémie; en effet, les malades qu'il renferme ordinairement sont susceptibles d'être renvoyés chez eux dans un temps pareil, et l'hôpital peut se trouver vide en peu de jours; c'est ce qui eut lieu dans une circonstance pressante, en 1814.

Mais ce qu'il y a de plus utile à consigner dans cet article, relativement aux avantages que nous offre l'hôpital Saint-Louis, c'est ce qui concerne les bains d'eaux minérales factices, publiquement établis au profit de toutes les personnes indigentes et malheureuses. On les doit aux lumières autant qu'à la philanthropie prévoyante de MM. Peligot et d'Arcet; cette œuvre si mémorable a été conçue et exécutée par ces deux hommes bienfaisans. N'oublions pas de mentionner l'heureuse influence exercée sur cette noble entreprise par feu M. le duc Mathieu de Montmorency, dont le nom se prononce avec autant de reconnaissance que de respect quand il s'agit du soulagement des pauvres. (1)

---

(1) L'hôpital Saint-Louis déplore en ce moment la perte

On administre dans l'hôpital Saint-Louis à tous les malades de l'intérieur et du dehors des bains à l'eau simple, des bains sulfureux, alcalins et de vapeur; des fumigations de tout genre, des douches ascendantes, des douches descendantes, soit au piston, soit à l'arrosoir, etc., tout s'y trouve, tout s'y prodigue pour le bien de l'humanité. Chaque individu souffrant reçoit en même temps les conseils les plus salutaires et le remède le plus approprié à ses maux. C'est surtout en été que la foule abonde; les rhumatismes, les névralgies, les engorgemens articulaires, les tumeurs de toute espèce, les maladies de la peau sous toutes les formes s'y rencontrent à la fois. Malgré le nombre des individus qui se présentent, nul ne se retire sans avoir été secouru. Il est facile d'apprécier l'utilité de cet établissement, si l'on songe que les bains composés et même simples sont, sans contredit, le remède le plus coûteux dans le traitement des maladies longues et opiniâtres.

L'hôpital Saint-Louis est donc une des plus admirables institutions, puisqu'il obvie à tant de

---

de feu M. le duc Mathieu de Montmorency, qui, guidé par un sentiment pieux autant que charitable, venait souvent prier avec les malades. Cet homme, d'une vertu incomparable, aimait à fréquenter ces lieux où les joies de la terre sont inconnues, où on ne rencontre que les ravages de la maladie et les vestiges du malheur.

souffrances, puisqu'il répare par tant de moyens les maux que les accidens font à la vie. Cet établissement ouvre en effet ses portes à toutes les infirmités, on peut même ajouter à tous les genres de malheur; on y voit souvent arriver des artistes, des savans, des gens de lettres qui ont été mal inspirés dans l'exercice de leurs talens, des négocians trompés par la fortune et qui viennent en quelque sorte expier leurs spéculations imprudentes, des hommes déchus des emplois qu'ils occupaient avec distinction dans la société, etc. On y voit affluer des malheureux de tous les pays, des Anglais, des Napolitains, des réfugiés espagnols, des Américains, des Africains, des Asiatiques. Certes, ce serait le cas de graver sur cet édifice la fameuse inscription que l'on voit ailleurs : Pour la ville et pour l'univers. (*Urbi et orbi.*)

FIN DU PRÉCIS HISTORIQUE SUR LES EAUX MINÉRALES.

Obs. Ici finit le Précis des Eaux minérales les plus usitées. Pour me conformer au titre que j'ai adopté, et pour ne point dépasser les limites que je me suis prescrites, je me suis vu contraint de passer sous silence quelques établissemens thermaux qui n'ont point encore acquis assez d'importance; mais les monographies qui existent dans nos bibliothèques, et les bons ouvrages de Raulin, de MM. Bouillon Lagrange et Patissier fournissent des indications que mes lecteurs peuvent consulter avec le plus grand fruit.

ORDONNANCE DU ROI.

Louis, par la grâce de Dieu, Roi de France et de Navarre,

A tous ceux qui ces présentes verront, salut :

Sur le rapport de notre Ministre Secrétaire d'état au département de l'intérieur,

Informé que l'exécution des lois et réglemens sur l'administration et la police des eaux minérales est négligée; que leurs dispositions ne sont point assez connues, faute d'avoir été rappelées et mises ensemble; qu'il n'en a point été fait une suffisante application aux eaux minérales artificielles;

Vu la déclaration du 25 avril 1772, les arrêts du Conseil des 1er avril 1774 et 5 mai 1781; ainsi que l'article 11 de la loi du 24 août 1790, et l'article 484 du Code pénal, qui ont maintenu en vigueur ces anciens réglemens;

Vu les arrêtés du Gouvernement des 18 mai 1799 (29 floréal an 7), 23 avril 1800 (3 floréal an 8), 27 décembre 1802 (6 nivose an 11), et la loi du 11 avril 1803 (21 germinal an 11);

Vu enfin, en ce qui concerne le traitement des Inspecteurs, les lois des finances des 17 août 1822 et 10 mai 1823;

Considérant que les précautions générales à prendre et les garanties à exiger, dans l'intérêt de la santé publique, à l'égard des entreprises ayant pour but la fabrication ou le débit de médicamens quelconques, forment une des branches les plus importantes de la police administrative;

Que l'expérience n'a cessé de démontrer la nécessité des

règles particulières qui concernent les eaux minérales, et les inconvéniens inséparables de toute négligence dans leur exécution ;

Que cette nécessité est surtout démontrée pour les eaux minérales artificielles, afin de prévenir non-seulement les dangers de leur altération et de leur faux emploi, mais les dangers plus grands qui peuvent résulter de leur préparation ;

A ces causes,

Notre Conseil d'état entendu,

Nous avons ordonné et ordonnons ce qui suit :

TITRE PREMIER.

Dispositions générales.

Art. 1er. Toute entreprise ayant pour effet de livrer ou d'administrer au public des eaux minérales, naturelles ou artificielles, demeure soumise à une autorisation préalable et à l'inspection d'hommes de l'art, ainsi qu'il sera réglé ci-après.

Sont exceptés de ces conditions les débits desdites eaux qui ont lieu dans des pharmacies.

Art. 2. Les autorisations exigées par l'article précédent continueront à être délivrées par notre Ministre Secrétaire d'état de l'intérieur, sur l'avis des autorités locales, accompagné, pour les eaux minérales naturelles, de leur analyse, et pour les eaux minérales artificielles, des formules de leur préparation.

Elles ne pourront être révoquées qu'en cas de résistance aux règles prescrites par la présente ordonnance, ou d'abus qui seraient de nature à compromettre la santé publique.

Art. 3. L'inspection ordonnée par le même article 1er. continuera à être confiée à des Docteurs en médecine, ou en chirurgie; la nomination en sera faite par notre Ministre Secrétaire d'état de l'intérieur, de manière à ce qu'il n'y ait qu'un Inspecteur par établissement, et à ce qu'un même Inspecteur en inspecte plusieurs, lorsque le service le permettra.

Il pourra néanmoins, là où ce sera jugé nécessaire, être nommé des Inspecteurs-adjoints, à l'effet de remplacer les Inspecteurs titulaires en cas d'absence, de maladie ou de tout autre empêchement.

Art. 4. L'inspection a pour objet tout ce qui, dans chaque établissement, importe à la santé publique.

Les inspecteurs font dans ce but aux propriétaires, régisseurs ou fermiers, les propositions et observations qu'ils jugent nécessaires; ils portent au besoin leurs plaintes à l'autorité, et sont tenus de lui signaler les abus venus à leur connaissance.

Art. 5. Ils veillent particulièrement à la conservation des sources, à leur amélioration; à ce que les eaux minérales artificielles soient toujours conformes aux formules approuvées, et à ce que les unes et les autres eaux ne soient ni falsifiées ni altérées. Lorsqu'ils s'aperçoivent qu'elles le sont, ils prennent ou requièrent les précautions nécessaires pour empêcher qu'elles ne puissent être livrées au public, et provoquent, s'il y a lieu, telles poursuites que de droit.

Art. 6. Ils surveillent, dans l'intérieur des établissemens, la distribution des eaux, l'usage qui en est fait par les malades; sans néanmoins pouvoir mettre obstacle à la liberté qu'ont ces derniers de suivre les prescriptions de leurs propres médecins ou chirurgiens, et même d'être accompagnés par eux, s'ils le demandent.

Art. 7. Les traitemens des Inspecteurs étant une charge des établissemens inspectés, les propriétaires, régisseurs ou fermiers seront nécessairement entendus pour leur fixation, laquelle continuera à être faite par les Préfets, et confirmée par notre Ministre Secrétaire d'état de l'intérieur.

Il n'est point dû de traitement aux Inspecteurs-adjoints.

Art. 8. Partout où l'affluence du public l'exigera, les Préfets, après avoir entendu les propriétaires et les Inspecteurs, feront des réglemens particuliers qui auront en vue l'ordre intérieur, la salubrité des eaux, leur libre usage, l'exclusion de toute préférence dans les heures à assigner aux malades pour les bains ou douches, et la protection particulière due à ces derniers dans tout établissement placé sous la surveillance spéciale de l'autorité.

Lorsque l'établissement appartiendra à l'État, à un département, une commune, ou une institution charitable, le réglement aura aussi en vue les autres branches de son Administration.

Art. 9. Les réglemens prescrits par l'article précédent seront transmis à notre Ministre Secrétaire d'état de l'intérieur, qui pourra y faire telles modifications qu'il jugera nécessaires.

Ils resteront affichés dans les établissemens, et seront obligatoires pour les personnes qui les fréquenteront, comme pour les individus attachés à leur service. Les Inspecteurs pourront requérir le renvoi de ceux de ces derniers qui refuseraient de s'y conformer.

Art. 10. Resteront pareillement affichés dans ces établissemens et dans tous les bureaux destinés à la vente d'eaux minérales, les tarifs ordonnés par l'article 10 de l'arrêté du Gouvernement du 27 décembre 1802.

Lorsque ces tarifs concerneront des entreprises particulières, l'approbation des Préfets ne pourra porter aucune modification dans les prix, et servira seulement à les constater.

Art. 11. Il ne sera, sous aucun prétexte, exigé ni perçu des prix supérieurs à ces tarifs.

Les Inspecteurs ne pourront également rien exiger des malades dont ils ne dirigeront pas le traitement, ou auxquels ils ne donneront pas des soins particuliers.

Ils continueront à soigner gratuitement les indigens admis dans les hospices dépendans des établissemens thermaux, et seront tenus de les visiter au moins une fois par jour.

Art. 12. Les divers Inspecteurs rempliront et adresseront chaque année à notre Ministre de l'intérieur des tableaux dont il sera fourni des modèles; ils y joindront les observations qu'ils auront recueillies, et les Mémoires qu'ils auront rédigés sur la nature, la composition et l'efficacité des eaux, ainsi que sur le mode de leur application.

TITRE II.

Dispositions particulières à la fabrication des eaux minérales artificielles, aux dépôts et à la vente de ces eaux et des eaux minérales naturelles.

Art. 13. Tous individus fabricant des eaux minérales artificielles ne pourront obtenir ou conserver l'autorisation exigée par l'article 1er, qu'à la condition de se soumettre aux dispositions qui les concernent dans la présente ordonnance; de subvenir aux frais d'inspection; de justifier des connaissances nécessaires pour de telles entreprises, ou de présenter pour garant un pharmacien légalement reçu.

Art. 14. Ils ne pourront s'écarter dans leurs préparations des formules approuvées par notre Ministre Secrétaire d'état de l'intérieur, et dont copie restera dans les mains des Inspecteurs chargés de veiller à ce qu'elles soient exactement suivies.

Ils auront néanmoins, pour des cas particuliers, la faculté d'exécuter des formules magistrales sur la prescription écrite et signée d'un docteur en médecine ou en chirurgie.

Ces prescriptions seront conservées pour être représentées à l'Inspecteur, s'il le requiert.

Art. 15. Les autorisations nécessaires pour tous dépôts d'eaux minérales naturelles ou artificielles, ailleurs que dans des pharmacies ou dans des lieux où elles sont puisées ou fabriquées, ne seront pareillement accordées qu'à la condition expresse de se soumettre aux présentes règles et de subvenir aux frais d'inspection.

Il n'est néanmoins rien innové à la faculté que les précédens réglemens donnent à tout particulier de faire venir des eaux minérales pour son usage et pour celui de sa famille.

Art. 16. Il ne peut être fait d'expédition d'eaux minérales naturelles hors de la commune où elles sont puisées, que sous la surveillance de l'Inspecteur; les envois doivent être accompagnés d'un certificat d'origine par lui délivré, constatant les quantités expédiées, la date de l'expédition, et la manière dont les vases ou bouteilles ont été scellés au moment même où l'eau a été puisée à la source.

Les expéditions d'eaux minérales artificielles seront pareillement surveillées par l'Inspecteur, et accompagnées d'un certificat d'origine délivré par lui.

Art. 17. Lors de l'arrivée desdites eaux aux lieux de leur destination, ailleurs que dans des pharmacies ou chez des particuliers, les vérifications nécessaires pour s'assurer que les précautions prescrites ont été observées, et qu'elles peuvent être livrées au public, seront faites par les Inspecteurs.

Les caisses ne seront ouvertes qu'en leur présence, et les débitans devront tenir registre des quantités reçues, ainsi que des ventes.

Art. 18. Là où il n'aura point été nommé d'Inspecteur, tous établissemens d'eaux minérales naturelles ou artificielles seront soumis aux visites ordonnées par les articles 29, 30 et 31 de la loi du 11 avril 1803 (22 germinal an 11).

TITRE III.

De l'Administration des Sources minérales appartenant à l'État, aux Communes ou aux Établissemens charitables.

Art. 19. Les établissemens d'eaux minérales qui appartiennent à des départemens, à des communes ou à des institutions charitables, seront gérés pour leur compte. Toutefois les produits ne seront point confondus avec leurs autres revenus, et continueront à être spécialement employés aux dépenses ordinaires et extraordinaires desdits établissemens, sauf les excédans disponibles après qu'il aura été satisfait à ces dépenses.

Les budgets et les comptes seront aussi présentés et arrêtés séparément, conformément aux règles prescrites pour ces trois ordres de services publics.

Art. 20. Ceux qui appartiennent à l'État continueront à être administrés par les Préfets, sous l'autorité de notre Ministre Secrétaire d'état de l'intérieur, qui en arrêtera les budgets et les comptes, et fera imprimer tous les ans, pour être distribué aux Chambres, un tableau général et sommaire de leurs recettes et de leurs dépenses; sera aussi imprimé à la suite dudit tableau, le compte sommaire des subventions portées au budget de l'État pour les établissemens thermaux.

Art. 21. Les établissemens objet du présent titre seront mis en ferme, à moins que, sur la demande des autorités locales et des administrations propriétaires, notre Ministre de l'intérieur n'ait autorisé leur mise en régie.

Art. 22. Les cahiers des charges, dont feront nécessairement partie les tarifs exigés par l'article 10, devront être approuvés par les Préfets, après avoir entendu les Inspecteurs. Les adjudications seront faites publiquement et aux enchères.

Les clauses des baux stipuleront toujours que la résiliation pourra être prononcée immédiatement par le Conseil de préfecture, en cas de violation du cahier des charges.

Art. 23. Les membres des administrations propriétaires ou surveillantes, ni les Inspecteurs, ne pourront se rendre adjudicataires desdites fermes, ni y être intéressés.

Art. 24. En cas de mise en régie, le Régisseur sera nommé par le Préfet. Si l'établissement appartient à une commune ou à une administration charitable, la nomination ne sera faite que sur la présentation du Maire, ou de cette administration.

Seront nommés de la même manière les employés et servans attachés au service des eaux minérales, dans les établissemens objet du présent titre.

Toutefois ces dernières nominations ne pourront avoir lieu que de l'avis de l'Inspecteur.

Si l'établissement appartient à plusieurs communes, les présentations seront faites par le Maire de la commune où il sera situé.

Les mêmes formes seront observées pour la fixation du traitement des uns et des autres employés, ainsi que pour leur révocation.

Art. 25. Il sera procédé pour les réparations, constructions, reconstructions et autres travaux, conformément aux règles prescrites pour la branche de service public à laquelle l'établissement appartiendra, et à nos ordonnances des 8 août, 31 octobre 1821, et 22 mai 1822.

Toutefois ceux de ces travaux qui ne seront point demandés par l'Inspecteur ne pourront être ordonnés qu'après avoir pris son avis.

ART. 26. Notre Ministre Secrétaire d'état au département de l'intérieur est chargé de l'exécution de la présente ordonnance.

Donné en notre château des Tuileries, le 18 juin de l'an de grâce mil huit cent vingt-trois, et de notre règne le vingt-neuvième.

Signé LOUIS.

Par le Roi :

Le Ministre Secrétaire d'état au département de l'intérieur,

Signé CORBIÈRE.

Pour copie conforme :

Le Conseiller d'état, Secrétaire général,

BARON CAPELLE.

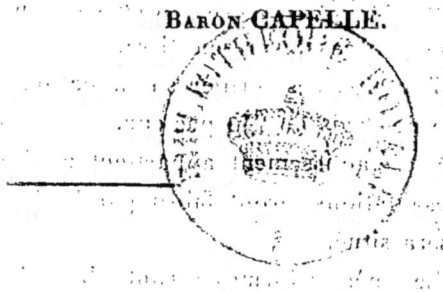

TABLE DES MATIÈRES.

Prolégomènes aphoristiques sur l'emploi et l'utilité des eaux minérales.......................... *Page* vij

PREMIÈRE PARTIE.

Considérations sur l'emploi médicinal des eaux minérales... 5
  Article premier. Du mode d'action des eaux minérales sur l'économie du corps vivant.......... 9
  Article deuxième. De la différence des eaux minérales naturelles................................. 14
  Article troisième. Conjectures sur la formation des eaux minérales............................. 18
  Article quatrième. Tableau général des substances découvertes dans les eaux minérales naturelles.. 31
  Article cinquième. Des principaux caractères chimiques à l'aide desquels on peut déterminer la nature des eaux minérales.............. 38
  Article sixième. Du calorique considéré dans les eaux minérales naturelles..................... 42

SECONDE PARTIE.

ORDRE PREMIER. Eaux salines................... 51
  Article premier. Eaux salines thermales......... 54
  Article deuxième. Eaux salines froides.......... 166
  Considérations additionnelles sur l'eau de mer..... 181
ORDRE SECOND. Eaux gazeuses.................. 205
  Article premier. Eaux gazeuses thermales....... 209
  Article deuxième. Eaux gazeuses froides........ 280
ORDRE TROISIÈME. Eaux ferrugineuses........... 302
  Article premier. Eaux ferrugineuses thermales... 306
  Article deuxième. Eaux ferrugineuses froides..... 327
ORDRE QUATRIÈME. Eaux sulfureuses............ 387
  Article premier. Eaux sulfureuses thermales..... 392

ARTICLE DEUXIÈME. Eaux sulfureuses froides. *Page* 485
ORDRE CINQUIÈME. Eaux iodurées................ 498
RENSEIGNEMENS sur quelques eaux minérales exotiques... 504
ARTICLE PREMIER. Eaux minérales des Antilles.... 506
ARTICLE DEUXIÈME. Eaux minérales des États-Unis de l'Amérique du Nord.......................... 528
ARTICLE TROISIÈME. Eaux minérales du Mexique, de Colombie, de Surinam et de Cayenne........ 541
ARTICLE QUATRIÈME. Eaux minérales de quelques îles d'Afrique................................. 553
ARTICLE CINQUIÈME. Eaux minérales de quelques îles de l'océan Pacifique....................... 560
ARTICLE SIXIÈME. Eaux minérales de la Chine...... 565
ARTICLE SEPTIÈME. Eaux minérales de Sibérie.... 569
ARTICLE HUITIÈME. Eaux minérales de la Russie méridionale... 571
ARTICLE NEUVIÈME. Eaux minérales de la Finlande. 574
ARTICLE DIXIÈME. Eaux minérales qui se rencontrent dans quelques endroits de l'Asie............. 575
ARTICLE ONZIÈME. Eaux minérales de l'Archipel grec. 587
ARTICLE DOUZIÈME. Eaux minérales du Portugal.... 590
TABLEAU des eaux minérales du Portugal.......... 594
ARTICLE TREIZIÈME. Eaux minérales de quelques endroits de l'Espagne............................. 596
ARTICLE QUATORZIÈME. Eaux minérales de l'Angleterre.. 601
EAUX MINÉRALES FACTICES.................... 604
Difficulté d'une exactitude rigoureuse dans l'analyse chimique.. 605
Appréciation des procédés suivis par la nature..... 606
Imitation impossible de certains produits naturels et inhérens aux eaux minérales naturelles........ 609
CONCLUSIONS.................................... 610
Des établissemens consacrés à l'administration des eaux minérales factices........................ 611
ORDONNANCE DU ROI............................. 626

FIN DE LA TABLE DES MATIÈRES.

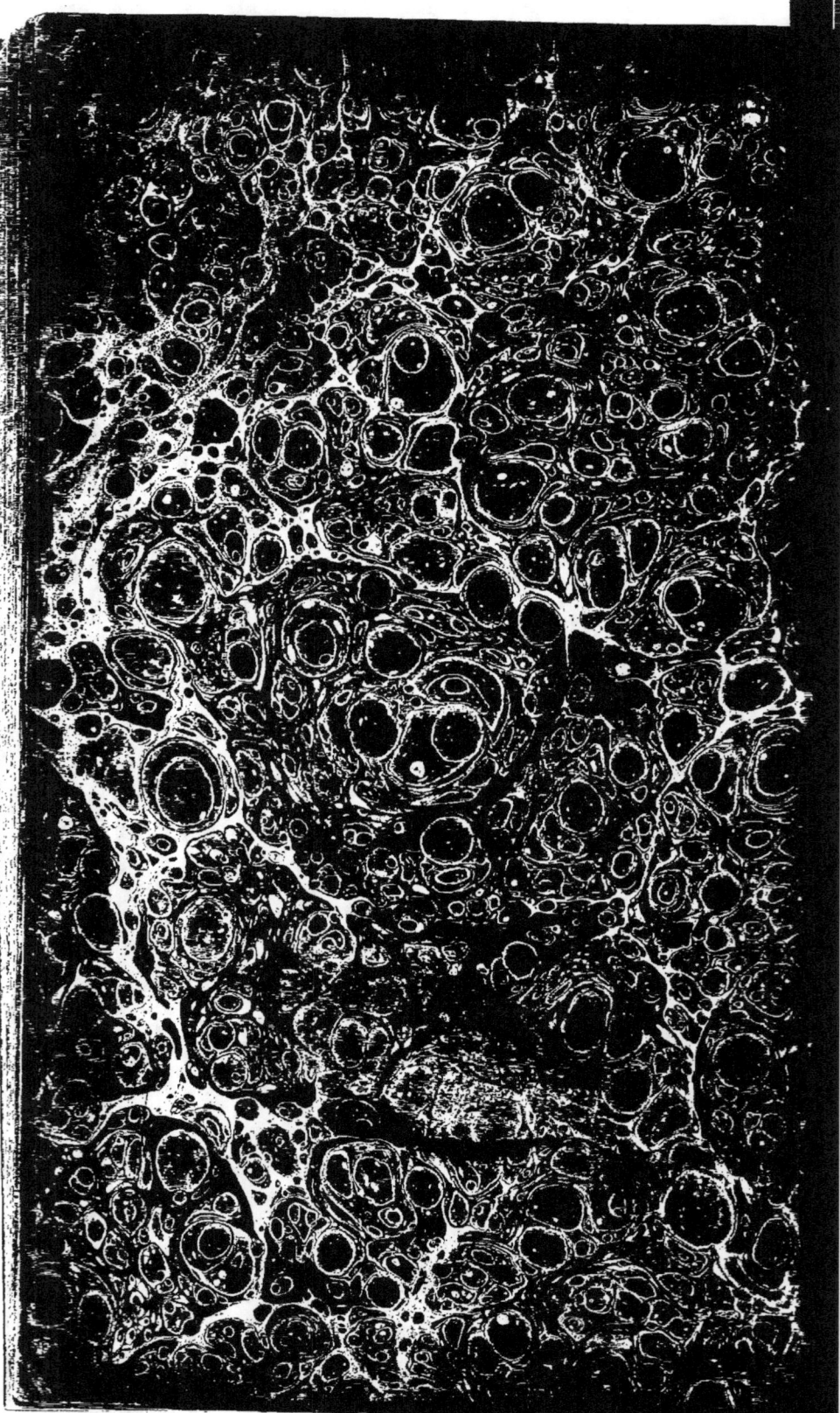

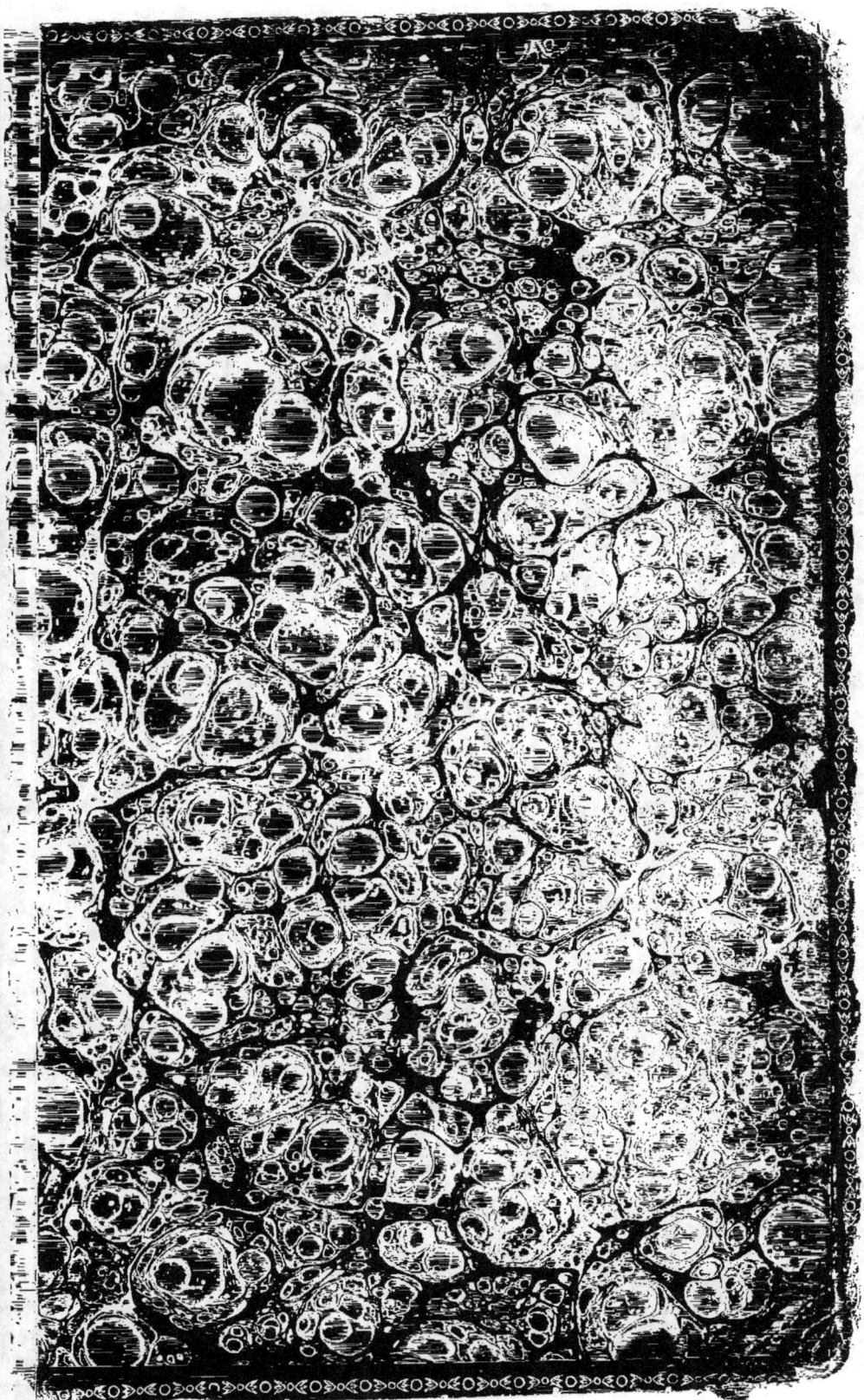